T0135567

Dieter Curschmann
Holger Baust
Jan Matejcek
Sigmar Scheerer †

Wege aus dem Schmerz

Anregungen für
Ärzte, Psychologen und Patienten

Mit einem Geleitwort und Gastbeitrag
von Prof. Günter Baust

Bibliografische Information der Deutschen Nationalbibliothek

Die Deutsche Nationalbibliothek verzeichnet diese Publikation in der Deutschen Nationalbibliografie; detaillierte bibliografische Daten sind im Internet über http://dnb.d-nb.de abrufbar.

ISBN 978-3-8325-3372-4

Logos Verlag Berlin GmbH
Comeniushof, Gubener Str. 47,
10243 Berlin
Tel.: +49 (0)30 42 85 10 90
Fax: +49 (0)30 42 85 10 92
INTERNET: http://www.logos-verlag.de

Inhaltsverzeichnis

Inhaltsverzeichnis

6

Inhaltsverzeichnis

I. AN UNSERE LESER

Der Schmerz gehört zu den häufigsten und auch unangenehmsten Phänomenen in unserem Leben. In der Medizin bringt er, wegen seiner vielfältigen Verursachung, viele Probleme mit sich und ist bei aller Häufigkeit eine der umstrittensten Erscheinungen in Theorie und Praxis. Der Schmerz ist nicht messbar, er ist ausschließlich eine subjektive Empfindung. Niemand kann des Anderen Schmerz in seiner vollen Wirklichkeit und Bedeutung, so wie er wirkt, ganz und gar einschätzen.

So wie jedes Wesen, also auch der Mensch *einzigartig* ist *(Antoine de Saint Exupery, der kleine Prinz)*, so hat auch jederman *seinen* ganz speziellen Schmerz. Niemand weiß so richtig, wie weh es dem Anderen wirklich tut. Aus medizinischen, ethischen, moralischen und rechtlichen Gründen gehört der Umgang mit den Schmerzen zu den wichtigsten Aufgaben eines jeden Arztes/jeder Ärztin. Deshalb bemühen wir uns in diesem Buch, die entsprechenden Probleme, sowohl aus hausärztlicher Erfahrung, als auch aus schmerztherapeutischer Kenntnis, darzustellen. Natürlich haben alle Menschen irgendwie und irgendwann schon einmal Schmerzen kennen gelernt. Aufgrund dieser Erfahrung und der derzeitigen medizinischen Kenntnisse kann man sich durchaus bemühen, den Schmerz eines Anderen einzuschätzen und zu verstehen, etwa nach Intensität oder persönlicher Bedeutung. Doch es bleiben immer wieder viele Fragen offen. So in etwa: **Weshalb hat gerade dieser Mensch, dort und nicht anderswo, gerade jetzt oder ständig, andauernd und vor allem wie intensiv Schmerzen?**

Es ist also darzustellen, was Schmerz überhaupt ist und welche Bedeutung er im Leben des Einzelnen hat, wie und warum er ensteht und wieso wir in der Lage sind so unterschiedlich zu empfinden, obwohl wir anatomisch die gleichen Voraussetzungen haben.

Wir kommen somit nicht umhin, einige Einblicke in die neurobiologischen Grundlagen und in die Erkenntnisse der sich enorm entwickelnden modernen Hirnforschung zu wagen.

Trotz der Individualität des Schmerzes gibt es klinische Erscheinungsformen, die man in der Gesamtsicht durchaus einer Krankheit zuordnen kann, in der der Schmerz meistens das Leitsymptom darstellt. Daraus ergibt sich ein Überblick über die *Schmerzkrankheiten* in ihren unterschiedlichen Erscheinungsformen und deren Diagnostik. Ihre Betrachtung muss entsprechend der vielfältigen Entstehungswege, gemäß dem modernen Stand unseres Wissens multimodal erfolgen. Nicht ohne Bedacht haben wir unser Buch **„Wege aus dem Schmerz"** genannt. Wir wollen vor allem den Hausärzten, aber auch allen Ärzten und interessierten Psychologen sowie den Betroffenen helfen, sowohl den Schmerz in seiner persönlichen Bedeutung zu verstehen, als auch, je nach Persönlichkeit und Ursache, die vielfältigen Lösungswege aufzeigen. Ein wesentlicher Anteil soll deshalb dem Anliegen dienen, zu beschreiben, welche der vielen inzwischen bekannten Wege dazu beitragen, möglichst sehr individuell gebündelt, die Schmerzen zu lindern, sie zu ertragen und mit ihnen leben zu können.

Es wird damit deutlich, dass wir vor allem von chronischen Schmerzen sprechen. Die Grundlage aller unserer Betrachtungen ist das **„bio-psycho-soziale Modell"** nach G. Engel. Selbstverständlich ergibt sich aus diesem Verständnis in der Behandlung ein multimodales Vorgehen. Alle Aspekte des Schmerzerlebens müssen also nicht nur erkannt, sondern auch therapeutisch berücksichtigt werden. Folgerichtig ergibt sich daraus die Notwendigkeit, nicht nur die Anwendung von Schmerzmitteln zu beschreiben, sondern alle Möglichkeiten der Schmerzlinderung und/oder -bewältigung aufzuzeigen. Das geht nicht ohne die vielen Möglichkeiten der Mobilisation und Rehabilitation, der Anwendung von Psychotherapie und/oder der Verordnung von Psychopharmaka und komplementärer Methoden sowie der großen Bedeutung der persönlichen Betreuung. Jeder Mensch ist von „seinem" Schmerz ganz persönlich betroffen. Er verändert sein Fühlen, Denken und Handeln. Der Schmerz greift tief in das Leben des Betroffenen ein. Folgerichtig gibt es dadurch viele möglichen Wege um aus dem Schmerz herauszukommen. Aber nur einen „richtigen" ganz persönlichen, den jeder für sich finden muss. Um diesen Prozess der Bewältigung aufzuzeigen und zu unterstützen, erläutert dieses Buch, aus der Sicht der medizinischen Praxis, viele mögliche Lösungsvarianten. Es ist das Anliegen dieses Buches, Ärzten, Psychologen und Patienten beim Finden behilflich zu sein. Im Grunde muss aber jeder „seinen" Weg selber finden, körperlich, seelisch und sozial. Dieses Buch möchte auch einen Beitrag leisten, zur Förderung der interdisziplinären Zusammenarbeit und Kooperation zwischen den Ärzten, gemäß der ganzheitlichen Sicht und Vorgehensweise bei der unterschiedlichen

Betroffenheit der Patienten. Der Hausarzt sollte dabei überwiegend der Organisator dieser Kooperation sein und der Schmerztherapeut ein wichtiger Partner. In den letzten Jahren nahmen die Erfahrungen zu, dass die interdisziplinäre Zusammenarbeit und die multimodalen Behandlungsprogramme nach dem Konzept der *„functional restoration"* den einseitigen Möglichkeiten einzelner Behandler deutlich überlegen sind. Die Konzentration des Schwerpunktes von der symptomatischen Therapie einzelner gestörter körperlicher oder psychischer Funktionen verlagert sich damit mehr auf die Veränderung situativer Rahmenbedingungen und der Verbesserung der Anpassungsprozesse.

Dafür, dass dieses Buch so zustande gekommen ist, wie Sie es jetzt in der Hand haben, müssen wir vielen Menschen herzlichen Dank sagen. In erster Linie danken wir unseren Familien und Freunden. Sie haben unerschütterlich an uns geglaubt und uns so die notwendige Kraft und Ausdauer ermöglicht. Wir danken hiermit auch für den unvermeidlichen Verzicht auf so manche gemeinsame Freizeitstunde, die wir für die aufwendige Arbeit brauchten. Viele Kolleginnen und Kollegen haben uns bei unserem Vorhaben unterstützt, sei es mit fachlichem Rat, durch kollegiale Hilfe oder durch Anregungen während der gemeinsamen Diskussionen. Sie haben damit auch zur „Reifung" der Autoren beigetragen. Alles zusammen ist dem Buche zugute gekommen. Herzlichen Dank an alle, die hier im Einzelnen nicht genannt werden können, sich aber hier und da im Buch wiederfinden. Besonderen Dank sagen wir Henry Babuliack, Medienservice aus Briesen (Mark), für die unermüdliche, bis ins kleinste Detail gehende Arbeit am Text und bei den Grafiken. Er hat damit exzellent den Druck des Buches vorbereitet und begleitet. Dank auch dem Logos-Verlag Berlin für die unkomplizierte, verständnisvolle und gute Zusammenarbeit.

I.1 Geleitwort

Der Schmerz gehört zu den Urphänomenen des Lebens. Seit Jahrtausenden waren Angehörige aller Kulturen ihm ausgeliefert und bemüht dieses individuelle Sinneserlebnis zu lindern sowie zu überwinden. Heute wissen wir, dass der Schmerz, als ein unangenehmes Gefühlserlebnis, eine Schädigung der Struktur oder Funktion des

Organismus signalisiert. Als ein sensibles Warnsystem des Organismus ist es für den vom Schmerz Betroffenen häufig der Anlass, einen Arzt aufzusuchen. Für den Arzt ist der Schmerz ein wichtiges Symptom für die Diagnostik. Über seine Lokalisation, Ausstrahlung, Qualität und Quantität und besonders über die Aussage der individuellen Empfindung des Schmerzes durch den Betroffenen, diagnostiziert der Arzt die Ursache, stellt eine Diagnose und verordnet eine adäquate Therapie.

Der Schmerz, als ein perfektes Sinneswahrnehmungssystem, nahm in der Literatur schon immer eine wissenschaftliche Sonderstellung ein. Physiologen, Biochemiker, Psychologen bis hin zu Verhaltensforschern, Sozialwissenschaftlern, Anthropologen und Philosophen versuchen gemeinsam mit den Ärzten die letzten Geheimnisse des Schmerzes transparent zu machen und wissenschaftlich zu analysieren. In den letzten Jahrzehnten haben wissenschaftlich fundierte Ergebnisse der Schmerzforschung einen Paradigmenwandel in der Diagnostik und Therapie des Schmerzes eingeleitet. Der seit Jahrtausenden tradierte Weg einer schematischen Schmerzbehandlung hat sich als unzureichend erwiesen und teils iatrogene oder vom Patienten selbst bewirkte neue, chronische Schmerzphänomene entstehen lassen. Der Schmerz lässt sich nicht in ein Klischee zwängen. Dieser Erkenntnisgewinn hat die moderne Medizin zielstrebig herausgefordert und neue wirksame Strategien der Schmerzbehandlung entwickelt. Die einst von Sauerbruch 1936 geäußerte Forderung: *„Die Bekämpfung des Schmerzes ist eine selbstverständliche Aufgabe des Arztes"*, hat seine Gültigkeit bewahrt. Nur den Begriff *„Bekämpfung"* hat die moderne Schmerzbehandlung relativiert und in eine wirksame multimodale Schmerztherapie umfunktioniert. Doch der Gedanke, ob sich die Erfahrung von Schmerz und seiner Objektivierung als Symptom einer pathophysiologischen, strukturellen oder funktionellen Veränderung im Organismus, in einer routinemäßigen medikamentösen Behandlung erschöpfen darf, kann nicht zugestimmt werden. Damit würden wir dem Betroffenen das Nachdenken über die Ursachen seines Schmerzes entziehen um daraus mögliche Schlussfolgerungen abzuleiten.

Zum Beispiel, welche möglichen psychischen und psychosozialen Konflikte sich ins Organische verlagert haben und die eigentliche Ursache des Schmerzes bedingen? Seelische und körperliche Symptome sollten von den Betroffenen stets als ein sinnvolles Signal verstanden werden, das auf Veränderungen des Lebensrhythmus hinweisen will. Fragen über Fragen, die für den Arzt und den Patienten gleichermaßen von wegweisender Bedeutung sind.

Während der akute Schmerz und seine Behandlung diagnostisch und therapeutisch erfolgreiche Standards erreicht haben, nimmt der chronische Schmerz, die Schmerzkrankheit, trotz aller medizinischen Bemühungen noch immer zu. Veränderte gesellschaftliche und soziale Bedingungen, mangelnde körperliche Bewegung, die oft durch moderne Arbeitsplätze und neue Kommunikationsverfahren bedingt sind sowie ein täglicher Stress und ungesunde Lebensweisen sind die bekannten Ursachen, die längst in weiten Teilen der Bevölkerung eine resistente, nicht ungefährliche Eigendynamik entwickeln konnten.

So leiden gegenwärtig in Deutschland 13-15 Millionen Patienten an chronischen Schmerzen. Davon erhalten etwa 50 % der Schmerzpatienten noch immer keine zufriedenstellende Schmerzbehandlung. Die Ursachen liegen teils in einer inadäquaten Selbstbehandlung der Schmerzen mit freikäuflichen Medikamenten, unterdosiert und „bei Bedarf", aber auch am Festhalten einzelner Ärzte an überholten Routineschemata. Die einseitige Verordnung von Analgetika, die häufig nicht indiziert sind und keine ausreichende Schmerzlinderung bewirken und zusätzlich mit erheblichen Nebenwirkungen belastet sind, sollten endlich der Vergangenheit angehören.

Es fehlt immer noch an qualifizierten Schmerztherapeuten, obwohl über deren dringende Förderung, seit über zehn Jahren, den verantwortlichen Politikern im Gesundheitsministerium die Begründung vorliegt. In der Bundesrepublik vergehen bis zum Beginn einer qualifizierten, schmerztherapeutischen Behandlung durchschnittlich vier Jahre, in Sachsen-Anhalt sind es sogar acht Jahre.

Es besteht somit eine erhebliche Unterversorgung von chronischen Schmerzpatienten mit allen daraus entstandenen Folgen für die Betroffenen. Nach unserer Rechtsordnung kann jeder Patient eine angemessene Schmerzlinderung beanspruchen. Seit 2006 hat sich die Situation für Schmerzpatienten nur wenig verbessert. Viele Patienten vermissen bei ihrem Arzt manchmal das notwendige Verständnis und Vertrauen für die geplante Behandlung, vereinzelt auch die dafür erwartete Kompetenz. Diesbezüglich bedarf es endlich einer Realisierung der von den Deutschen Schmerzgesellschaften vorgelegten, notwendigen Strukturveränderungen durch

die Verantwortlichen der Gesundheitspolitik. In der vorliegenden Veröffentlichung mit dem ansprechenden Titel: **„Wege aus dem Schmerz** - Anregungen für Ärzte, Psychologen und Patienten", haben die Herausgeber eine gute Wahl getroffen. Sie haben sich das Ziel gestellt, die Vielfalt der Möglichkeiten einer modernen, wirksamen Schmerztherapie aufzuzeigen, um die teils noch praktizierte, überholte, schematische Schmerztherapie durch eine wirksame multimodale abzulösen. Doch die Anregungen sind nicht nur an Ärzte gerichtet, sondern sie sollen, dem bewährten Trend folgend, auch für Patienten ein willkommener Ratgeber sein. Die Betroffenen sollen wissen, dass Schmerzen adäquat behandelt werden müssen, um eine Chronifizierung zu verhindern. Damit wollen wir erreichen, dass die Betroffenen ihren Schmerz gezielt mitbehandeln können. Jede Form der verständlichen Aufklärung des Patienten über das Entstehen seines Schmerzes trägt zur besseren Akzeptanz der verordneten therapeutischen Maßnahmen bei und ermöglicht mit gezielten Eigenleistungen eine schnelle Gesundung & Rehabilitation. Die Herausgeber finden sich mit ihrem gewählten Titel in gutem Einvernehmen mit der jüngsten Initiative unserer drei deutschen Schmerzgesellschaften. Sie wollen mit der gleichen Zielstellung: **„Wege aus dem Schmerz"**, ein stärkeres Bewusstsein Betroffener für den chronischen Schmerz, als eigenständiges, oft mit selbst verursachtes Krankheitsbild erzielen. Der wichtige Erkenntnisgewinn unserer Zeit, dass sich fast jeder chronische Schmerz aus einem nicht adäquat behandelnden akuten Schmerz entwickelt hat, zieht sich wie ein roter Faden durch die einzelnen Kapitel.
Wer erfolgreich den Schmerz behandeln will, braucht eine offene, verständliche und von einem gegenseitigen Vertrauen getragene Kommunikation zwischen Arzt und Patient. Dieses uralte Erfahrungswissen kann und darf nicht in seinem Wert verdrängt werden. Konkret: Der Arzt und der Patient behandeln den chronischen Schmerz gemeinsam. Der verunsicherte Patient muss auch erfahren, warum sich z. B. die lange Zeit ärztlich verordnete Ruhigstellung bei bestimmten funktionellen Schmerzen als falsch erwiesen hat und heute, wissenschaftlich begründet, durch aktive Bewegung, unter schmerzlindernder Therapie, viel bessere Behandlungserfolge und eine schnellere Rehabilitation erzielt werden. Derartige Beispiele und Anregungen, die den eigentlichen Wandel zur multimodalen Schmerztherapie begründen, um endlich das schematische Festhal-

ten an überholter Routine zu verdrängen, verdienen besondere Beachtung. Der wissenschaftliche Erkenntnisprozess sollte sich nicht nur konsequent und praxiswirksam bei allen Ärzten durchsetzen, sondern muss auch überzeugend unsere hoffenden Schmerzpatienten erreichen.

Mit den schnellen Fortschritten in der Medizin und dem oft damit verbundenen Wandel bewährter Grundsätze, sei an eine geschichtliche Überlieferung erinnert, die nachdenklich stimmen sollte. Wir bezeichnen Traditionen als das Gedächtnis der Menschheit. Sie erinnern uns z. B., im Zusammenhang mit der Schmerzproblematik, dass schon in der Antike das Unterscheiden und Werten von akuten und chronischen Erkrankungen als eine wichtige Forderung galt.

So sah bereits der Arzt zu Zeiten Hippokrates,
„...im Übergang einer akuten Krankheit in einen chronischen Zustand, ein Versagen der ärztlichen Kunst".

Das war vor über zweieinhalb tausend Jahren!
Heute kennen wir die präzisen pathophysiologischen Zusammenhänge einer Chronifizierung und sollten uns an die Warnung unserer damaligen Kollegen gern erinnern.

Das bedeutet, allgemein verständlich zu erklären, warum anhaltende, starke Schmerzen bleibende Spuren in unserem Hirn hinterlassen und ein Schmerzgedächtnis programmieren können. Damit verselbstständigt sich der einst warnende, akute Schmerz, unter einer unzureichenden Therapie, in einen chronischen, der eine biologische, eigenständige Warnfunktion darstellt.

Als Fazit: Chronische Schmerzen können weitgehend vermieden werden, wenn der Arzt und sein Patient gemeinsam diese Erkenntnis in ihrem Handeln und Entscheiden berücksichtigen. Diesbezüglich besteht noch ein unterschiedlicher Nachholbedarf. Es darf nicht unerwähnt bleiben, dass mit den neuen wissenschaftlichen Kenntnissen der Medizin die diagnostischen und therapeutischen Modalitäten einen deutlichen Wandel erfahren haben.

Zum Beispiel hat das Anspruchsdenken der Ärzte, aber auch vieler Patienten, spürbar zugenommen. Der Ruf nach der Diagnostik mit modernen, bildgebenden Verfahren lässt erkennen, dass die ärztliche Kunst nicht nur als ergänzend, sondern zunehmend von Patienten schon als eine der ärztlichen, körperlichen Untersuchung überlegene Methode betrachtet wird. Hier bedarf es einer weiteren Aufklärung über einen sinnvollen medizinischen und ökonomischen Einsatz der apparativen Technik in der Medizin.

Es ist begrüßenswert, dass diese Problematik in den einzelnen Kapiteln einen besonderen Stellenwert einnimmt. In der bewährten Arzt-Patientenbeziehung sollte stets das körperliche und psychologische Untersuchungsmodell dominieren. Ohne den zunehmenden Wert der bildgebenden Verfahren einschränken zu wollen - sie signalisieren präzise Strukturen des Organismus, als willkommene Bestätigung oder Ergänzung der Untersuchung und der gestellten Diagnose des Arztes.

Über den Schmerz erlauben sie wenig Aussage.

Das aus den reichen, praxisrelevanten Erfahrungen der Autoren entstandene Buch, wird den Forderungen einer modernen multimodalen Schmerztherapie durchaus gerecht. Es enthält das Wissen und die Erfahrung von versierten, engagierten Ärzten und Schmerztherapeuten aus drei Generationen, die sich über Jahrzehnte besonders intensiv und kreativ mit der Entwicklung und Praxis der modernen Schmerztherapie beschäftigt haben, und teils heute noch praktizieren. Sie haben das Praxisrelevante zusammengestellt und interdisziplinär sowie multimodal beschrieben, welche bewährten Wege aus dem Schmerz bedeutsam sind.

Abschließend ist es mir ein besonderes Bedürfnis, unserem gemeinsamen Kollegen, Mitautor und langjährigem Freund, Jan Matejcek, für seine konstruktive Mitarbeit zu danken. Er ist ein Nestor der deutschen Schmerztherapie und hat wesentlichen Anteil am Aufbau und der Anwendung der vielen Facetten der Schmerztherapie, besonders der Akupunktur, die er praktiziert und gefördert hat.

Jan vollendet in diesem Jahr, mit Erscheinen dieses Buches, sein neunzigstes Lebensjahr. Wir sind ihm für die schönen und erfolgreichen gemeinsamen Jahre sehr dankbar.

Prof. Dr. med. habil. Günter Baust

Ehrenmitglied der Deutschen Gesellschaft
für Schmerztherapie e. V.

Fischland - Darß - Zingst, im Juli 2012

II. DER SCHMERZ
II.1 Was ist Schmerz?

Ständig stellt sich im Alltag und in der medizinischen Praxis die Frage: **Schmerz, was ist das eigentlich?** Die Antwort ist stets unpräzise. Es ist keine „richtige" Krankheit, es ist bestenfalls ein Symptom. Oder ist es doch „nur" ein Gefühl? Diese offenen Fragen deuten das ganze Dilemma der Medizin im Umgang mit dem Schmerz im Wesentlichen schon an. Ein Gefühl ist etwas subjektives, es ist nicht messbar und keiner bestimmten Größenordnung zuzuordnen. Der Arzt kann versuchen, so ein Gefühl aufgrund seiner persönlichen und medizinischen Erfahrungen in etwa einzuschätzen. Dafür stehen ihm nur sehr ungenaue Anhaltspunkte zur Verfügung, wie Geschlecht, Alter, Persönlichkeit, Erziehung, Umgebung oder aktuelle Situation. Aber - und das mag zunächst tröstlich sein - auch Experten legen sich hier nicht genau fest. Daher lautet die Definition der Internationalen Gesellschaft (International Association for study of pain, IASP) aus dem Jahre 1979 zum Studium des Schmerzes:

„Schmerz ist ein unangenehmes Sinnes- und Gefühlserleben, das mit einer echten oder potentiellen Gewebsschädigung einhergeht oder als solches beschrieben wird. Schmerz ist immer subjektiv".

Das hilft beim Verständnis in der Praxis nicht viel weiter. Denn die dringensten Fragen des Alltags finden damit keine Antwort. Jeder Arzt, der Umgang mit dem Schmerz hat, also sehr wesentlich auch der Hausarzt und natürlich die eigentlich Betroffenen, die Patienten, brauchen ganz praktische Antworten auf die vielen substanziellen Fragen. Einige davon sind:

- *Wo entsteht der Schmerz?*
- *Welche Bedeutung(en) hat der Schmerz für den Betroffenen?*
- *Wo und wie empfindet der Betroffene den Schmerz?*
- *Wie und warum verarbeitet der Betroffene so den Schmerz?*
- *Wie intensiv empfindet der Betroffene den Schmerz?*
- *Was ist eigentlich irritiert oder krank?*
- *Welche Rolle spielen persönliche, soziale und/oder psychische Probleme?*

Versucht der Arzt aus dem praktischen Erleben eine Zuordnung, etwa nach der erkennbaren Intensität der Schmerzen, verwendet er aus der Erfahrung bestimmte, vergleichbare Kriterien. Diese sind z. B.:
Wie groß ist die Wunde oder wo wird der Schmerz empfunden? Das muss in der Praxis aber nicht immer stimmen! Die Analogie, große Wunde gleich großer Schmerz und kleine Wunde gleich kleiner Schmerz, funktioniert so nicht, sie kann nur als Anhalt dienen. Klinisch hilfreicher sind eher Beschreibungen der Betroffenen, die den Schmerz entweder als bohrend, brennend, stechend, dumpf oder krampfend empfinden. Sie geben grobe Hinweise auf eventuell geschädigte Organe oder Körperteile. Es ist jedem hinlänglich bekannt, dass Koliken krampfend oder Herzschmerzen als stechend oder bohrend beschrieben werden. Im Allgemeinen gilt jedoch die Erfahrung, dass Erziehung, Anpassung, Selbstbeherrschung oder Ablenkung auf der einen Seite und z. B. Hypersensibilität auf der anderen Seite, zu sehr unterschiedlichen Reaktionen und Verhaltensweisen führen. „Der Indianer kennt keinen Schmerz" oder aber die sehr dramatischen „hysterischen Reaktionen".
Der persische Dichter und Philosoph Khalil Gibran beschreibt den Schmerz in seinem berühmten Werk „Der Prophet" wie folgt:
Und eine Frau sprach und sagte: *„Erzähl uns vom Schmerz."*
Und er sagte: *„Euer Schmerz ist das Aufbrechen einer Schale, die Euer Verstehen umgibt. So wie der Kern einer Frucht erst aufbrechen muss, um sein Herz der Sonne zu zeigen, so müsst auch Ihr den Schmerz kennen. Und könntet Ihr Eurem Herzen das Staunen bewahren über die täglichen Wunder Eures Lebens, dann erschiene Euch auch Euer Schmerz nicht weniger wunderbar als Eure Freude. Und Ihr würdet die wechselnden Zeiten Eures Herzens erdulden, so wie Ihr immer schon die Jahreszeiten ertrugt, die über die Felder hinweggehen. Und Ihr würdet die Winter Eures Kummers mit Gelassenheit überstehen. Ein Großteil Eures Schmerzes ist selbstgewählt. Es ist der bittere Trank, mit dem der Arzt in Euch das kranke Selbst kuriert. Deshalb vertraut dem Arzt und trinkt seinen Heiltrunk in Ruhe und Frieden. Denn seine Hand, wenn auch bleiern und hart, wird geführt von der zärtlichen Hand des unsichtbaren Gottes. Und der Krug, den er bringt, auch wenn er Eure Lippen verbrennt, ist geformt aus dem Lehm, den der Töpfer selbst mit seinen heiligen Tränen befeuchtet hat."*

II.2. Der akute Schmerz

Der akute Schmerz entsteht unmittelbar als Reaktion auf traumatische oder krankheitsbedingte Gewebsschädigung durch Nozizeptorenreiz, der zentral weiter geleitet wird. Er besteht nur solange, wie die Verletzung wirkt und ist als Warnsignal des Körpers zu verstehen, sich sofort aus der sonst weiter schädigenden Gefahr zu begeben und wird häufig von vegetativen Reaktionen begleitet. Geht der Schmerz von Haut, Bindegewebe oder Knochen aus, spricht man von „*somatischem Schmerz*". Dieser ist gut lokalisierbar und wird als stumpf oder bohrend erlebt. Schmerzen, die von den inneren Organen ausgehen, werden als „*viszerale Schmerzen*" beschrieben. Sie sind in der Regel kolikartig, oft auch stechend, sie sind schwer lokalisierbar.

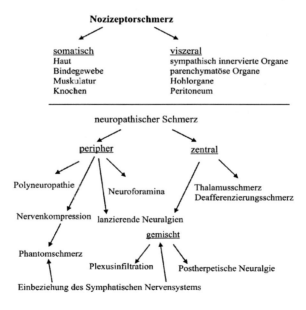

Abb. 1: Klassifikation der Schmerzursachen nach R. Siems, Schmerztherapie kompakt, Universität Rostock, 2008

II.2 Der akute Schmerz

Der akute Schmerz ist überlebenwichtig. Er lehrt uns, gesundheits-gefährdende Situationen zu vermeiden und löst bei gefährlichen Reizen Rückzugsreflexe aus. Er zwingt uns, ein verletztes Körper-teil zu schonen, um den Heilungsprozess nicht zu gefährden. Menschen, die von Geburt an keine Schmerzen empfinden, eine sogenannte *„Analgesie"* haben, sind deshalb nicht zu beneiden. Ganz im Gegenteil, leben sie ständig in Gefahr, weil sie die war-nenden Wahrnehmungen nicht bemerken. Sie sterben in aller Regel sehr früh. Menschen mit Analgesie sind aber sonst in der Lage, andere somatomotorische Sinnesreize wahrzunehmen. Mögliche Defizite liegen entweder an einer Entwicklungsstörung der peri-pheren Nozizeptoren oder an Störungen der synaptischen Weiterlei-tung in den schmerzvermittelnden Weiterleitungsprozessen im ZNS.

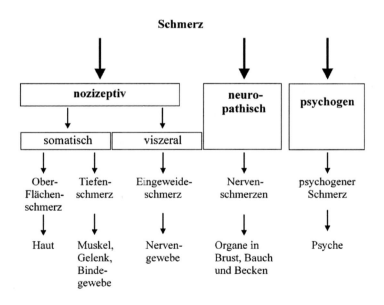

Abb. 2: Einteilung der Schmerzarten nach R. Siems, 2008

Jede Schmerzwahrnehmung ist im Alltag sehr wichtig, um zu signalisieren, dass eine bestimmte Bewegung oder eine länger eingehaltene Körperhaltung zu anstrengend ist. Sogar während des Schlafes ist in diesem Sinne eine gewisse „Überwachung" notwendig, um Verspannungen oder bei längerem Liegen, das Durchliegen zu vermeiden.

Schmerzarten
Eigenschaften und Besonderheiten

Schmerztyp		Eigenschaften	Lokalisation	Besonderheiten
nozizeptiv	somatisch	dumpf drückend bohrend pochend	meist gut lokalisierbar	Dauerschmerz, oft bewegungs-abhängig, typische Durchbruch-scmerzen
	viszeral	dumpf krampfartig oft kolikartig	schlecht lokalisierbar	veget. Begleit-Symtome, oft Dermatom betroffen
		grell hell pochend	Extremitäten oder Eingeweide	oft abhängig von Belastung und Nahrungs-aufnahme
neuropathisch		elektrisierend brennend einschießend	zentral und peripher	Allodynie Dysästhesien Hypästhesien Parästhesien Anästhesien

Abb. 3: Eigenschaften der Schmerzarten, Besonderheiten nach R. Siems, Schmerztherapie kompakt

Vor der Inanspruchnahme professioneller Hilfe wird im täglichen Leben oft erst versucht, akut auftretenden Schmerz mit eigenen Möglichkeiten „zu behandeln". Erst die erfolglose Anwendung traditioneller oder auf der Erfahrung des Betroffenen oder seiner Umgebung basierender „Behandlung" führt zur Inanspruchnahme des Hausarztes oder oft des Notarztes. Bei dringenden Notfällen beobachten wir leider zu häufig, dass dem akuten Schmerzgeschehen zu wenig Aufmerksamkeit gewidmet wird. Entweder stehen die vitalen Funktionen im Vordergrund des Denkens oder aber, es gibt Befürchtungen vor Analgetikanebenwirkungen und/oder erschwerter Diagnosestellung in der Klinik. Jedoch die Notwendigkeit von Rettung, Lagerung und Transport tragen oft zu raschen dynamischen Veränderungen der Schmerzintensität und der Vitalfunktionen bei. Eine suffiziente Schmerztherapie von vornherein, kann von Anfang an negative physiologische und psychische Auswirkungen vermeiden. Bei jedem akuten Schmerz muss man immer mit der erheblichen Beteiligung der vegetativen Funktionen rechnen, die die klinische Situation deutlich verschlechtern kann, besonders die Regulierung von Atmung und Kreislauf…

Im klinischen Alltag nimmt der Umgang mit akuten Schmerzen perioperativ, bei der Geburtshilfe, bei Verbrennungen und bei vielen Organerkrankungen einen breiten Raum ein. Hier ist eine suffiziente Schmerzbehandlung für eine positive Beeinflussung der Befindlichkeit zur Erzielung einer optimalen Rekonvaleszenz, zur Minimierung der Mortalität und zur Vermeidung chronischer Schmerzen enorm wichtig. Für die Praxis gilt, jede, auch zunächst banal erscheinende akute Schmerzbehandlung, sollte von vornherein die Vermeidung chronischer Schmerzen in Betracht ziehen.

Das Erleben der immer unwillkommenen Schmerzen im Alltag schilderte Wilhelm Busch am Beispiel der Zahnschmerzen:

> *Das Zahnweh, subjektiv genommen,*
> *ist ohne Zweifel unwillkommen;*
> *doch hat,s die gute Eigenschaft,*
> *dass sich dabei die Lebenskraft,*
> *die man nach aussen oft verschwendet,*
> *auf einen Punkt nach innen wendet*
> *und hier energisch konzentriert.*

> *Kaum wird der erste Stich verspürt,*
> *kaum fühlt man das bekannte Bohren,*
> *das Rucken, Zucken und Rumoren,*
> *und aus ist,s mit der Weltgeschichte,*
> *vergessen sind die Kursberichte,*

die Steuern und das Einmaleins,
kurz, jede Form des Seins,
die sonst real erscheint und wichtig,
wird plötzlich wesenlos und nichtig.

Denn einzig in der engen Höhle
des Backenzahns weilt die Seele.
Die Backe schwillt, die Träne quillt,
ein Tuch umrahmt das Jammerbild
und unter Toben und Gesaus,
reift der Entschluss: er muss raus!

II.3 Häufigkeit und Kosten

Der chronische Schmerz ist häufiger geworden. In einer Quer-schnittstudie mit 4839 Teilnehmern kam der Anteil der Erwachse-nen, die unter mittelstarken bis starken Schmerzen litten, so auf ca. 19 %. Davon waren 56 % Frauen. Meist bestanden die Schmerzen schon länger, so bei 60 % der Teilnehmer zwischen 2 und 15 Jahren. 21 % der Befragten gaben sogar eine Schmerzdauer von mehr als 20 Jahren an (Sabatowski). Anderen Angaben zufolge (Willenbrink) kommen chronische Schmerzen in Deutschland in 7-10 % vor, was bedeutet, dass etwa 7 Millionen Deutsche an chronischem Schmerz leiden. Zu den häufigsten Formen zählen die Schmerzen des musku-loskelettalen Systems inklusive chronischer Rückenschmerzen. Der Anteil an Kopfschmerzen wird übereinstimmend mit um 10 % angegeben. Bemerkenswert ist, dass nur ein sehr kleiner Anteil dieser Patienten von Ärzten betreut wird, die sich auf Schmerzthera-pie spezialisiert haben. So kann man etwa einschätzen, dass jeder zweite Betroffene eine unzureichende Behandlung erhält oder sich sogar nur auf eine Selbstbehandlung beschränkt. Eine massive Un-terversorgung führt jedoch zu riskanten und unkalkulierbaren nega-tiven Folgezuständen im medizinischen, privaten und im sozialen Bereich. Das Leben der Menschen wird dadurch unnötig erschwert und belastet. Auffällig dabei ist vor allem der hohe Anteil an psy-chischer Komorbidität. Die volkswirtschaftlichen und gesundheitsökonomischen Kosten, die sich aus der Häufigkeit der Behandlung der Schmerzen ergeben, sind enorm. In die erfolgten Kalkulationen fließen überwiegend nur feststellbare Kosten, also, wie die des Medikamentenverbrauchs ein. Zusätzlich kommen Positionen durch Arbeitsunfähigkeit, Operationen, Kuren, Selbstmedikation und Invalidisierung dazu. Die geschätzten Zahlen sind daher zu kurz gegriffen. Nach U. T. Egle et al. wurden allein im Jahr 1990 *86 Millionen* Rezepte verschrieben. Das sind 1.000 Tonnen Schmerzmittel pro Jahr. Eine annähernde Vorstellung bekommt man in etwa, wenn Sabatowski für den chronischen Rückenschmerz angibt, dass die durchschnittlichen Kosten pro Patient und Jahr bei etwa 1.322 Euro liegen. Für Patienten mit weit fortgeschrittener Chronifizierung sind die Kosten noch viel höher und sollen bei 7.115 Euro liegen.

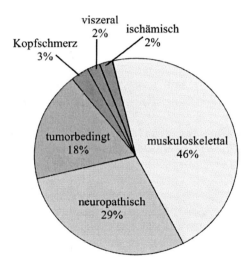

Abb. 4: Häufigkeit von Schmerzen bei Patienten über 70 Jahre in der Schmerzklinik Erlangen

II.4 Geschichte und Kultur

Seit dem Ursprung der Menschheit spielt natürlicherweise der Schmerz schon immer im Leben der Menschen eine wichtige Rolle. Das Phänomen Schmerz wird daher im Laufe der Geschichte in allen kulturellen Bereichen thematisiert, neben der Medizin auch in der Kultur, Philosophie, Ethik, Theologie, Kunst und Literatur.

In der griechischen Antike gab es für Schmerz mehrere Begriffe, die im Einzelnen, Leid, Kummer, Qual, Trauer, Kampf und Anstrengung beschrieben.

Das Lateinische unterscheidet *dolor = Schmerz und labor = Arbeit.* Interessant ist die Entstehung des Wortes *Pein (engl. pain),* das auf hochdeutsch soviel wie *„Leibschmerz"* bedeutet und von dem lateinischen Wort *„poena" = Strafe* abgeleitet wurde.

Das deutsche Wort Schmerz bedeutete ursprünglich nur *„stechendendes oder beißendes Gefühl"* und wurde dann erst später auf alle Schmerzäußerungen übertragen. In den ganz frühen Gesellschaftsformen wurde der Schmerz noch dem Wirken von Dämonen, Göttern oder bösen Geistern zugeschrieben. Dieser Glaube besteht auch heute noch in den primitiven Kulturen. Die an menschlichen Schädeln aus der Steinzeit gefundenen Trepanationen werden heute von Archäologen als *„Kopfschmerztherapie"* zum Austreiben der bösen Geister verstanden.

Im alten Ägypten wurde schon aus Dattelschnaps und Mohn Narkotika hergestellt. Diese Art von Behandlung, u. a. von Zahnschmerz und bei „operativen Eingriffen", wurde schon im Papyrus Ebers und Papyrus Edwin Smith aus dem Jahre 1550 v. Chr. empfohlen.

In China entstand schon sehr früh zur Schmerzbehandlung die Akupunktur. Sie wird erstmals in der medizinischen Schrift *„Huangdi Neijing"* aus der Han-Dynastie, vom 2. Jh. v. Chr. bis zum 2. Jh. n. Chr., beschrieben.

Ungefähr 500 Jahre vor Christus wurden allmählich die magisch-religiösen Vorstellungen der griechischen Antike durch rationales Denken ersetzt.

Bereits in Homers Ilias (ca. 800 J. v. Chr.) wird der Schmerz nicht nur als Strafe oder Fluch verstanden, sondern als *„bellender Wachhund der Gesundheit"* beschrieben. Auch in der Odyssee spielen die Schilderungen von Schmerz und Qualen eine große Rolle bei der zehnjährigen Irrfahrt von Odysseus, dessen Name vom griechischen Wort *„odyne" (Schmerz)* abgeleitet wurde.

Hippokrates von Kos (460-377 v. Chr.) und seine Schüler verstanden den Schmerz als Folge des Ungleichgewichtes der vier Säfte bzw. der Störung der Symmetrie im Organismus. Das Bemühen um ein physiologisch orientiertes Schmerzverständnis gehört mit zu ihren großen Verdiensten. Im *„Corpus Hypokratikum"*, einer Sammlung von Schriften dieser Zeit, wird schon die Weidenrinde im Zusammenhang mit der Behandlung von Schmerzen erwähnt. Für *Platon* (427-347 v. Chr.), griechischer Philosoph, war der Schmerz die Folge einer Abweichung von der Normalität, also des gestörten Gleichgewichtes zwischen Mikro- und Makrokosmos, wobei die Wiederherstellung der Harmonie mit Wohlbefinden belohnt wurde. Schmerz und Lust wurden in der platonischen Philosophie eng verbunden gesehen. Rein körperlicher oder rein seelischer Schmerz war undenkbar, da die Seele für die körperlichen Empfindungen die Voraussetzung ist.

Auch *Aristoteles* (384-322 v. Chr.) betrachtete die Fähigkeit, sowohl Freude als auch Schmerz zu empfinden, als unentbehrlich. Nur das Verlassen der harmonischen Ordnung könne Schmerzen verursachen. Seine Überlegungen zur Schmerzempfindung berücksichtigen schon die Peripherie des Körpers, die Haut und den Tastsinn und die seelischen Aspekte. In der europäischen Antike spielten diätetische Maßnahmen eine gewisse Rolle.

Aulus Cornelius Celsus (1. Jh. n. Chr.) beschrieb in seiner Enzyklopädie *de re medicinae* körperliche Übungen gegen Gicht sowie diätetische Maßnahmen zur Schmerzbekämpfung. Celsus brachte erstmalig Entzündungen in Verbindung zum Schmerz und beschrieb ihre vier Grunderscheinungen.

Galen von Pergamon (129-199 n. Chr.) nannte den Toten *„anodynos"*, den Menschen ohne Schmerz. Er lokalisierte die Schmerzwahrnehmung und die Sinneseindrücke schon im zentralen Nervensystem und unterschied zwischen motorischen und sensiblen Nerven. Er kannte zwei Hauptursachen für die Schmerzentstehung. Erstens den abrupten Wechsel der natürlichen Mischung der Kardinalsäfte, er unterschied zwischen *„dyskrasie"* (Übergewicht der Säfte) und *„kanochymie"* (Säfteverderbnis). Für den Fall der Dyskrasie verwendete er Schmerzmittel (Anodyna oder Analgetika) die *wärmend* wirken sollten und *kühlend* wirkende Mittel (Narkotika).

Der zweite Auslöser für Schmerz war nach Galen eine *„continuitatis solutio"* eine Kontinuitätstrennung eines Körperteils. Er führte erstmalig Schmerzbeschreibungen wie pulsierend, spannend, stechend und einschießend ein. Sein System der Abstufungen der Schmerzintensität und der Wirkungsstärke von Arzneimitteln gilt als das erste dieser Art in der Medizingeschichte.

Ab Ende des 18. Jahrhunderts, der Zeit der Aufklärung, wurde der Umgang mit medizinischen Fragen und Phänomenen immer sachlicher, gestützt auf anatomische Untersuchungen, gezielte Experimente und Beobachtungen. So wurde die Erfahrungsmedizin immer *„wissenschaftlicher"*.

Die Grundlagen der experimentellen Pharmakologie entwickelte *Francois Magendie* (1783-1855). Er beschrieb, dass die Schmerzreize von der Peripherie über das hintere Rückenmark in das Zentralnervensystem übermittelt werden.

1806 isolierte der deutsche Apotheker *Friedrich Wilhelm Sertürner* (1783-1841) aus Opium einen schmerzlindernden Stoff, den er 1817 *„Morphium"* nannte, abgeleitet von Morpheus, den griechischen Gott des Schlafes. Nachdem 1819 *Heinrich Emanuel Merck* die kostengünstige Herstellung von Morphium gelingt, wird es während des Krimkrieges und während des amerikanischen Bürgerkrieges erstmalig in großem Umfang den verletzten Soldaten verabreicht. Die unkontrollierte Verwendung führte allerdings vielfach zur Morphinsucht. Das wegen des Suchtpotentials von Morphin eingesetzte Kokain, dessen anästhetische Wirkung *Carl Koller* (1857-1944) erkannt hatte, führte gleichermaßen zur Sucht und wurde dann medizinisch nur noch zur Lokalanästhesie verwendet.

Hier machten sich vor allem deutsche Ärzte wie *Carl-Ludwig Schleich* (1859-1922) und *Gustav Adolf Spiess* (1862-1948) sehr verdient. Die Weiterentwicklung der Lokalanästhesie ist auch mit dem Namen des Düsseldorfer Arztes *Ferdinand Hunecke* verbunden (1891-1966), der die nach ihm benannte *„Neuraltherapie"* segensreich zur Behandlung von Schmerzen und Funktionsstörungen einführte. Im Jahr 1859 gelang *Hermann Kolbe* (1818-1884) die Synthetisierung von Salicylsäure aus Weidenrinde und 1897 synthetisierte der Bayer-Chemiker *Felix Hoffmann* die Acetylsäure.

Gleichzeitig stellte *Ludwig Kolbe* (1859-1923) in Erlangen *„Phenozon"* her, das erste nicht saure antipyretische Analgetikum, das damals noch *„Antipyrin"* genannt wurde.

Danach entstanden in schneller Folge weitere Medikamente derselben Substanzgruppe, u. a. das Metimazol.

Am 16. Oktober 1846 schrieben der amerikanische Zahnarzt *Thomas Morten* und der Chirurg *John Collins Warren* am Massachusetts General Hospital in Boston Medizingeschichte. Sie entfernten in Äthernarkose schmerzlos einen Kiefertumor. Nach der Chloroformgabe durch *John Snow* zur Geburtserleichterung bei Königin Viktoria war der Durchbruch zur Entwicklung der segensreichen Narkose ausgelöst.

Der amerikanische Anästhesist *Joseph Bornica* (1914-1994) wies Mitte der 1940er Jahre auf die Bedeutung der interdisziplinären Betreuung und Behandlung chronisch Schmerzkranker hin und empfahl sogenannte *„Pain-Clinics"*. Diese wurden weltweit zum Vorbild multidisziplinärer Einrichtungen dieser Art. Im deutschen Raum gründete 1970 *Rudolf Frey* (1918-1982) die erste Schmerzklinik in Mainz, die von *Hans-Ulrich Gerbershagen* (geb. 1937) zu einer renomierten Einrichtung ausgebaut wurde. Später findet dann auch folgerichtig die Palliativmedizin in Deutschland Eingang in die Approbationsordnung. Die WHO räumt inzwischen der Schmerztherapie einen hohen Stellenwert ein. Jeder Patient hat heute einen Rechtsanspruch auf eine angemessene schmerztherapeutische Behandlung.

II.5 Neurobiologische Grundlagen

Um Ihnen, liebe Leser, die Befürchtungen zu nehmen, es könnte jetzt mit dieser Thematik zu theoretisch oder zu langweilig werden, leihe ich mir bei Gerald Hüther eine kleine Geschichte aus, die er in seinem netten Buch *„Biologie der Angst"* schildert. Diese ist sehr schön und anschaulich und macht deutlich, dass durch einen Vergleich aus dem Alltagsgeschehen, sehr einleuchtende Erkenntnisse auch für die so kompliziert erscheinende Neurobiologie nahezu auf der Hand liegen.

„Dort, wo ich wohne, gibt es einen kleinen Hügel. Die Leute in der Gegend nennen ihn den Pferdeberg, aber Pferde weiden dort schon lange nicht mehr. Es führt ein einsamer grasbewachsener Weg hinauf. Nur selten verirrt sich ein Mensch hierher. Von der Anhöhe schaut man weit in das Land. Es ist durchzogen von einem Netz von Straßen und Wegen, auf denen Menschen wie Ameisen, in ihren

Autos, mit Fahrrädern oder zu Fuß unterwegs sind. Von den umliegenden Dörfern eilen sie in die Stadt und dann wieder zurück in die Dörfer. Auf den Straßen und Spazierwegen bewegen sie sich durch die Felder und Wälder.

Bleiben Sie ein bisschen mit mir hier oben. Manchmal gelingt es mir nämlich, an dieser Stelle die Zeit anzuhalten und je besser das gelingt, desto rascher vergeht die Zeit dort unten.

Nur wer still steht, sieht, wie die anderen sich fortbewegen, sieht, wohin sie immer wieder gehen und welche Spuren sie dabei hinterlassen. Dort, mitten im Wald, hat eben ein Ausflugslokal eröffnet. Schauen Sie, wie der kleine Weg von der Stadt immer breiter wird, wie alle Windungen begradigt werden. Jetzt ist er bereits eine Straße geworden und da kommen auch schon die ersten Autos angefahren. Oder dort, neben der Stadt, wird eine Fabrik gebaut. Der holperige Feldweg wird platt gewalzt, schon ist er asphaltiert und vierspurig ausgebaut. Der Weg, für den man früher eine Stunde zu Fuß brauchte, ist jetzt in 10 Minuten zurückzulegen.

Unten am Fluss stellt die Fähre ihren Dienst ein. Sie haben ein Stück flussaufwärts eine Brücke gebaut. Das alte Fährhaus verwaist, die Zufahrt bleibt ungenutzt. Schon bricht der Asphalt auf. Die ersten Büsche beginnen zu wachsen, bald wird die Straße kaum noch zu finden sein.

Aber ich habe Sie nicht hierhergeführt, um Ihnen zu zeigen, wie ein Netzwerk von Straßen und Wegen in Abhängigkeit von der Nutzung ständig verändert und fortwährend an neue Erfordernisse und Gegebenheiten angepasst wird.“

(Ich überlasse noch ein Stück weit die Erklärung dieser Geschichte Herrn Prof. Hüther, der wie folgt fortfährt:

„Was wir hier oben beobachten können, ist ein Bild für etwas, das später einmal als der entscheidende Durchbruch der Neurobiologie auf dem Gebiet des Verständnisses von Hirnfunktionen in diesem Jahrhundert bezeichnet werden wird. Es ist ein Prozess, für den wir noch gar keinen eigenen Namen haben.

Die Engländer und Amerikaner nennen ihn

„experience-dependent plasicity of neuronal network“ *und meinen damit die Festigung oder aber Verkümmerung der Verbindungen zwischen den Nervenzellen in unserem Gehirn in Abhängigkeit von ihrer Benutzung.*

Stellen Sie sich vor, was das heißt: Die Art und Weise der im Gehirn angelegten Verschaltungen zwischen den Nervenzellen, die unser Denken, Fühlen und Handeln bestimmen, ist abhängig davon, wie wir diese Verschaltungen nutzen, was wir also mit unserem Gehirn machen, was wir immer denken, was wir immer wieder empfinden, ob wir zum Beispiel Abend für Abend vor dem Fernseher sitzend verbringen oder ob wir statt dessen Geige spielen, ob wir viel lesen oder ständig mit unserem Computer im Internet herumsurfen. Für jede dieser Beschäftigungen benutzen wir sehr unterschiedliche Verbindungen zwischen den Nervenzellen in unserem Gehirn. Sie heißen auf englisch „neuronal pathways", Nervenwege, Wege des Denkens und des Empfindens."

Und, es gibt auch Wege, die die Schmerzen gehen, aber auch Wege die Schmerzen lindern und Wege, die dahin führen, mit den Schmerzen besser umzugehen. Jetzt werden Sie verstehen, warum wir unser Buch **„Wege aus dem Schmerz"** nennen.

Sie haben mit dieser Geschichte auch die Möglichkeiten, sich bildhaft vorzustellen, wie manche neurobiologischen Vorgänge in etwa ablaufen. Warum oft befahrene Straßen, die immer breiter werden und damit auch schneller befahrbar sind, vergleichbar sind mit oft benutzten Nervenwegen und damit schneller und leichter funktionieren, wie z. B. auch das Schmerzgedächtnis oder aber, warum Fahrbahnen gewechselt oder „*übersprungen*" werden.

(Gate-Control-Theorie)

Zur Erinnerung für diejenigen, die sich nur noch schwach an die Neuroanatomie und -physiologie erinnern, geben wir Ihnen einen kurzen Überblick über die neurobiologischen Grundlagen.

Jeder, der das notwendige Wissen ausreichend parat hat, kann das folgende Kapitel getrost überblättern.

II.5.1 Zelluläre Strukturen

In der grauen Substanz unseres Gehirns befinden sich ca. Einhundert Milliarden (!!) von Nervenzellen, die „Neuronen", die in bis zu sechs Schichten übereinanderliegen.

Weitere Hirnzellen sind die von *Rudolf Virchow* (1821-1902) entdeckten Zellen mit Stütz- und Schutzfunktionen, die, abgeleitet von der Bezeichnung Leim, „Gliazellen" genannt wurden.

Es wird vermutet (*Grawe*), dass sich hier noch unentdeckte Funktionen verbergen. Zu ihnen gehören die sog. „Oligodendrozyten", die die Myelinscheiden um die Nervenfasern bilden sowie die zwischen den Nervenzellen und Blutgefäßen liegenden „Astrozyten". Diese regulieren die Weite der zerebralen Blutgefäße und damit die Hirndurchblutung.

Jedes Neuron besteht aus dem Zellkörper, dem „Perikaryon" und zweierlei Fortsätzen, „Axon" oder auch „Neurit" genannt, mit zahlreichen Endverzweigungen und den ebenfalls vielfach verästelten „Dendriten". Jede Nervenzelle enthält in ihrem Zellkern das gesamte Erbgut des betreffenden Menschen, das sind ca. 35.000 Gene. Jedes Neuron ist mit bis zu 10.000 „Synapsen", eingehend wie ausgehend, mit anderen Neuronen verbunden. Deren Gesamtzahl ist unvorstellbar und wird auf 1 Billiarde (!!) geschätzt. (Das ist eine 1 mit 15 Nullen). An den Synapsen berühren sich die Fortsätze der Neuronen nicht unmittelbar. Es bleibt zwischen ihnen eine mikroskopisch enge Kluft, der „synaptische Spalt". Über diesen Spalt tauschen die Nervenzellen mit Hilfe von Botenstoffen, den sog. „Transmittern", Informationen aus. Sie kommunizieren, indem jede Nervenzelle Nachrichten senden kann oder aber auch empfangen. Von diesen Impulsen wird die Nervenzelle entweder erregt oder in ihrer Aktivität gehemmt. Ein Neuron erfüllt seine Aufgaben nie allein, sondern arbeitet in Gruppen zusammen, mit den sog. „Modulen", am ehesten mit den Neuronen der Nachbarschaft, aber es gibt auch viele „Fernverbindungen".

Innerhalb der Module gibt es ausgesprochene Spezialisierungen. Die Zusammenarbeit der spezialisierten Neurone erfolgt über unzählige Schaltkreise.

Letztendlich entscheidet die algebraische Summe der empfangenen, erregenden oder hemmenden Signale, ob ein Neuron „feuert" oder „schweigt".

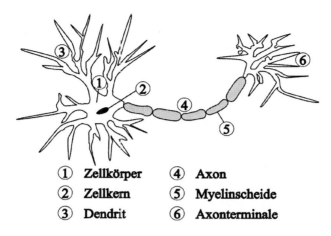

① **Zellkörper**   ④ **Axon**
② **Zellkern**   ⑤ **Myelinscheide**
③ **Dendrit**   ⑥ **Axonterminale**

Abb. 5: Neuron nach M. Spitzer, Hirnforschung für Neugierige

II.5.2 Synaptische Erregungsübertragung

Für die chemische Signalübertragung benutzen die Synapsen Boten-stoffe, die vor Ort gebildet werden. Dieses sind Neuromodulatoren, Neuropeptide und Neurohormone, die in ihrer Gesamtheit als *„Neurotransmitter"* bezeichnet werden. Zu den neuen klassischen Neurotransmittern gehören Glutamat, Glycin, GABA, Dopamin, Noradrenalin, Adrenalin, Serotonin, Histamin und Acetylcholin. Darüber hinaus sind noch etwa fünfzig neuroaktive Peptide bekannt. Gehemmt werden die Synapsen überwiegend durch GABA (Gamma-Amino-Buttersäure). Der wichtigste erregende Transmit-ter ist die Aminosäure Glutamat. Weitere Überträgersubstanzen kommen aus der Gruppe der Monoamine: Dopamin, Serotonin und Noradrenalin. Ein bekanntes Neuropeptid ist z. B. das schmerzlin-dernde Endorphin. Ein Mangel oder ein Übermaß an Transmittern, lokal oder allgemein, führt zu tiefgreifenden Störungen der Gehirn-funktion. So führt z. B. der Mangel an Dopamin in den Basalgang-lien zu der verheerenden Parkinson-Krankheit.

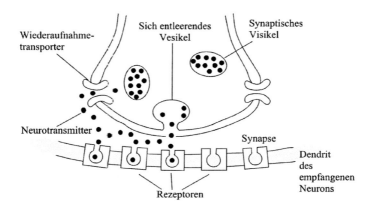

Abb. 6: Synapse nach K. Grawe, Neuropsychotherapie, Hogrefe, 2004

Die Rolle von Serotonin und Noradrenalin bei der Depression ist hinlänglich bekannt. Bis vor kurzem dachte man, dass ein Neuron nur jeweils einen Neurotransmitter bildet. Inzwischen weiß man, dass ein Neuron viel mehr Möglichkeiten nutzt, indem es mehrere Transmitter zu bilden in der Lage ist. Das wird u. a. auch dadurch möglich, weil die unterschiedlichen Transmitter unterschiedliche Zeitfenster nutzen. Die Wirkung von Glutamat und GABA z. B. spielt sich in Millisekunden ab, die von Serotonin und Dopamin in Sekunden bis Minuten und die von Neuropeptiden und Neurohormonen oft in Stunden oder sogar Wochen. Die Neurotransmitter werden in Vesikeln aus der Zelle zum synaptischen Spalt transportiert (s. Abb. 6) und dort bei Erregung ausgeschüttet, um von hier aus die Rezeptoren des postsynaptischen Spalts zu erreichen. Die Rezeptoren auf der postsynaptischen Membran haben entweder erregende oder hemmende Funktionen. Sie sind auf bestimmte Transmitter spezialisiert. So gibt es u. a. Dopaminrezeptoren oder Glutamatrezeptoren usw. Die Neurotransmitter öffnen oder schließen jeweils bestimmte Ionenkanäle.

Durch das Öffnen können positiv geladene Ionen in die Zelle ein-
strömen. Wird dabei eine bestimmte Schwelle überschritten, kommt
es zur Depolarisierung der Membran, d. h. es erfolgt eine Positivie-
rung. Ein elektrisches Aktionspotential entsteht und wandert das
Axon entlang. Jedes Neuron verfügt über sehr viele Rezeptoren und
Ionenkanäle. Ob es im konkreten Fall zu einem Aktionspotential
kommt, hängt vom Mengenverhältnis geöffneter und geschlossener
Ionenkanäle ab, d. h. wie viele erregende und/oder hemmende
Impulse auf die Vielzahl der synaptischen Rezeptoren treffen.

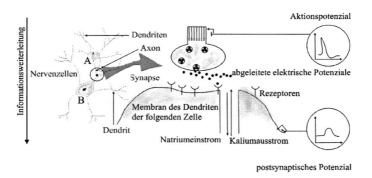

Abb. 7: Informationsübertragung zwischen den Nervenzellen nach
K. Grawe, Neuropsychotherapie, Hogrefe, 2004

Grawe vergleicht daher die Nervenzelle mit einem chemischen
Rechner, der die große Zahl analoger Signale in ein digitales Signal,
das Aktionspotential, umwandelt. Neurotransmittersubstanzen, die
nicht sofort am postsynaptischen Spalt angedockt werden, werden
von der postsynaptischen Membran wieder aufgenommen und wieder verwendet. Dieses sehr wirtschaftliche Prinzip wird in der Therapie bestimmter Störungen genutzt.
Zum Beispiel wird die Wiederaufnahme bei der Depression durch
spezifische Wiederaufnahmehemmer von Serotonin verhindert. Die
Folge ist, dass je nach Wirkdauer und -intensität mehr Serotonin im
extrazellulären Raum zur Verfügung steht und damit der relative

Mangel, der zur Störung geführt hat, ausgeglichen wird. Der Abbau von einigen Transmittern erfolgt enzymatisch. Acethylcholin z. B. wird durch die Acetylcholinesterase abgebaut.

Noradrenalin andererseits wird entweder durch die Cate-cholamin-O-methyl-Transferase (COMT) oder durch die Mon-Amino-Oxydase (MAO), aber auch durch Rücktransport entsorgt. Auch diese physiologischen Prozesse werden teilweise durch Umkehr wirkungslos gemacht und therapeutisch ausgenutzt.

II.5.3 Das nozizeptive System, Struktur und normale Funktion

Die Axone der Neuronen sind im ZNS (Gehirn und Rückenmark) in Form von Bahnen „Tractus" gebündelt, im peripheren Nervensystem (PNS), d. h. Hirnnerven und Spinalnerven, mit ihren Ästen in Form von Nerven. Das Nervensystem besteht außerdem noch aus Neuroglia, zu der u. a. auch die markscheidenbildenden Zellen im ZNS (Oligodendroglia) oder im PNS (Schwannsche Zellen) gehören. Je nachdem, ob eine Markscheide vorhanden ist oder nicht, wird zwischen myelinisierten und nichtmyelinisierten Axonen unterschieden.

Je nach Leitungsgeschwindigkeit werden die Axone im PNS in Abhängigkeit vom Faserdurchschnitt in unterschiedliche Klassen unterteilt. A- und B-Fasern sind myelinisiert, C-Fasern nicht.

Ac hat den größten Faserdurchmesser mit etwa 15 nm mit der schnellsten Leitungsgeschwindigkeit von 50-120 m/s, Aδ und B-Fasern haben einen Durchmesser von etwa 3 nm und eine Leitungsgeschwindigkeit von etwa 3-30 m/s.

C-Fasern mit einem Durchmesser von 1 nm leiten am langsamsten (0,5-2 m/s).

Für die Schmerzleitung sind die dünnen myelinisierten Aδ und die nichtmyelinisierten C-Fasern zuständig.

Potentiell schädigende Reize (mechanisch, chemisch, Temperatur) aktivieren „Nozizeptoren", das sind periphere Nervenendigungen sensibler Neurone. Diese freien Nervenendigungen befinden sich in der Haut, in Gelenkkapseln, Sehnen und Bindegewebe der Skelettmuskulatur, Blut- und Lymphgefäßen sowie in zahlreichen Hohlorganen wie Herz, Trachea, Bronchialbaum, Gastrointestinaltrakt und Ureter (nicht im Gehirn direkt).

In Abhängigkeit von der Faserklasse des afferenten Axons können 2 Typen freier Nervenendigungen unterschieden werden:

Der Typ 1 *gehört zu den Aδ Fasern und dient neben der Nozizeption (Vermittlung gut lokalisierbarer Schmerzen von stechender Art) auch der Kälteempfindung und der Mechanozeption.*
Beim Typ 2 *handelt es sich um marklose C-Fasern. Diese sind durch unterschiedliche Reize aktivierbar. Sie rufen dumpfe oder brennende Schmerzen hervor.*

Die Aktivierung der Nozizeptoren der Muskulatur (Aδ- und C-Fasern) rufen dagegen einen lang andauernden ziehenden Schmerz hervor. Nozizeptoren werden nicht nur durch starke mechanische oder thermische Reize aktiviert, sondern auch durch zahlreiche Elektrolyte und chemische Mediatoren, die u. a. bei Entzündungen entstehen. Nozizeptive Impulse werden an Hals, Rumpf und Extremitäten in peripheren Nerven über afferente Aδ- und C-Fasern, deren Soma im Spinalganglion liegen, zum Spinalnerv und weiter über dessen Hinterwurzel zum Rückenmark geleitet.
Die Hautareale, die vom Spinalnerv innerviert werden, bezeichnet man als „*Dermatome*". Diese sind nicht immer scharf abgrenzbar und überlappen sich teilweise.
Bei ihrem Eintritt ins Rückenmark geben Axone feine Äste, sog. „*Kollateralen*" ab, gemeinsam ziehen sie in der oberflächlichen Randzone des Rückenmarks, dem „*Lissauer Trakt*" einige Segmente auf oder abwärts und enden im Hinterhorn „*cornu posterior*" oder „*columna posterior*". Hier erfolgt die erste synaptische Umschaltung. Die graue Substanz des Hinterhorns „*substancia grisea*" enthält die Somata sensibler Projektions- und Interneuronen. Hier lassen sich verschiedene „*Rexed-Laminae*" unterscheiden.
Die nozizeptiven Formen enden entweder in den Laminae I und II oder IV-VI und X.
Mehrere Transmitter spielen bei der synaptischen Übertragung in den Aδ-Fasern eine Rolle. Sie sind überwiegend „*glutamaterg*" und erregen AMPA-Rezeptoren in der postsynaptischen Membran:
Einzelne Aδ- und C-Fasern benutzen auch Peptide, vor allem Substanz P, aber auch Neurokinin A, vasoaktives intestinales Peptid (VIP) und Somatostatin. Unter pathologischen Bedingungen verändert sich der Transmittergehalt vor Ort erheblich, z. B. nahmen bei

einer experimentell erzeugten Arthritis die Glutamatspeicher im Hinterhorn deutlich zu. Die erhöhte Erregbarkeit nozizeptiver Hinterhornneuronen beruht bei chronischer Entzündung vor allem auf der Aktivierung von glutamatergen NMDA-Rezeptoren der postsynaptischen Membran.

Die zentralnervöse Verarbeitung der Schmerzinformation beginnt im Hinterhorn des Rückenmarks. Hier liegen neben den Projektionsneuronen, die für die Weiterleitung in das Gehirn verantwortlich sind, auch die Interneuronen, die in Reflexkreise, wie z. B. in den *„Flexor-Reflex"* eingeschaltet sind oder solche, die die Schmerzweiterleitung fördern oder hemmen.

Im Hinterhorn befinden sich neben nozizeptiv spezifischen Projektionsneuronen (NS) auch sogenannte *„wide dynamic range" (WDR)*, die außerdem noch durch Impulse von niedrigschwelligen Mechanozeptoren in einem breiten Spektrum von Reizen erregt werden. Sie werden dadurch befähigt, auch kleinere Intensitätsunterschiede wahr zu nehmen. Sie sind deshalb vor allem für die sensorisch-diskriminatorischen Aspekte des Schmerzes verantwortlich und projizieren über das laterale System zum Thalamus *„neospinothalamischer Trakt"*.

Die NS-Neuronen vermitteln dagegen eher affektiv-vegetative Schmerzinhalte. Durch die Übererregbarkeit der WDR-Neurone wird die *„Allodynie"* erklärt, bei der Schmerzen durch Reize hervorgerufen werden, die normalerweise nicht schmerzhaft sind, wie z. B. die Berührung durch eine Feder.

Da die nozizeptiven Informationen aus der Haut und den Eingeweiden zum Teil auf die gleichen Hinterhornneurone konvergieren, können höhere Hirnzentren häufig nicht eindeutig die Quelle der Schmerzerzeugung zuordnen. Dadurch entsteht gelegentlich der *„übertragene Schmerz"*, bei dem Schmerzerzeugung in den Eingeweiden, Schmerzempfindungen an anderen Orten hervorrufen.

Beispielhaft sei dazu der in den linken Oberarm oder in den Rücken ausstrahlende Herzschmerz genannt.

Zu den verschiedenen Hirnregionen werden die nozizeptiven Impulse über unterschiedliche Tractus geleitet:

1. zum Thalamus *„tractus spinothalamicus"*
zum Teil auch über den *„tractus spinocervico-thalamicus"*
und über den *„postsynaptischen Hinterstrangweg"*
2. zur Formatio reticularis *„tratus spinoreticularis"*

3. zum limbischen System „*tractus spinoreticulothalamicus*",
direkte spinolimbische Bahnen
4. zum Mesencephalon „*tractus spinomesocepalicus,
tracus spinoparabrachialis*"

Mit Ausnahme des „*tractus spinocervico-thalsamicus*" und des
„*tractus spinoparabrachialis*", die im dorsalen Teil des Seitenstranges verlaufen, befinden sich die nozizeptiven Tractus gemeinsam im
anterioren Anteil des Seitenstranges.
Dagegen verlaufen der Tastsinn, die Druck-, Berührungs- und Vi-
brationsempfindung sowie der Stellungs- und Bewegungssinn im
Hinterstrang des Rückenmarks.

**Die Gate-Control-Hypothese
von Melzack und Wall (1965, 1983)**

Aufgrund der Beobachtung, dass die Stimmulierung dicker, myeli-
nisierter, sensibler Axone, die Antwort von Hinterhorn-Projektions-
neuronen auf nozizeptive Afferenzen vermindern, stellten Melzack
und Wall die strenge Trennung zwischen nozizeptiver und epikri-
tischer Sensibilität in Frage. Sie leisteten damit einen wesentlichen
Beitrag zum modernen Schmerzverständnis. Die körperlichen und
seelischen Prozesse beim Schmerz werden als eine interagierende
„*dualistische Einheit*" im Schmerzerleben verstanden. Das kommt
durch einen zweifachen kompetitiven Hemmungsmechanismus im
Bereich der „*Substantia gelatinosa*" im Hinterhorn des Rückenmarks zustande, wo peripher ankommende Nervenimpulse zentral-
wärts umgeschaltet werden.
Während dünne C-Fasern der spinothalamischen Projektionsneurone aktiviert werden, werden inhibitorische Interneuronen in der
„*Substantia gelatinosa*" gehemmt. Durch diese Vernetzung ist es
möglich, dass durch „*Querschaltung*", neben den nozizeptiven
Impulsen, auch andere Reize Einfluss auf das Schmerzerlebnis
nehmen können. Das gilt auch für die Hemmung von Schmerzempfindungen. Dicke Aα- und Aβ-Fasern von Mechanozeptoren aus
Haut und Bewegungsapparat aktivieren inhibitorische Interneuronen und behindern damit die Schmerzleitung im Hinterhorn.

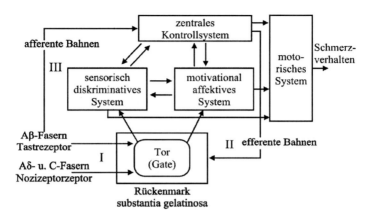

Abb. 8: Gate-Control-Theorie nach Melzack und Wall 1965, 1983, aus „Rezepte schreiben ist leicht, ABER...", Curschmann et al., Logos, Berlin 2009

Praktische Bedeutung hat diese Feststellung als Erklärung für verschiedene psychische und soziale Faktoren, die damit einen indirekten Einfluss auf das Schmerzerleben haben, so wie wir das im Alltag ständig erleben.
Aufmerksamkeit, gezielte Beobachtung, Angst, Schreck, Depression oder sekundärer Gewinn als Verstärker oder Schmerzerfahrung und Ablenkung, Entspannung und Meditation als Minderer. Die transcutane Nervenstimulation z. B., macht sich diese Phänomene in der klinischen Schmerztherapie zunutze. Elektrische Impulse werden durch die Haut appliziert und erregen u. a. großkalibrige Afferenzen peripherer Nerven.

Hirnnerven als Schmerzafferenzen aus der Kopfregion

Die Schmerzempfindung im Kopfbereich wird nicht über das Rückenmark, sondern über die vier Hirnnerven vermittelt:
• N trigeminus (mit drei Ästen)
• N facialis
• N glossopharyngeus
• N vagus

Der Nervus trigeminus
Er leitet die Sensibilität aus Gesichtshaut, Augapfel, Nasenneben-
höhlen, Nase, Mund, vorderer Zungenschleimhaut, Zähnen und
Zahnfleisch zum Gehirn. Die Somata der pseudo-unipolaren Ner-
venzellen liegen im *„Ganglion trigeminale Gasseri"*. Der zentrale
Fortsatz projiziert zu den Hirnnervenkernen des *„N trigeminus"*, für
die Nozizeption ist der *„Nucleus spinalis nervi trigemini"* von
Bedeutung, der dem Hinterhorn des Rückenmarks entspricht.

Der Nervus facialis, glossopharyngeus und vagus
In analoger Weise werden Schmerzimpulse aus Teilen der Ohrmu-
schel über den *„N facialis"*, aus der Paukenhöhle, den Gaumenbö-
gen, Tonsillen, dem Epi- und Mesopharynx und Teilen der
Zungenwurzel über den *„N glossopharyngeus"* und aus dem äußeren Gehörgang, dem Hypopharynx, Larynx, dem oberen Ösophagus
und den unteren Teilen der Zunge und Teilen der Eingeweide über
den *„N vagus"* registriert.

Absteigende Bahnen zur Beeinflussung der Schmerzempfindung
Der Schmerz stellt, vor allem in seiner akuten Form, ein wichtiges
Warnsignal zur Entlastung verletzter Körperteile dar. Er ist aber u.
U. in bestimmten Gefahrensituationen potentiell hinderlich, weil er
z. B. ein verletztes Individuum evtl. davon abhalten kann zu flüchten
oder sich zur Wehr zu setzen, *„fligth and figth"*.
Das *schmerzunterdrückende antinoziceptive System* hat demgegenüber die Aufgabe, das zu verhindern…
Die absteigenden schmerzhemmenden Bahnen umfassen neben dem
zentralen Höhlengrau auch Kerngebiete aus der Formatio reticularis,
wie den *Nucleus raphe magnus* und den *Locus coeruleus.*
Sie stehen unter Kontrolle höherer Hirnzentren. Unterschiedliche
Transmitter, wie Opioide, Serotonin und Noradrenalin spielen hier
eine wichtige Rolle. Aktiviert wird das schmerzhemmende System
überwiegend durch Afferenzen aus dem limbischen System (*corpus
amygdaloideum), dem Hypothalamus, dem präfrontalen Cortex und
dem Rückenmark.
Seine Bedeutung liegt vor allem in der Bewältigungsmöglichkeit
lebensgefährlicher Angst- und Stresssituationen, hier im entscheidenden Moment die hinderliche Schmerzempfindung zu unterdrücken.

Therapeutisch wird dieser Mechanismus z. B. bei der Schmerzhemmung durch Opioide genutzt, denn Opioide spielen eine Schlüsselrolle bei der Aktivierung des schmerzhemmenden Systems. So führt z. B. eine Injektion von Morphin in das zentrale Höhlengrau zu einer lang andauernden Analgesie. Auch Noradrenalin hat eine inhibitorische Wirkung auf nozizeptive Projektionsneurone und hemmt somit die Schmerzweiterleitung.

Das Serotonin hat darüber hinaus noch komplexere Wirkungen. Je nach beteiligtem synaptischen Rezeptor kann daher die Schmerzempfindung durch Serotonin entweder gehemmt, aber auch verstärkt werden. Es überwiegt in aller Regel die hemmende Wirkung. Das erklärt auch die Möglichkeit des Einsatzes von Antidepressiva zur Schmerzbehandlung.

II.5.4 Die zentrale Schmerzverarbeitung, das Schmerzgedächtnis

Die Aktivierung primärer nozizeptiver Afferenzen führt nur dann zu einer Schmerzempfindung, wenn die Erregung über die zentralen nozizeptiven Bahnen das Gehirn erreicht. Untersuchungen mit elektrophysiologischen und bildgebenden Verfahren wiesen mehrere Areale des Gehirns nach, die durch schmerzhafte Reize aktiviert werden. (Treede et al.)

Die resultierenden Empfindungen werden typischerweise in das rezeptive Feld in der Peripherie projiziert, aus dem die ursprüngliche Erregung stammt. Die periphere Aktivierung ist jedoch keine notwendige Voraussetzung für das Auftreten von Schmerzen. Sie können auch durch proximal gelegene Herde ausgelöst werden. Aber auch dann wird der Schmerz in das periphere rezeptive Feld projiziert und wird dann als *„projizierter Schmerz"* bezeichnet. Das bekannteste Beispiel ist dafür der Phantomschmerz, bei dem das rezieptive Feld durch die Amputation nicht mehr existiert. Wenn ein Patient Schmerzen in einem Areal empfindet, in dem keinerlei Gewebeschädigung vorliegt, weist das nicht sofort auf eine psychische Ursache hin.

Die Bahnen des Schmerzsinns hat der Nobelpreisträger *Eric Kandel* im Jahre 2000 als einen Teil des somato-sensorischen Systems bezeichnet. Die Erregungsübertragung erfolgt in seiner klassischen Zuordnung über vier Neuronen.

II.5.4 Die zentrale Schmerzverarbeitung

- *das erste Neuron befindet sich im Spinalkanal oder in den Hirnnervenganglien*
- *auf das zweite Neuron wird im Rückenmark umgeschaltet, der Reiz erreicht dann*
- *das dritte Neuron im Thalamus und*
- *das vierte Neuron in der Großhirnrinde*

Diese Abgrenzung ist im Grunde nur formal möglich und erfolgt mehr oder weniger aus didaktischen Gründen, denn in Wahrheit gibt es noch unzählige Seitenverschaltungen. In der Regel sind diese nicht mono-, sondern oligosynaptisch miteinander verbunden.

Beeinflussung des limbischen Systems durch nozizeptive Impulse

Das limbische System besteht aus einer Reihe phylogenetisch älterer Rindenareale, Kerngebiete und Fasertrakte, die strukturell und funktionell eng miteinander verknüpft sind. Es liegt am medianen Rand (lat. Limbus) des Telencephalon und umfasst neben der Amygdala und dem Nucleus accumbens den Hippocampus, den Fornix, die Corpora mamillaria, den Tractus mamillothalamicus, die vorderen Thalamuskerne, den Gyrus cinguli und den Gyrus hippocampalis, die miteinander zu einem kreisförmigen System (Papez-Kreis) verbunden sind. Das limbische System erfüllt wichtige Aufgaben bei der Aufrechterhaltung der Homöostase und steuert auch das triebbedingte Verhalten. Es koordiniert vegetative Reaktionen mit Emotionen und Motivationen, es beeinflusst die Hormonausschüttung und initiert das Ess- und Trinkverhalten. Außerdem spielt es eine wichtige Rolle im Kampf-, Fortpflanzungs- und Sexualverhalten.
Weiterhin wird besonders der Amygdala und dem Hippocampus eine grundlegende Bedeutung für Lern- und Gedächtnisbildung zugemessen. Damit ist das limbische System keine in sich geschlossene funktionelle Einheit. Die Kerngebiete und Kerngruppen übernehmen auch für sich definierte Aufgaben.
Das Corpus amygdalloideum (Amygdala und Mandelkern) ermöglichen speziell emotionales Lernen. Dabei geht das Erlernen von Angstreaktionen und angstbedingter Schmerzunterdrückung auf ihre Funktion zurück. Daher werden Tiere nach Verletzung der Amygdala furchtlos und zahm. Der Nucleus accumbens hat speziell

wichtige Funktionen beim operanten Lernen. Kürzlich konnte gezeigt werden, dass die Schmerzlinderung durch Plazebowirkung mit vermehrter Dopaminausschüttung im Nucleus accumbens verbunden ist. Der Gyrus cinguli ist vor allem für Emotionen und motorische Funktionen zuständig. Es gibt neuere Hinweise, dass er auch dafür verantwortlich ist, dass Schmerz unangenehm empfunden wird und auf Schmerz motorische und emotionale Reaktionen erfolgen. Man nimmt weiterhin an, dass die spinolimbische Bahn für unterschiedliche emotionale Antworten auf Schmerzreize mitverantwortlich ist und die Empfindungsaspekte (Leiden, Bedrohung und Angst) vermittelt. Das zentrale Höhlengrau *„Substantia grisea"* umfasst die Region des Mittelhirns, das den Aquadukt umgibt. Es ist ein wichtiger Integrationsort für angstbedingte Verhaltensänderungen, wie schmerzbedingte Angstreaktionen.

Der Tractus spinoreticularis aktiviert das *„ascendierende reticuläre Aktivierungssystem"* (ARAS), das die Erregbarkeit übergeordneter Zentren steuert. Auf diesem Wege können z. B. schmerzhafte Reize den Schlaf-Wach-Zyklus und die Aufmerksamkeit beeinflussen.

Außerdem bestehen descendierende Bahnen, die den Schmerz im Rückenmark hemmen, und Bahnen zu den vegetativen Zentren, die an der reflektorischen Steuerung von Atmung und Kreislauf (vegetative Reflexe) beteiligt sind.

Im somatosensorischen Cortex wird darüber entschieden, ob und in welcher Intensität ein akuter oder chronischer Impuls als Schmerz empfunden wird oder nicht. Noch ausgeprägter als im Rückenmark, in der Medulla oder im Mittelhirn wird hier die Wahrnehmung des peripheren Schmerzreizes über andere Hirnregionen kontrolliert. Die an der Kontrolle der Schmerzwahrnehmung beteiligten Neurotransmitter und Neurone werden neuerdings auch als *„Neuromatrix"* (Melzack, 1999) angesehen. Dies ist ein Versuch, zu beschreiben, dass die aus der Peripherie eingehenden Schmerzreize durch neuronale Signale aus anderen Hirnstrukturen bewertet werden. Das Konzept der Neuromatrix soll erklären, warum die Wahrnehmung des Schmerzreizes von affektiven, emotionalen und anderen Faktoren beeinflussbar ist.

Die Vielfalt der zentralnervösen Einflussfaktoren machen sich moderne Therapieverfahren zu nutze. So wirken z. B. Cyclooxygenasehemmer in der Peripherie auf die Bildung von Schmerzmeditatoren oder Opiate wirken hemmend auf die Schmerzwahrnehmung im

Rückenmark und im Zentralnervensystem. Auch eine Schmerzlinderung durch Serotonin- oder Muskarin-Antagonisten beruht auf modernen Erkenntnissen. Aus der Weiterentwicklung über das Wissen über Vaniloid- und Cannaboid-Rezeptoren sind demnächst Ergebnisse für die Schmerzbehandlung zu erwarten.

Das Schmerzgedächtnis

In den letzten Jahren wurden große Fortschritte bei der Aufklärung der zellulären, synaptischen und molekularen Mechanismen der Langzeitveränderungen im zentralen Nervensystem erreicht, die zu einer Verstärkung oder Chronifizierung von Schmerzen führen können. Dazu gehören langanhaltende Veränderungen der synaptischen Übertragungsstärke, eine erhöhte Erregbarkeit von nozizeptiven Hinterhornneuronen und eine Verminderung der inhibitorischen Kontrolle *„Disinhibitation"*.

Ausgelöst werden diese Veränderungen durch eine massive Erregung der Nozizeptoren, z. B. nach operativen Eingriffen, bei peripheren Traumen oder Entzündungen und Schädigung eines peripheren Nervs. Bei starker Erregung der Synapsen kann die synaptische Übertragungsstärke langandauernd gesteigert werden (engl. *„long-term-potentiation"* LTP). Bei jedem Aktionspotential kann sich eine verstärkte Ausschüttung von Neurotransmittern (präsynaptischer Mechanismus) ereignen oder es kommt zu einer Sensibilisierung der postsynaptischen Membran (post-synaptischer Mechanismus).

Die LTP an Synapsen im Hippocampus wurde in der Vergangenheit besonders intensiv untersucht. Sie gilt heute als das wichtigste zelluläre Modell für das Lernen und das Gedächtnis. Eine LTP lässt sich aber auch an den Synapsen zwischen den nozizeptiven C-Fasern und Neuronen im oberflächlichen Hinterhorn des Rückenmarks auslösen. Diese können u. a. durch natürliche Erregung, wie sie bei Entzündungen, Traumata oder Nervenläsionen vorkommen, entstehen. Dieses Phänomen nennt man deshalb *„Langzeitpotenzierung"*, weil sich das Rückenmark unter Umständen an die vorausgegangene Reizung *„erinnert"*, so als hätte sich die Reizung in das *„zelluläre Gedächtnis"* eingegraben. Die Erklärung dafür ist die Annahme, dass nach einer verstärkten Reizung, das Aktionspotential einer nozizeptiven Nervenfaser viel mehr von dem Transmitter Glutamat ausschüttet, als zuvor, oder aber, die auf Glutamat ansprechenden Rezeptoren sprechen nach einer verstärkten Reizung auf geringere Reize an. Deshalb sind alle Maßnahmen, die eine exzessive Erregung von Nozizeptoren verhindern können, geeignet, die Entwicklung eines Schmerzgedächtnisses zu verhindern.

Ein physiologischer Mechanismus ist die körpereigene Schmerzabwehr. Es ist allgemeine klinische Erfahrung, dass sich die Schmerzsymptomatik bei Patienten mit vergleichbarer Primärerkrankung oft sehr unterschiedlich entwickelt. Es gibt deutliche Hinweise dafür, dass eine intakte Schmerzabwehr die Ausbildung eines Schmerzgedächtnisses verhindern kann.

So erzeugen z. B. schwache konditionierende Schmerzreize eine LTP im Rückenmark, wenn die absteigende Hemmung zum Rückenmark unterbrochen ist. Bei intakter Schmerzabwehr bleiben dieselben Reize dagegen wirkungslos.

Nach peripherer Nervenläsion leiden Patienten häufig an Schmerzen, die durch leichte Berührung ausgelöst werden *(Allodynie),* ohne dass dies durch eine erniedrigte Reizschwelle der Nozizeptoren erklärt werden könnte. Die Ursache für diese Allodynie liegt in einer insuffizienten inhibitorischen Kontrolle im Hinterhorn des Rückenmarks. Dagegen gibt es ausreichende Hinweise dafür, dass eine intakte eigene Schmerzabwehr die Entstehung von unerwünschten Veränderungen im Rückenmark und damit die Entstehung einer sekundären Hyperalgesie verhindern kann.

Wenn derartige Veränderungen jedoch schon entstanden sind, ist eine Normalisierung der Nozizeption pharmakologisch meist nicht mehr zu erreichen. Gegenstimulationsverfahren, wie z. B. TENS, können jedoch in die gestörte Biochemie der Rückenmarkzelle eingreifen und die synaptische Übertragungsfähigkeit normalisieren.

II.5.5 Der neuropathische Schmerz und die neuronale Plastizität

Die Internationale Gesellschaft zum Studium von Schmerz (IASP) definiert den Begriff des neuropathischen Schmerzes als *„Schmerz, der durch die Läsion oder Dysfunktion des Nervensystems ausgelöst oder bedingt wurde".* Je nach Ort der primären Veränderung wird dabei zwischen zentralem oder peripherem neuropathischen Schmerz unterschieden. *Der Begriff neuropathisch ist somit als Oberbegriff für alle diejenigen komplexen Vorgänge anzuwenden, bei denen ein Schmerzereignis aufgrund von strukturellen oder funktionellen Veränderungen am Nervensystem, die dadurch Störungen und Veränderungen der Schmerzwahrnehmung auslösen, auftritt.* Die Entstehung und Chronifizierung neuropathischer Schmerzen wird durch eine Vielzahl von Veränderungen an den Nervenbahnen ausgelöst, einschließlich zentraler Veränderungen, die das Bewusstsein der Schmerzen beeinflussen.

Zur Entstehung neuropathischer Schmerzen
1. Jede, wie auch immer geartete Schädigung der Nervenfasern im Verlauf der peripheren Nerven.
2. Sensibilisierungen und Übererregbarkeit der zentralen, sekundären afferenten Neuronen als Folge einer Schädigung oder erhöhten Aktivität, durch:
a.) neurogene Entzündungen
b.) thermische oder taktile Überempfindlichkeit
c.) adrenerge Rezeptoren vermittelte sympathische afferente Kopplung
3. Ist die primäre periphere C-Afferenz zerstört, sprossen in das zentrale Nervensystem Dendriten aus und verbinden über synaptische Verschaltungen, die physiologischer Weise sonst getrennt wären. Damit schafft die Anpassungsfähigkeit im ZNS *„neuronale Plastizität"* die anatomischen Voraussetzungen für den Unterhalt der chronischen Schmerzen.
4. Die Ereignisse 1-3 sind mit einer Vielzahl weiterer möglicher Veränderungen verbunden, z. B. auch biochemischer, aus denen sich im individuellen Fall die unterschiedlichsten Kombinationsmöglichkeiten entwickeln können, die u. U. auch zum Verlust

hemmender Einflüsse auf das ZNS führen, die dann spontan oder langandauernd Aktivitätsserien pathologischer Reizsalven auslösen können. Trotz dieser variationsreichen Pathophysiologie ist das Ergebnis immer gleich: der neuropathische Schmerz.

Ursachen neuropathischer Schmerzen

peripher	• Mononeuropathien, Engpasssyndrome • Polyneuropathie • Plexusläsionen • CRPS I und II
Hirnnerven	• Neuralgien (Trigeminusneuralgie) • Neuropathie
radikulär	• Wurzelkompressionssysteme • Radikulitis, Ganglionitis • Postherpethische Neuralgie
spinal	• Trauma • Syringomyelie
cerebral	• Ischämie • Tumor • Multiple Sklerose • Phantomschmerz

Abb. 9: Ursachen neuropathischer Schmerzen nach R. Siems, Schmerztherapie kompakt, Universität Rostock, 2008

Klinisch äußert sich der neuropathische Schmerz im Erleben der Patienten entweder als verminderte Ausprägung in Form einer *„Minussymptomatik"*, wenn sensorische Qualitäten ausfallen oder abgemildert in Form einer *„Hypästhesie"* oder *„Hypalgie"*. Hier wird die Empfindung oft nicht direkt schmerzhaft, sondern als unangenehmes Gefühl empfunden. Die *„Positivsymptomatik" wird* als *„Parästhesien"* z. B. als Ameisenlaufen oder Kribbeln beschrieben. Wird nach der Schmerzschwelle gesucht, dann berichten die Patienten, dass nach einer Phase der Verzögerung eine übermäßige Schmerzreaktion, die lange anhält, auftritt. Diese Reaktion bezeichnet man als *„Hyperpathie"*. Zu den Plusphänomenen gehören auch plötzlich einschießende Schmerzattacken mit brennendem Charakter, die dann entweder kurz und einmalig oder intermittierend auftreten. Es gibt neben dem Spontanschmerz auch den Dauerschmerz. Werden sensorische Eindrücke in veränderter unangenehmer Qualität erlebt, spricht man von *„Dysästhesien"*.

Gesteigerte Schmerzempfindlichkeit durch Druck, Stich oder Berührung wird als *„Hyperalgesie"* bezeichnet. Davon unterscheiden wir die *„Allodynie"*, die als Begriff nur dann zur Anwendung kommt, wenn nach der Qualität des Reizes der Patient normalerweise *keinen* Schmerz empfinden würde, wie etwa durch Berührung mit einer Feder, einem Wattebausch oder Pinsel.

Die zentrale Sensibilität entsteht durch Veränderungen der Wahrnehmungsschwelle. Damit kann ein sonst sich in Ruhe befindlicher Rezeptor ohne weiteren Anstoß eine kontinuierliche Aktivität entfalten oder aber deren Schwelle wird nach unten reguliert, so dass der Rezeptor leichter erregbar wird und schon bei Reizen anspricht, die in der Regel unbeantwortet bleiben würden. Es kommen aber auch inadäquate, überschießende Reaktionen auf ansonsten normale Reize vor. Das führt dann zu einer *„sekundären Hyperalgesie"*.

Die molekularen Mechanismen für die Auslösung der neuropathischen Schmerzen sind die gleichen, wie sie u. a. beim Schmerzgedächtnis beschrieben wurden, die jedoch durch entsprechende Summationseffekte verstärkt oder lang andauernd ausgelöst werden und dann durch eine Kaskade von Prozessen zu dauerhaften und irreversiblen Sensibilisierungen führen können.

Auch auf der Ebene der Transmittersubstanzen kann es durch unphysiologische Abläufe zur gesteigerten Übermittlung mit tiefgreifenden Veränderungen, auch der elektrophysiologischen Abläufe kommen

Die neuronale Plastizität

Neben den oben genannten molekularen und elektrophysiologischen Mechanismen kann es auch zu Veränderungen in den anatomischen Verbindungen kommen. Die regenerative Kapazität zentraler Neurone ist deutlich geringer als die der peripheren. In letzter Zeit finden sich jedoch deutliche Hinweise auch auf eine zentrale Plastizität neuronaler Verbindungen, die in gewissem Umfang die Rückgewinnung verlorener Fähigkeiten ermöglicht, die in der modernen Rehabilitationsmedizin gezielt genutzt werden kann.

Bemerkenswert sind Beobachtungen, bei denen auch bei ipsilateralen Verletzungen auf der gesunden kontralateralen Seite plastische Veränderungen eintreten können.
Der sympathisch unterhaltene neuropathische Schmerz ist rein efferent. Über den Transmitter Noradrenalin ist der Sympathikus in der Lage, auf das Ausmaß der Impulskontrolle Einfluss zu nehmen. Normalerweise bestehen keine Verbindungen zwischen Sympathikus und dem afferenten System.
Durch Läsionen oder Entzündungen kann es aber zu sympathisch-afferenten Kopplungen kommen. Ihre Pharmakologie lässt jedoch eine therapeutische Intervention zu, indem die systematische Verabfolgung eines alpha-Adrenorezeptor-Blockers diese pathologische Kopplung blockiert und damit den sympathisch unterhaltenen Schmerz lindert.

Konrad Lorenz, weltberühmter Verhaltensforscher und Nobelpreisträger, hat einmal an Hand einer kleinen Episode dargestellt, wie unterschiedlich physiologische Abläufe und Gefühlsentwicklungen in unserem Körper vonstatten gehen können:
„Ich kann die subjektiven Erlebnisse beschreiben, wenn ich eine Ohrfeige bekomme.
Ich empfindeSchmerz, bin erschüttert, stehe entschlusslos da, nach einer Weile wehrt sich mein ICH gegen die Erniedrigung, verlangt elementar nach Rehabilitierung und findet diese, indem ich dem anderen genussvoll die Ohrfeige zurückgebe.
Ich kann dasselbe Ereignis auch physiologisch erklären.
Ich kann sagen, meine Sinnesorgane haben angesprochen, das bringt Hemmungen des Sympathikus und Erregung des Parasympathikus, eine Lähmung der höheren Willkürmuskulatur, ich stehe wie angedonnert, ja lasse den Kopf hängen, dann schlägt der Parasympathikus durch einen Gegeneffekt in eine Sympathikuserregung um, die Augen treten mir aus den Höhlen, das Blut schießt aus dem Bauch in den Kopf, die motorische Lähmung geht in eine motorische Erregung über und ich haue genussvoll zurück.
Um dem aktuellen Forschungsstand gerecht zu werden, kann man diesen durchaus vorstellbaren physiologischen Abläufen die neuroendokrinologischen Reaktionen mit der Wirkung der Transmitter in den jeweiligen aufsteigenden und absteigenden Bahnen entsprechend der Hemmung und Erregung der zuständigen Zentren ergän-

zen . Dann habe ich zwar dieses kleine Erlebnis theoretisch erklärt, aber die beteiligten Gefühle noch lang nicht erlebt. "
Diese leicht verständliche weil *„ vereinfachte"* Geschichte lässt nur annähernd ahnen, welche komplizierten Abläufe sich ständig in uns abspielen. Diese noch als normal oder physiologisch betrachteten Vorgänge sind schon bis zur Unübersichtlichkeit kompliziert. Sie werden jedoch mit jeder noch so kleinen Änderung oder Störung weit komplizierter.

II.5.6 Chronifizierung und Psyche

Der Begriff *„chronisch"* wird im Sinne von Zeit verstanden, die im Falle von Schmerz über einen bestimmten Zeitpunkt von über sechs Monaten hinaus dauerhaft besteht. Dabei beinhaltet das Wort auch die Vermutung über eine entsprechende Prognose, das eine Spontanremission oder das Erreichen von Schmerzlinderung schwierig wird. Schmerzen werden als chronisch verstanden, wenn sie eine zentrale Bedeutung im Leben des Betroffenen einnehmen, mit erfolglosen Therapieversuchen und Enttäuschungen verbunden sind und zu gravierenden Einschränkungen der Lebensqualität führen, die mit gedrückter Stimmung, Ängsten und reduzierter Leistungsfähigkeit einhergehen und denen die biologisch sinnvolle Warnfunktion fehlen kann.

„Chronifizierung" als Begriff, steht für einen Prozess, in dem über einen bestimmten Zeitpunkt hinaus Wechselwirkungen zwischen somatischen, psychischen und sozialen Faktoren wirksam sind. Psychologische Prozesse sind immer mit der Chronifizierung verbunden. Es ist daher ein dynamischer Zustand ohne absehbares Ende. Der multifaktorielle Prozess der Chronifizierung wurde zuerst im deutschen Sprachgebauch angewandt, findet jedoch zunehmend in diesem Sinne auch im angloamerikanischen Schrifttum mehr und mehr Anwendung.

Die Tatsache, dass Chronifizierung zu einer Ausweitung der Schmerzsymptomatik mit zunehmenden Einschränkungen im Alltag und Beeinträchtigungen auf somatischer, psychischer und sozialer Ebene führt, findet sich in bestimmten *Klassifikationssystemen* wieder, in denen versucht wird, die einzelnen Komponenten zuzuordnen und zu gewichten.

Gut bekannt ist z. B. das „*Mainzer Stadiensystem*" nach Gerbershagen, in dem das Ausmaß der Betroffenheit in vier Stufen eingeordnet wird und Faktoren, wie zeitliche Aspekte, Dauer, Intensität, räumliche Aspekte, Medikamenteneinnahmeverhalten und Entzugsbehandlungen, Krankenhausaufenthalte, Operationen und evtl. Rehabilitationsmaßnahmen berücksichtigt, gewertet und eingeordnet werden. Auch durch Studien zu den Stadieneinteilungen ist offensichtlich geworden, dass mit fortschreitender Chronifizierung die psychische Belastung eindeutig zunimmt. Die mit den bekannten Verfahren der Klassifizierung gewonnenen Informationen belegen weiterhin, dass chronischer Schmerz nicht nur lediglich ein verlängerter akuter Schmerz ist. Chronischer Schmerz ist demnach gekennzeichnet durch die Zunahme psychischer Belastungen und sozialer Probleme, die von den Schmerzmerkmalen, wie Intensität, Ausdehnung und Dauer abhängig sind.

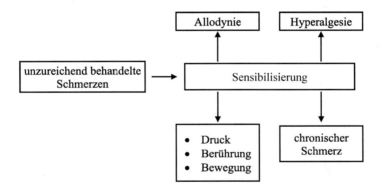

Abb. 10: Chronifizierung,
periphere und zentrale Sensibilisierung nach Grünenthal, 2012

Psychopathologische Erklärungsversuche
Diskrepanzen zwischen fehlenden organischenVeränderungen und anhaltenden Schmerzen widersprechen einfachen medizinischen Vorstellungen, bei denen Schmerzen als Folge einer ursächlichen Pathologie verstanden werden. Dass Schmerzen ohne offensichtliche Erklärungsmöglichkeit anhalten, wurde früher ausschließlich *vereinfachend* mit psychischen Argumenten erklärt und bestimmten

Persönlichkeitsmerkmalen zugeordnet „*Migräne-Persönlichkeit?*" oder ganz einfach als Ausdruck einer Depression gewertet. Auf diese Weise haben diese psychopathologischen Modelle nicht viel zur Erklärung der Chronifizierung beigetragen, spielen im Alltag aber immer noch eine Rolle. Sie dienen u. U. aber zur Entschuldigung für die Behandler, die an die Grenzen diagnostischer oder therapeutischer Möglichkeiten stoßen.
Aber, und das sei in aller Deutlichkeit gesagt:

Das Fehlen einer organpathologischen Veränderung ist noch kein Beweis für das Vorliegen einer psychischen Störung.

Menschen mögen keine Unsicherheit und fürchten sich vor Unbekanntem. Sie suchen daher nach plausiblen Erklärungen. Finden sich diese nicht bei ihren chronischen Schmerzen, löst das Unsicherheit, Angst und das Gefühl des Bedrohtseins aus, durch tägliche belastende nicht kalkulierbare Fragen, das Nichtendenwollen der Leiden und das Nichterkennen eines guten Endes. Diese bedrückenden Erfahrungen beeinflussen zunehmend die Stimmung, die Gedanken und das Verhalten.
Auch für den Behandler bestehen vergleichbare Schwierigkeiten. Es entsteht zwangsläufig auf beiden Seiten Ratlosikeit und Verwirrung. Das betrifft vor allem die Konsequenzen für den Patienten im Hinblick auf die folgende Strategie einer notwendigen Diagnostik und Therapie und die Einordnung der Gefühle durch die Diskrepanz von Befunden und Befinden. Auswege aus diesem Dilemma ergeben sich evtl. durch Erweiterung der Suche *möglichst im Team* und Erschließung aller bio-psycho-sozialen Faktoren.
Auch wenn die Häufigkeit von Depression und Angststörungen mit der Chronifizierung zunimmt, als ausschließliche ätiologische Erklärung für deren Entwicklung sind sie nicht ausreichend gesichert. Denn, eine große Zahl von Patienten, selbst mit ausgedehnter Chronifizierung, lassen keine entsprechende Psychopathologie erkennen. Schmerzen erhöhen nur die Wahrscheinlichkeit einer Depression, sie tritt als Komorbidität auf und beide Erscheinungen beeinflussen sich im Sinne eines *circulus vitiosus.*

II.5.7 Chronifizierung und Lernen

Die Warnfunktion vom Schmerz ist dann erfolgreich, wenn Merkmale, die mit dem Schmerz verbunden sind (Abwehrbewegungen und -haltungen oder Flucht) gleichzeitig mit abwehrenden Emotionen verbunden sind und dadurch weiterer Schaden vermieden wird. *Vermeidenslernen* kann bei persistierenden Schmerzen zu unveränderlichen Verhaltensmustern führen, weil alternative Erfahrungen nicht mehr gemacht werden. Alte, blockierende und hinderliche Verhaltensmuster müssen vor einer gezielten Behandlung erkannt und dann aufgelöst werden, bevor neues, besser funktionierendes Verhalten angestrebt werden kann.

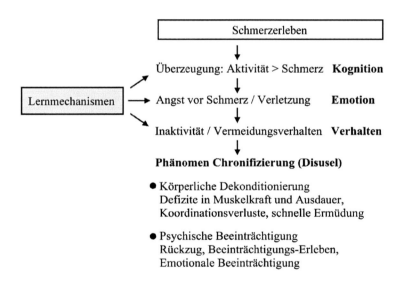

Abb. 11: Lernmechanismen, Fear Avoidance Modell
nach Grünenthal, 2012

Die Wahrscheinlichkeit, dass Schmerzen trotz optimaler Behandlung chronifizieren und damit allen Bemühungen zum Trotz auch persistieren, hängt ganz wesentlich mit dominierenden Ängsten, Befürchtungen und dadurch einengendem Verhalten zusammen. Die moderne Hirnforschung hat in den letzten 40 Jahren mehr und mehr erkannt, dass chronischer Schmerz vor allem eine *psychobiologische Erfahrung* darstellt. Man muss deshalb den nozizeptiven Reiz von der Peripherie ins Gehirn unterscheiden von der Erfahrung Schmerz, die multidimensional ist und von psychologischen, sozialen und kulturellen Einflüssen geformt wird.

Die Internationale Gesellschaft zum Studium von Schmerz (IASP) orientiert daher mehr auf ein psychobiologisches und verhaltensmedizinisches Modell und spricht in seiner aktuellen Definition vom Schmerz, von einer *„unangenehmen sensorischen und emotionalen Erfahrung".*

Diese Definition beinhaltet auch, dass Schmerz sehr oft ohne nachweisbare körperliche Veränderungen auftritt. Zu den Erkenntnissen der letzten Jahre gehört auch, dass sich akuter vom chronischen Schmerz dadurch unterscheidet, dass dort, durch überdauernde Gedächtnisprozesse und damit zusammenhängende maladaptive *neuroplastische Veränderungen* auftreten. Bei den nachweisbaren Gedächtnisspuren kann man *deklarative* oder *bewusste* von *nichtdeklarativen* oder *unbewussten* Gedächtnisprozessen unterscheiden. Letztere sind vermutlich bei der Schmerzentstehung und -aufrechterhaltung am wichtigsten.

Zu ihnen gehören:
• nicht assoziale Lernprozesse (Habituation, Sensibilisierung)
• assoziative Lernprozesse (Priming, klassische und instrumentelle Konditionierung, Erlernen von Gewohnheiten)

Sensibilisierung
Die wiederholte schmerzhafte Reizung führt normalerweise zur *Habituation*, d. h. einer Abnahme der Reaktion auf den Reiz.

Bei vielen chronischen Schmerzzuständen kommt es jedoch zur *Sensibilisierung*, dabei tritt bereits am Nozizeptor eine *periphere* Sensibilisierung auf, die z. B. durch Entzündungsmeditatoren, wie Prostaglandine vermittelt wird. Darüber können hier auch Zytokinine oder Interleukin beteiligt sein, die aber auch zu einer *zentralen* Sensibilisierung beitragen können. Einige pathophysiologische Zustände, wie *Hyperalgesie* oder *Allodynie* werden mit einer zentralen Sensibilisierung erklärt.

Die Verhinderung der Sensibilisierung durch NMDA-Rezeptor-Antagonisten hat sich bei Amputationen zur Vermeidung von Phantomschmerz bewährt. Das beruht offenbar auf einem Lern- und

Gedächtnisprozess. (Personen mit angeborenem Fehlen von Extremitäten kennen keinen Phantomschmerz).

Operantes Lernen und Neuroplastizität
Das einflussreichste Modell zur Erklärung der Rolle psychologischer Faktoren bei Schmerz ist bis jetzt immer noch die Annahme von Fordyce (1976), dass sich chronischer Schmerz durch die Verstärkung von beobachtbarem Schmerzverhalten entwickeln kann.
Die Argumente dazu:
• positive Verstärkung durch Aufmerksamkeit oder Mitgefühl
• negative Verstärkung durch Schonung
• keine Verstärkung durch gesundes Verhalten, durch
  Arbeit oder Ablenkung
Diese Beobachtungen legen nahe, dass ein einmal gelerntes Schmerzverhalten operant konditionierbar ist und über den Lernvorgang hinaus weiter bestehen und die spätere Schmerzverarbeitung beeinflussen kann.
Eine sehr wichtige Rolle spielen in diesem Pozess die Bezugspersonen, die entweder durch Mitgefühl den Schmerz verstärken können oder aber durch aktive Ablenkung diesen verringern helfen.
Diese Erfahrungen sind auch wichtig für das Verhalten des Arztes im Umgang mit seinen Patienten. Er kann durchaus die Rolle des Verstärkers, aber auch die des Minderers einnehmen.
Das gilt für die Erstversorgung genau so wie für die durchgehende Dauerbetreuung zur Vermeidung unnötiger Konditionierung.
Eine häufige Möglichkeit zur Konditionierung ergibt sich auch im Umgang mit Medikamenten, hier sind vor allem Schmerzmittel gemeint. Es ist nicht richtig zu raten, diese erst einzunehmen, wenn der Schmerz auftritt und sie dann *„gebraucht"* werden, weil das zur negativen Verstärkung führen kann.
Die Medikamente werden dann immer früher und häufiger genommen. Das führt eher zu Missbrauch.
Daraus folgt:
Die Schmerzmittel sollten, um einen derartigen Lernvorgang zu vermeiden, in jedem Falle *regelmäßig* eingenommen werden.
Darüber hinaus erreicht ein gleichmäßiges Niveau des schmerzstillenden Medikamentes eine effektivere Analgesie, als ein ständig schwankendes Pharmaniveau.

Respondentes Lernen und Priming

Das Modell der respondenten Konditionierung geht davon aus, dass viele bislang neutrale Reize, durch die Schmerzerfahrung als *konditionierte Reize* (CS), mit diesen gekoppelt werden können. Mit der Zeit können sie dann selbst mit Schmerz assoziiert werden, ohne das ein nozizeptiver Input vorhanden sein muss. So kann ein Patient z. B. gelernt haben, Anstiege der Muskelspannung mit allen möglichen Reizen zu assoziieren, die früher bei Schmerzen auftraten. Auf diese Weise kann Bücken, Stehen oder Gehen oder auch nur der Gedanke daran, antizipierte Angst auslösen. Diese Angst vor Bewegung oder *„Kinesiophobie"* wird als wichtiger Faktor in der Entstehung, Aufrechterhaltung und Verstärkung chronischer Schmerzen diskutiert (Flor und Turk, 2006).

Stresssituationen können dieses Verhalten durchaus verstärken. Konditionierungsprozesse verändern nachweislich die zentralnervöse Verarbeitung. So führte klassische Konditionierung im primären somatosensorischen Kortex zu einer verstärkten Repräsentation.

Dies legt nahe, dass ein mit Schmerz assoziierter Kontext, z. B. eine Stimmung oder eine Körperwahrnehmung, insbesondere die afferenten Komponenten verstärkt. Ein weiterer impliziter Lernvorgang ist das *Priming*, bei dem ein zuvor erfolgter Reiz die Wahrnehmung eines späteren Reizes durch seine Verwandtschaft mit diesem verstärkt.

In einem Experiment, in dem schmerzbezogene, sensorische, affektive oder neutrale Worte angeboten wurden, zeigte sich, dass die Hirnantwort auf gleichzeitig ausgelöste schmerzhafte Reize, bei den schmerzbezogenen Worten erhöht waren.

Das lässt auf eine Aktivierung eines schmerzbezogenen Gedächtnisnetzwerkes durch das Wort schließen. Die assoziierte Verknüpfung von neutralen Reizen kann zu einem weitverzweigten Netzwerk von mit Schmerz verbundenen Ereignissen führen, das den Teufelskreis Schmerz-Spannung-Angst-Stress-Schmerz etabliert und aufrecht erhält und zu zentralen Reorganisationsprozessen führt, die damit die Schmerzverarbeitung verstärken können.

Modellernen, Empathie und Hirnaktivität

Soziales Lernen oder Modellernen leisten ebenfalls einen wichtigen Beitrag zum Aufbau eines Schmerzgedächtnisses. So lernen Kinder,

durch Beobachtung ihrer Eltern, deren Schmerzverhalten und übernehmen dieses im eigenen Umgang mit Schmerz.
Die Beobachtung von anderen Schmerzsituationen hatte einen hohen evolutionären Wert, da so der Mensch auch Schmerzvermeidung lernen konnte. Es ließ sich zeigen, dass die Beobachtung von Schmerz zu einer empathischen Reaktion führt und damit die gleichen Hirnareale aktiviert, wie bei der betroffenen Person. Dieses Modellernen durch Empathie kann auch die häufige Inzidenz von Schmerzproblemen bei Partnern von Schmerzpatienten erklären. Andererseits können Personen, die beruflich mit Schmerz zu tun haben, Ärzte, Pflegepersonal u. a. lernen, diese empathischen Reaktionen zu kontrollieren, indem sie emotionsregulierende Strategien anwenden.

Kognitive und affektive Modulation von Schmerz und neuronale Plastizität

Menschen mit chronischen Schmerzen verbinden diese meist mit negativen Erwartungen in Bezug auf ihre Leistungsfähigkeit und Lebensbewältigung. Sie erleben dadurch Gefühle der Hilflosigkeit, die zur Inaktivität oder Überreaktion auf Schmerz führen können. Diese maladaptiven Kognitionen führen selbst zu erhöhter schmerzbezogener Hirnaktivität und verstärken damit die maladaptive Neuroplastizität. Ablenkung dagegen führt zu einer Verminderung der Schmerzwahrnehmung und einer analogen Veränderung schmerzbezogener kortikaler und subkortikaler Netzwerke, z. B. der anterioren Insel und des periaquäduktalen Graus, das eine wichtige Rolle in der Schmerzwahrnehmung spielt:
Die affektive Komponente von Schmerz beinhaltet viele Emotionen, die meist negativ sind.
Angst und Depressionen kommen am häufigsten komorbid mit Schmerzen vor. Die zentrale Sensibilisierung, die durch Schmerz ausgelöst wird, wird durch Angst und Depression erheblich verstärkt. Dieses ist vor allem in den affektiven Arealen, wie z. B. im anterioren Cinguli, deutlich sichtbar. Auch eine Einbeziehung präfrontaler Areale und des orbitofrontalen Kortex wurden nachgewiesen. Kognitive und affektive Prozesse können die Schmerzverarbeitung entscheidend beeinflussen. Sie sind auch wichtige Einflussfaktoren für die damit einhergehenden Veränderungen der Hirnaktivität.

Explizites Gedächtnis und Neuroplastizität
Das explizite Schmerzgedächtnis ist praktisch als Spezialfall auto-biographischer Erinnerungen zu verstehen, d. h. die Genauigkeit, Lebhaftigkeit und unmittelbare Abrufbarkeit schmerzbezogener Erfahrung hängt vom ursprünglichen Ereigniskontext (z. B. persönliche Bedeutung des Ereignisses, Überraschungsmoment, Art und Ausmaß der kurz- und langfristigen Folgen) sowie ganz wesentlich vom Ausmaß der kognitiven und emotionalen Weiterverarbeitung des Ereignisses (z. B. wiederholtes Erzählen und Erinnern) ab.

Konsequenzen für die Praxis
Ein Problem insbesondere des impliziten (unbewussten) Lernens besteht darin, dass weder der betroffene Patient noch der Behandler diese Gedächtnisprozesse direkt erkennen oder beeinflussen können. Diese müssen aus dem Verhalten des Patienten geschlossen werden. Kognitive verhaltenstherapeutische Interventionen, die sich auf schmerzbezogene Erwartungen und Katastrophendenken auswirken, können daher eher explizite Gedächtnisprozesse ändern helfen. Sie haben aber auch durch Umdenken, Umlenken der Aufmerksamkeit und Abbau der Hypervigilanz einen Effekt auf das implizite Lernen. Diesen Effekt können u. U. auch Hypnose oder gezielte Vorstellungsübungen erreichen. Auch Biofeedback kann in der einen oder anderen Hinsicht förderlich sein. Eine moderne Möglichkeit eröffnet die direkte Modulation der Hirnaktivität über Neurofeedback oder bestimmte Hirnstimulationsverfahren.

II.6 Das psychodynamische Verständnis

Das psychodynamische Verständnis vom chronischen Schmerz basiert auf einer erweiterten psychoanalytischen Betrachtungsweise auf allen Ebenen des Lebens. Der Wortanteil *„Dynamik"* drückt die Bewegung aus, den Fluss der Ereignisse und Gegebenheiten, die für jeden anders sind und sich ständig verändernd, auf das plastische, beeinflussbare Objekt wirken.

Das psychodynamische Verständnis beinhaltet auch eine ökologische Betrachtungsweise auf der Grundlage ständig wechselnder, von einem zum anderen unterschiedlicher, Umwelteinflüsse.

So betrachtet, *ist der chronische Schmerz eine ganz besonders angepasste, absolut individuelle Lebens- Ausdrucks- und Bewältigungsform.*

Den eigentlichen Durchbruch zum modernen psychodynamischen Verständnis bewirkte die Arbeit von G. L. Engel im Jahre 1959 über *„Psychogenic pain and the pain-prone patient"* im American Journal of Medicine. In diesem Zusammenhang sprach Engel auch von einer *„Schmerzpersönlichkeit"*. Er ging dabei von der Beobachtung aus, dass mancher Patient anfälliger ist als andere und den Schmerz als persönlichen Regulator verwendet.

Das bio-psycho-soziale Konzept, das uns immer wieder bei den Betrachtungen über Ursachen und Folgen der Chronifizierung begegnet, ist heute eine entscheidende Grundlage in Klinik und Forschung. Auch Schmerzen mit zunächst eindeutiger somatischer Ursache werden bereits im akuten Stadium durch psychologische Prozesse auf kognitiver, emotionaler und Verhaltensebene beeinflusst. Je länger der chronische Schmerz dauert und je ausgeprägter seine klinischen Konsequenzen, desto deutlicher und einschneidender verändert er das tägliche Private und das Berufsleben, ja den gesamten sozialen Status und ist verbunden mit einer Vielzahl an psychischen Veränderungen (Ängste, Verunsicherungen, Depressionen u.s.w.).

Chronischer Schmerz ist also ein bio-psycho-soziales Phänomen (Engel, 1959).

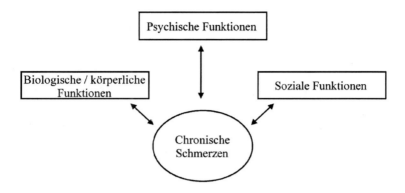

Abb. 12: Chronischer Schmerz nach dem bio-psycho-sozialem Stressmodell, nach Grünenthal, 2012

Folgende Merkmale kennzeichnen nach G. L. Engel den *„schmerzanfälligen"* Patienten:
• deutliche Hinweise auf bewusste und unbewusste Schuldgefühle, wobei der Schmerz offensichtlich die Funktion der Schmerzsühne übernommen hat
• einen lebensgeschichtlichen Hintergrund, der dazu prädestiniert *Schmerz in diesem Sinne einzusetzen*
• eine lange Geschichte von Leid und Niederlagen und eine Intoleranz für Erfolg *masochistische Charakterstruktur* und eine Neigung, Schmerzerlebnisse geradezu zu provozieren *wie eine lange Liste von Verletzungen, Operationen und Behandlungen zeigt*
• aggressive Bedürfnisse, die stark gekennzeichnet sind, nicht ausgelebt zu werden und an deren Stelle Schmerz tritt
• Entwicklung von Schmerz als Ersatz für einen Verlust, wenn eine Beziehungskrise droht oder die Beziehung auseinander gegangen ist
• Tendenzen in Richtung sadomasochistischer sexueller Entwicklung mit Auftreten von Schmerzlokalisationen, die bestimmt sind, durch vorausgegangene Schmerzerfahrungen (Schmerzgedächtnis) oder Identifizierung mit sozialen Beziehungspersonen, wobei der Schmerz des anderen als Modell für den Patienten in gleicher Weise auftritt und die Phantasie wie eine Realität erlebt wird.

Akuter Schmerz	Chronischer Schmerz
... Wird durch eine äußere und innere Verletzung oder Schädigung ausgelöst	... Ist abgekoppelt von seinem auslösenden Ereignis
... Intensität korreliert mit dem auslösenden Reiz	... Intensität korreliert nicht mehr mit dem auslösenden Reiz
... Lokalisation ist klar bestimmbar	... Wird zur eigenständigen Erkrankung
... Besitzt eine eindeutige Warn- und Schutzfunktion	... Hat seine Warn- und Schutzfunktion verloren
	... Stellt eine besondere therapeutische Herausforderung dar

Abb. 13: Akuter Schmerz - Chronischer Schmerz,
nach Grünenthal, 2012

G. L. Engel plädierte auch in seinen späteren Arbeiten dafür, den chronischen Schmerz als psychologisches Phänomen aufzufassen. Er schlussfolgerte seinerzeit:
Wenn Schmerzwahrnehmungen aus dem psychischen Bereich auf den Körper projiziert werden, nimmt sie der Mensch in einem symbolisierten Körperteil wahr und sie sind für ihn nicht mehr von peripheren Schmerzsensationen zu unterscheiden.

Wenig später, im Jahr 1965, belegten Melzack und Wall in ihrer *„Gate-Control Theorie"* die klinischen und psychologischen Beobachtungen durch entsprechende neurobiologische Vorgänge und Verschaltungen. Für das moderne psychodynamische Verständnis vom chronischen Schmerz war seinerzeit die Darstellung von G. L. Engel des *„Schmerzerlebens als ein umfassendes seelisches Regulationssystem"* von fundamentaler Bedeutung. Somit hat das individuelle Schmerzgedächtnis, das für die neurophysiologischen Vorgänge sehr bedeutend ist, auch als sozial-psychisches Gedächtnis eine große Bedeutung, die bei allen psychodynamischen Erklärungsprinzipien heute eine Rolle spielt.

Die psychodynamischen Erklärungsprinzipien
1. Konversionsmechanismus (Schmerz als Symbol innerer Not)
Das Prinzip der Konfliktentlastung
Der Konversionsmechanismus ist heute noch das am häufigsten benutzte Modell zur Erklärung der Schmerzentstehung in überwiegend oder mitverursachendem Sinne. Er geht in seinem Ursprung auf Sigmund Freud zurück. Das Konzept geht von der Annahme innerer Konflikte aus, die durch das körpersprachlich dargestellte Symptom entlastet werden sollen. Dabei geht es immer von der Konvertierung eines psychischen Konfliktes in den körperlichen Bereich aus, der diesen auch symbolisch darstellt und damit körpersprachlich zum Ausdruck bringt.

Aus seelischem Schmerz wird körperlicher Schmerz.
Th. v. Uexküll sprach daher von *„Ausdruckskrankheiten"*.
Der Konversionsvorgang wird von unterschiedlichen psychischen Teilvorgängen beeinflusst, die sich dann in der Summe, je nach Persönlichkeit, verschieden auswirken.

Das sind im Wesentlichen:
• Eine zentrale Rolle kommt unbewussten Vorstellungen und Phantasien zu, die den eigentlichen Inhalt der Darstellung im Symptom ausmachen.
• Als Abwehrvorgang ist regelmäßig Verdrängung beteiligt, Verleugnung, Verschiebung und Projektion werden ebenfalls beobachtet.

• Bei den hysterischen Konversionsvorgängen ist eine Bewusstseinsänderung, die im Extrem das Ausmaß einer Bewusstseinsspaltung (*Dissoziation*) erreichen kann, beteiligt. Meistens äußert sich das nur in milder Form als Wahrnehmungseinengung oder Störung der Realitätskontrolle.

• Die Hyperemotionalität (z. B. als Angstüberflutungen oder hysterisches Aufgebrachtsein) wirkt ebenfalls als Störung der Realitätskontrolle oder als verfehlte Selbstwahrnehmung.

• Eine regressive Veränderung des Selbstbildes wirkt sich in der Symbolisierung von Schwäche, Hilflosigkeit oder Anlehnungsbedürftigkeit aus (*ich kann nichts, ich seh nichts, ich bin zu schwach, mir tut alles weh*).

• Der kommunikative Aspekt (*Krankheit als Bühne, Ausdruckskrankheit*) unterstreicht die Wichtigkeit der körpersprachlichen Mitteilung an die Umgebung.

• Eine wichtige Rolle spielen Identifizierungsvorgänge in Form einer Übernahme von beobachteten Symptomen einer Bezugsperson als unbewusste Darstellungsform.

1895 beschrieb S. Freud bei der Schilderung einer Krankengeschichte einer Patientin die Konversion:

„Der Mechanismus war der der Konversion, d. h. anstatt der seelischen Schmerzen, die sie sich erspart hatte, traten körperliche auf, es wurde so eine Umwandlung eingeleitet, bei der sich als Gewinn herausstellte, dass die Kranke sich einem unerträglichen psychischen Zustand entzogen hatte, allerdings auf Kosten einer psychischen Anomalie, der zugelassenen Bewusstseinsspaltung und eines körperlichen Leidens, der Schmerzen."

Die Umwandlung von seelischen in körperlichen Schmerz
Zeigt in der Praxis mehrere Darstellungsformen:
a) Die symptomgebundene Darstellung
Die Patienten berichten von einer schlimmen Krankheit oder furchtbaren Kindheit mit körperlichen Misshandlungen oder frühen körperlichen Überforderungen. Sie drücken jetzt über das Symptom Schmerz das erlebte Elend in einer von ihnen gewählten *„chiffrierten"* Form unbewusst aus. Der seelische Schmerz kann in seiner ganzen Tiefe und Tragik nicht direkt benannt werden.

b) Entlastung von Schuldgefühlen
Diese Entlastungen stehen meistens im Zusammenhang mit aggressiven Impulsen, welche z. B. bei bedrohlichen familiären Auseinandersetzungen irgendwie bewältigt oder abgewehrt werden müssen. Die Bedeutung des Symptoms Schmerz kann in diesem Zusammenhang auch als „Sühnevorgang" verstanden werden, durch den einerseits die Aggression neutralisiert wird, andererseits aber auch die subjektiv empfundene Schuld getilgt werden soll.

c) Entlastung von schmerzhaften Affekten
Das betrifft vor allem ängstliche oder depressive Verstimmungen, aber auch Gefühle der Leere und Sinnlosigkeit. Es erfolgt durch die Konversion eine Neuorientierung, um ein Symptom herum, so dass von dem ursprünglichen quälendem Affekt abgelenkt wird und so eine Umlenkung der Aufmerksamkeit vom psychischen zum körperlichen Bereich angestrebt wird.
Damit werden teilweise aggressive Tendenzen gegenüber einer (geliebten/gehassten) Bezugsperson gegen sich selbst gerichtet.

d) Die Erhaltung des bedrohten sozialen Bezugs
Er wird durch das Symptom Schmerz dadurch angestrebt, dass das gewünschte Fortbestehen einer Beziehung damit „erzwungen" wird.
Man erhält nur durch das Symptom die sonst versagte Zuwendung, den erhofften Trost und Zuspruch. Solange der Schmerz besteht, kann man mit Mitleid und Beachtung rechnen, was man sonst nicht hätte und man kann solange nicht allein gelassen werden.

2. Der narzistische Mechanismus der Schmerzentstehung
Schmerz als Selbstwerterhaltung oder -gewinn
Beim narzistischen Mechanismus der Schmerzentstehung geht es nicht primär um eine Spannungsentlastung, sondern um das Aufrechterhalten des psychischen Funktionierens und der Vermeidung eines eventuellen psychischen Zusammenbruchs.
Es wird dadurch eine Begrenzung oder Vermeidung einer subjektiv empfundenen „existenziellen Krise" ermöglicht, indem das intrapsychisch wahrgenommene Defizit wie eine Krücke ersetzt wird (psychoprothetische Funktion). Im Gegensatz zur Konversion steht nicht die Symbolisierung, sondern die Rekonstruktion, die Sicherung oder Wiederherstellung existenzieller psychischer Basisbedingungen im Vordergrund. Dabei handelt es sich vor allem um

Menschen mit libidinöser Besetzung des Körpers. Es finden sich u. a. unverarbeitete infantile Unverletzlichkeitsphantasien mit besonders hohen Leistungs- und Erfolgsidealen.

In Versagens- und Misserfolgssituationen tritt dann ein ausgeprägtes regressives Verhalten auf. Die Brüchigkeit des Selbstgefühls wird in derartigen *„narzistischen Krisen"* deutlich. Diese Situation wird besonders bei plötzlichen Ereignissen, wie z. B. nach einem Unfall beobachtet, wenn dadurch bei dem Betroffenen ein Gefühl der Hilfs- Hoffnungs- und Ausweglosigkeit entsteht.

Durch das Ereignis kommt es dann zur Dekompensation vorher, gerade noch kompensierter, psychischer Verhaltensweisen. Gerade deshalb sind besonders *„arbeitswütige"* extrem belastungsorientierte Menschen betroffen, die wir in diesem Falle als überfordert empfinden.

Deshalb wird auch der Einfluss der *„Kränkung"* (was kränkt macht krank) von manchen Autoren als sehr wesentlicher Einflussfaktor diskutiert.

Auch in manchen, als unerträglich empfundenen Trennungssituationen spielt evtl. eine narzistische Schmerzentwicklung eine wichtige Rolle.

3. Die primäre Umwandlung von Affekten in körperliche Spannungszustände
Schmerz statt Gefühl

Grundlage dieser Annahme ist die Beobachtung, dass entwicklungspsychologisch alle primären Affekte anfangs körperlich erlebt werden und erst später im Laufe des Erwachsenenalters eine sogenannte *„Desomatisierung"* durchmachen.

Dann kann dieser Vorgang als *„Psychisierung"* der Affekte bezeichnet werden. Dennoch bleibt allen Affekten zeitlebens eine gewisse somatische Begleitkomponente erhalten, z. B. keine Freude ohne Herzklopfen, keine Angst ohne Blutdruckanstieg, keine Scham ohne Veränderung der Hautdurchblutung.

Allgemeines Charakteristikum unzureichender desomatisierter und damit nicht ausdrückbarer Affekte *„expressed emotions"* ist eine Erhöhung vegetativer Spannung. Auf diese Weise können vegetative Spannungszustände als Affektäquivalente auftreten, indem sie dann z. B. Muskelverspannungen provozieren, die unspezifische schmerzhafte Reaktionen auf unterschiedliche Belastungsreaktio-

nen darstellen. So können Schmerzen bei generalisierter Tendomyopathie, Spannungskopfschmerz, orofaszialer Schmerzdysfunktion
oder funktionellen Abdominalbeschwerden entstehen.

4. Lernvorgänge

Schmerz als Selbstläufer

In einem psychodynamischen Konzept über die Entwicklung von
Schmerzsymptomen spielen Lernvorgänge eher eine untergeordnete
Rolle. Hoffmann und Hochapfel (1999) beschrieben jedoch die evtl.
Rolle von Lernvorgängen bei der Entstehung und vor allem Unter-
haltung, besonders bei der Chronifizierung psychosomatischer
Schmerzen.

Hauptsächlich das operante Konditionieren und die Rolle der sozialen Verstärkung spielen bei der Chronifizierung von Schmerzvor-
gängen eine fördernde Rolle. Psychodynamisch lässt das die
konflikthaften Bedingungen, die das Symptom etwa als konversa-
tionsneurotisches ursprünglich entstehen ließ, z. B. durch sekundären Krankheitsgewinn, lerntechnisch festigen.

Den bisherigen Lernerfahrungen kommt ebenso wie den biologischen und sozialen Faktoren eine wichtige Rolle im Sinne der
Disposition und der Chronifizierung zu. Denn Lernen findet im
Prozess der Chronifizierung ständig statt. Aktuelle Erfahrungen
haben weitere modifizierende Auswirkungen auf das Schmerzverhalten sowie Emotionen und Kognition.

Bei der Begegnung mit den Patienten kann es vorkommen, das die
für die Entwicklung der Störung verantwortlichen Faktoren ganz
andere waren, als die zur Zeit wirkenden und zur Unterhaltung
beitragenden. Eine angemessene Diagnostik chronischer Schmerzen
erfordert die Berücksichtigung verschiedener Ebenen der Schmerzentstehung und -aufrechterhaltung im Chronifizierungsprozess, so
dass wir den Lernvorgängen eher Einflüsse auf die Chronifizierung,
als der ursprünglichen Entstehung beimessen können.

5. Bedeutung der Bindungsvorgänge

Der *„Bindungspabst J. Bowly"* stellte 1973 eine enge Beziehung
des Bindungssystems mit den arterhaltenden Schlüsselreizen Angst
und Schmerz her.
Die erste Antwort auf den Schmerz ist reflektorisch.

Die betroffene Person versucht der Schmerzquelle zu entgehen oder sie abzustellen. Gelingt dies nicht, wird das Bindungssystem aktiviert und eine schutzgebende Bindung gesucht. In die Praxis übertragen bedeutet das, die betroffene Person sucht neben den schutzgebenden vertrauten Personen auch schutzgebende Instanzen im Gesundheitswesen auf. Das Schutzbedürfnis richtet sich dabei nach der Ausprägung des Bindungssystems innerhalb des Personenkreises:

• Sicher *„secure"* gebundene Personen können bei Schmerzen angemessen und rasch für sich Hilfe innerhalb des Gesundheitswesens in Anspruch nehmen. Die Gefährdung für eine Chronifizierung ist daher relativ gering.

• Unsicher-abweisend *„dismissing"* gebundene Personen zeigen bei Schmerzbeginn eher eine zögernde Inanspruchnahme von Hilfe. Sie neigen zur Unterdrückung und Unterbewertung der Schmerzen. Das führt dann bei verspäteter Behandlungsaufnahme oft zu Unzufriedenheit und persitieren der Beschwerden.

• Unsicher-ängstlich *„fearful"* gebundene Personen neigen bei ihren Interaktionen zu Angst und Feindseligkeit. Sie zeigen Misstrauen gegenüber den Fähigkeiten der helfenden Zuwendung bei gleichzeitiger negativer Selbsteinschätzung bis hin zur Selbstabwertung. Sie neigen zu erheblichen Verzögerungen mit der Kontaktaufnahme. Nach einer dann doch möglichen Vorstellung neigen sie eher zur Resignation, Hilf- und Hoffnungslosigkeit, sie sind u. U. auch suizidgefährdet. Durch ihr Verhalten wird der Chronifizierung Tür und Tor geöffnet.

• Besitzergreifend-ambivalent *„preoccupied"* gebundene Personen schwanken zwischen hilfesuchendem Verhalten und deren Vermeidung, weil sie befürchten, abgelehnt zu werden. Ernst genommen und verstanden zu werden ist für sie von großer Bedeutung. Sie neigen zu einer anfänglichen Idealisierung ihrer Ärzte. Kurioserweise bestärken Behandlungserfolge aber ihre Bindungsambivalenz, die dann zu Missverständnissen und letztendlich zum Behandlungsabbruch führt. Diese Patienten sind ausgesprochen gefährdet im Sinne des chronischen Schmerzsyndroms.

Damit handelt es sich bei der Betrachtung des Bindungssystems mehr um die Beurteilung der Chronifizierungsbedingungen als um pathologische Einflüsse auf die Schmerzentstehung.

Familiendynamik und Schmerz

Bei den bisherigen Betrachtungen über die Schmerzentstehung und der Chronifizierung ist immer wieder aufgefallen, dass die Persönlichkeit des Betroffenen ganz wesentlich, sowohl positiv als auch negativ, durch seine Beziehungen beeinflusst wird. Die Partnerschaft und die Familie sind für jeden Menschen von existenzieller Bedeutung. Der Hausarzt erlebt seine Patienten immer in ihrer sozialen Umgebung. Er kann daher auch deren Einflüsse auf deren psychisches und soziales Befinden feststellen. Er erlebt somit auch die starken Belastungen für das familiäre Umfeld durch die chronische Erkrankung.

Das ständige Wechselspiel zwischen Schmerz, Angst, Depression und Persönlichkeitsstörung führt zu erheblichen Verstrickungen innerhalb der Partnerschaft und Familie mit emotionalen Belastungen und Konflikten. Der körperlich behinderte oder subjektiv beeinträchtigte Mensch ist immer auf äußere, also familiäre, Hilfe angewiesen. Hier gibt es die unterschiedlichsten (funktionierenden und nicht funktionierenden) Organisationsformen.

Joraschky (2003) betont daher: *„Ohne sorgfältige Familieneinschätzung muss das klinische Bild des Schmerzpatienten als unvollständig angesehen werden."*

Alle bekannten Untersuchungen und praktischen Erfahrungen bestätigen, dass Partnerschaft und Familie durch die Schmerzerkrankung enorm belastet wird. Jedoch stellte man fest, dass in Bezug auf Lebensqualität sich auch gut adaptierte Paare fanden, die sich sogar nach der Erkrankung geringer belastet fühlten als vorher.

Die eheliche Zufriedenheit kann also auch durch den Schmerz stabilisiert werden. Die Herausforderungen, denen sich die Angehörigen angesichts des chronisch schmerzkranken Familienmitglieds stellen müssen, sind nicht anders als bei jeder anderen körperlichen Erkrankung. Es gilt die Aufgabenumverteilungen, die körperlichen Hilfen, zu gewährleisten, die Stärkung der gesunden Ressourcen zu fördern und der Gefahr des sozialen Rückzugs zu begegnen.

Dabei muss ständig die emotionale Verfügbarkeit und Unterstützung gewährleistet werden.

Das bedeutet, die Selbstständigkeit sollte gefördert, falsche Erwartungen gemindert werden, aber Enttäuschungs- und Hilflosigkeitsgefühle geteilt werden. Dabei muss man darauf achten, dass man sich vor emotionaler Verausgabung schützt.

Die gemeinsame Kankheitsbewältigung funktioniert am besten in einem neuen Verständnis füreinander, in besonderer Nähe und verlässlicher Beziehung bei Umbewertung der gemeinsamen Lebensziele und Sinnstrukturen, um darin neue Möglichkeiten der Lebensqualität zu entdecken. Die Voraussetzungen für diese Bedingungen sind nicht in allen Familien ideal. Daher kommt es, infolge der negativen Affekte durch die Schmerzerkrankung, zur Herausbildung regelrechter **Schmerzfamilien.**

Dafür gibt es neben den biologischen und psychologischen, auch ganz wesentliche **familiendynamische Erklärungen.**

Zur Einschätzung der familiären Situation ist es erforderlich, sich ein Bild davon zu machen, welche Bedeutung die Erkrankung für den Partner hat, um dessen emotionale Belastung zu verstehen. Joraschky (2003) beschreibt, dass 67 % aller Ehepartner der Schmerzpatienten von einer Befindlichkeitstörung betroffen sind. Angehörige von Schmerzpatienten leiden vor allem verstärkt unter Ängsten und als Ausdruck anhaltender Hilflosigkeit auch unter Depressionen. Während die eheliche Zufriedenheit nur mit 30 % als eingeschränkt erlebt wird, gibt es im Bereich der Sexualität zu 60 % Probleme.

Erfahrungen zeigen, das bestimmtes Partnerverhalten, Interaktionsmuster und familiäre Konstellationen den Chronifizierungsprozess begünstigen. Vor allem, wenn der Partner die Krankenrolle derart verstärkt, dass daraus eine Behandlungsresistenz resultiert.

Ein typisches Beispiel dafür ist die inaktivitätsfördernde Zuwendung des Partners, wodurch die Krankenrolle immer weiter gefördert wird. Eine gefährdende Situation entsteht auch durch soziale Isolierung (Meidung des Freundeskreises, Vermeidung sozialer Interaktionen in Gemeinde und Vereinen), Einengung der familiären Kontakte und Verzicht auf Autonomie.

Besonders belastend ist das ständige Pendeln zwischen Zuwendung und Ablehnung mit erhöhter Streitbereitschaft, z. B. wegen der sozialen Einschränkungen, wegen erfolgter Erwerbsunfähigkeit, Arbeitslosigkeit, Geldmangel und Ansehensverlust.

Zu **eingeengten Familien** führen zusätzliche Isolation durch einschränkende Tabus, Glaubenssysteme und Bedrohungsgefühle mit Katastrophierungsneigung.

Dadurch entsteht u. U. ein *„Familiengefängnis".* Dazu kann auch ein eingeengtes Maß an Konfliktfähigkeit, das Vermeiden von Gefühlsäußerungen und die Unfähigkeit zur Kommunikation bei starrer Rollenverteilung und geringer Ausprägung persönlicher Interessen und mangelnder Fähigkeiten zur Selbstverwirklichung beitragen.

Eingeengte Familien
Sie werden an Hand des Familienklimas in folgende Typen unterschieden (Grabow et al., 1996):

• **Das positiv-emotionale Klima** ist gekennzeichnet durch ein nach außen abgeschlossenes kohäsives, auf Harmonie gegründetes Zusammenleben mit nur geringer Neigung Konflikte auszutragen, sich Ziele zu setzen und sich den Anforderungen der Umwelt zu stellen. Es ermöglicht so eine ausreichende Adaptation an die Schmerzerkrankung.
• **Das symbiotische Klima** zeigt nur eine geringe Kontroll- und Organisationsstruktur mit einer Tendenz zu einer pathologisch-regressiven Lösung von Konflikten und Krankheitsbelastungen, bedingt durch die geringen systemerhaltenden Kräfte der Organisation und Kontrolle, so dass hier der Schmerz eine besonders stabilisierende Rolle erhält und die Chronifizierung fördert.
• **Das normativ-autoritäre Klima** ist gekennzeichnet durch Familien mit hohen Werten für Kontrolle, Organisation, Disziplin und Leistungsorientierung. Hier finden sich Familien sowohl mit hoher als auch mit geringer Konfliktneigung. Daher ist der Zusammenhalt gering. Diese Familienkonstellation trägt einerseits zur Krankheits- und Schmerzbewältigung bei, führt aber andererseits leicht in eine rigide Familienstruktur.

Die Tendenzen der Schmerzpatienten, die in der Familie praktizierten Verhaltensmuster zu nutzen, durch den Schmerz Aufmerksamkeit und Zuwendung zu erlangen, werden auch schnell auf den Hausarzt übertragen. In diese Art der Arzt-Patientenbeziehung ist die Familiendynamik mit einzubeziehen. Es ist auch zu berücksichtigen, dass für den Patienten die Zuwendung einerseits erwünscht wird, die entstehende Abhängigkeit oft schwer zu ertragen ist und statt des Gleichgewichtes zwischen Geben und Nehmen, sich unerwartete Dominanzkonflikte bemerkbar machen.

Erstaunlich ist auch, dass die meisten Ehepaare behaupten, nie Streit miteinander zu haben. Für die Diagnostik wichtig ist es, die vorhandenen beziehungsstabilisierenden und -belastenden Funktionen zu erfassen und die Dynamik der *„unerwünschten Gegenseitigkeit"*, die zu erhöhtem Widerstand gegen die Behandlung, fehlender Compliance (durch den Erfolg könnte der heiß erkämpfte privilegierte Krankenstatus verloren gehen) und daher schlechter Prognose, zu verstehen.

Sowohl die stabilisierenden, wie auch die labilisierenden Faktoren kreisen innerhalb der Familie ständig um die Schmerzwahrnehmung. Innerhalb dieser Begrenzungen ist das Öffnen hin zu sozialen Interaktionen und Förderung der Beziehungen in dem Ausmaß, das nicht nur von Defizitgefühlen bestimmt wird, vom Körper weglenkend. Die emotionale ärztliche Unterstützung, ein aktiviertes soziales Umfeld und eine funktionierende Familiendynamik stehen im engen Zusammenhang mit positiven Gefühlen, die das Ausmaß der Schmerzen günstig beeinflussen können.

III. DER SCHMERZKRANKE
III.1 Der Schmerzkranke in der Allgemeinmedizin

Jeder Mensch mit Schmerzen, ob akut oder schon chronisch, geht primär zu seinem *Hausarzt*, um sich dort Rat, Zuwendung und Hilfe zu holen. So kommt es, dass der Allgemeinmediziner die Hauptlast in der Versorgung der Patienten mit Schmerzen trägt. Da die Äußerung von Schmerzen immer Ausdruck eines individuellen Verarbeitungsmusters ist, ist Schmerz zwangsläufig verbunden mit einer Vielzahl lebensbestimmter Phänomene und Begleiterscheinungen. Schmerz ist daher in der Praxis ein sehr komplexes Problem. Seine Behandlung setzt viel Erfahrung und Kompetenz voraus. Diese ist angesichts der rasanten und komplexen Entwicklung der modernen Erkenntnisse über den Schmerz, heute nicht mehr allein zu leisten. Der Allgemeinmediziner ist von seiner Ausbildung her nicht auf diese enorme Herausforderung vorbereitet. Er muss sich dieser Entwicklung auch in seiner Fortbildung stellen und seine (Be-)Handlung darauf einrichten. Jedes Angebot als Fortbildungsveranstaltung oder in der Fachpresse sollte er dazu nutzen. Allerdings gibt es von dieser Seite noch erheblichen Nachholbedarf. Vor allem was die Darstellung von Schmerz aus komplexer und bio-psycho-sozialer Sicht betrifft. Wichtig ist, dass der Allgemeinmediziner seinen Fortbildungsbedarf erkennt und seine Einstellung zum Problem Schmerz der aktuellen Situation anpasst.

Denn er ist zwar ein *„Allesmacher"*, aber nicht ein *„Alleskönner"*. Der Hausarzt braucht daher von allen Seiten Unterstützung bei der Lösung der anstehenden komplexen Problematik. Unterstützt wird er durch die zunehmende Erfahrung, dass die Zusammenarbeit mit anderen Fachkollegen nicht noch zusätzliche Arbeit bedeutet, sondern auch eine nicht unbeachtliche Entlastung und ein deutlicher Zugewinn an Kompetenz.

Der Hausarzt kann jetzt (falls noch vorhanden) seine Vorurteile getrost über Bord werfen und sich engagiert um seinen Anteil an der multimodalen Schmerzsicht und -behandlung bemühen. Seine Entlastung erlebt er in diesem Zuge vor allem in einer Minderung der Verantwortung. Er muss nicht mehr allein ertragen, dass er dem Patienten im speziellen Fall nicht mehr helfen kann.

Er muss es auch nicht mehr allein verantworten, eventuell dafür zur Rechenschaft gezogen zu werden oder bei einer unzureichenden

Schmerzbehandlung dem Vorwurf einer unterlassenen Hilfeleistung ausgesetzt zu sein (Strafgesetzbuch, StGB § 323c unterlassene Hilfeleistung oder § 223 und § 230 vorsätzliche oder fahrlässige Körperverletzung durch unterlassene Hilfeleistung).

Weder Bugdetgrenzen noch fehlende Kompetenz werden im Falle einer unterlassenen Hilfeleistung als Entschuldigung gelten gelassen. Es ist also heute nicht mehr durch den einzelnen Arzt zu entscheiden, wenn z. B. im Falle von *„fehlenden"* oder nicht erkennbaren Ursachen der Patient glaubhaft Schmerzen hat oder nicht oder ob er sie dann auch *„aushalten"* kann. In jedem Falle ist es erforderlich, die Patientenwahrnehmung als Tatsache anzuerkennen.

Als Grundsatz gilt immer:

Schmerz ist das, was der Patient als Schmerz erlebt!

Diese Erkenntnis muss sich in diesem Zusammenhang nicht nur in der Allgemeinmedizin sondern in **allen** mit Schmerz befassten Fachdisziplinen (vor allem Neurologie und Orthopädie) durchsetzen. Denn nachdenklich machen folgende Zahlen (Diener, 1997): *Von 4 Millionen Migränepatienten geht nur noch jeder vierte bis fünfte, wegen seiner Schmerzen regelmäßig zum Arzt, weil offensichtlich eine erfolglose Behandlung zur Resignation geführt hat.*

Zu Unrecht glauben viele Patienten mit Rückenschmerzen, dass nur der Orthopäde kompetent genug ist und dass nur Röntgenaufnahmen genügen um den Zusammenhang von Schmerz und Ursache zu ergründen.

Unabhängig von der Lokalisation haben nach Ergebnissen der Gesundheitssurveys 1998 im Verlauf einer Woche 55,1 % der Frauen im Alter von 18-80 Jahren mittlere bis starke Schmerzen und bei Männern sind 41,2 % betroffen.

Unter starken bis unerträglichen Schmerzen leiden 13,7 % der Frauen und 7,8 % der Männer (Bellach, 2000). Diese Zahlen belegen eindrucksvoll, dass hier alle medizinischen Fächer insgesamt gefordert sind. Dieses Phänomen ist nicht mehr mit eindimensionaler Ursache-Wirkung-Logik zu erklären, sondern muss mehrdimensional mit dem bio-psycho-sozialen Konzept erfasst und gemeinsam behandelt werden.

Allgemeinärzte haben hier eine zentrale Koordinierungs- und Steuerungsrolle einzunehmen. Sie müssen damit die Schnittstelle zu den Schmerztherapeuten und Spezialisten anderer Fachgebiete wahrnehmen und selbstverständlich selbst über den aktuellen Stand in der

Schmerztherapie informiert sein. Zu diesem Aufgabenkatalog gehört es auch, Ursachen und Lebensbedingungen als Voraussetzung für die Chronifizierung zu erkennen und rechtzeitig in ein paralleles interdisziplinäres Behandlungssetting zu integrieren. Mit Recht wird immer noch kritisiert, dass es Patienten passieren kann, dass sie bis zu zehn Jahre benötigen, um endlich einer interdisziplinären Schmerztherapie zugeführt zu werden. Angesichts der bedrückenden Versorgungsstrukturen leider keine allzu seltene Erscheinung (Jungck, 1998).

Rückenschmerzen sind die mit Abstand häufigste Form von Schmerzen in der Hausarztpraxis.

Anhand der Verschreibungshäufigkeit von Arzneimitteln liegen nach Angaben der IMS im Health / Verschreibungsindex für Pharmazeutika 1999 die Rückenschmerzen an 6. Stelle, in Bezug auf die Diagnosehäufigkeit, d. h. unabhängig von den resultierenden Verordnungen liegen Rückenschmerzen nach Rose (2000) sogar an erster Stelle.

Akuter Schmerz dient als Symptom der Warnfunktion des Organismus vor weiteren Schäden. Das kann aber nur erreicht werden, wenn durch ein situationsangepasstes Verhalten des Patienten oder durch die sofortige entsprechende Behandlung durch den Arzt eine angemessene Behandlung erfolgt. Schon hier liegt in entscheidender Weise die hausärztliche Bahnung, (das Gleiche gilt analog dazu in der postoperativen Schmerzvorsorge).

Neuere Erkenntnisse über die *Neuroplastizität* zeigen, dass Ausprägungen des Schmerzgedächtnisses schon bei unzureichend behandelten akuten Schmerzen beginnen.

Es ist die hervorgehobene Aufgabe des Allgemeinmediziners diese plastische Phase vom Schmerz, wie bei allen anderen Erkrankungen auch, rechtzeitig wahrzunehmen und begünstigende, belastende Faktoren (z. B. Arbeitslosigkeit, Armut, Einsamkeit) zu erkennen. Eine wichtige Erfahrung hat gezeigt, dass positive therapeutische Einstellungen des Arztes, z. B. das Betonen von Stärken des Patienten, statt nur dessen Defizite oder Risiken aufzuzeigen, Motivation und Prognose begünstigen. Es kann eher einer Chronifizierung vorgebeugt werden, wenn der Patient dazu angeregt wird, sich zu bewegen oder andere positive Fertigkeiten zu nutzen, statt ihm restriktiv Schonungsgebote oder sogar Verbote auszusprechen (Antonovsky, 1993; Maoz, 2009). Denn wenn sich ein Patient erst einmal auf ein Vermeidensverhalten eingestellt hat und evtl. sogar durch Mitleidsbekundungen oder ähnliches, sekundären Krankheitsgewinn erzielt, gelingt es nur noch schwer oder gar nicht, ihn wieder ausreichend zu mobilisieren und schmerzfrei zu bekommen.

Problematisch ist in vieler Hinsicht auch, dass aus Patientensicht *„chronisch"* mit *„schwer"* oder *„stark"* übersetzt wird und somit auch Befürchtungen verbunden sind, dass der Arzt auch starke oder nebenwirkungsreiche Medikamente oder Behandlungen für erforderlich hält. Gleichbedeutent wird *„chronisch"* als *„nicht heilbar"* verstanden.

Besonders bei degenerativen Erkrankungen des Skelettsystems oder bei Osteoporose wird *„chronisch"* auch mit der Vorstellung von *„unwiederbringlichem Verschleiß"* oder mit *„unvermeidbarem Dauerschmerz"* verbunden.

Das wirkt natürlich deprimierend und führt dann gelegentlich auf beiden Seiten zu fatalistischen Einstellungen, wie z. B. *„da kann man nichts mehr machen"*.

Durchschnittlich betreut ein Hausarzt einen Patienten ca. 10 Jahre lang, (Kochem, 1998). Im Rahmen dieser *„Langzeitbetreuung"* werden meist mehrere chronische Erkrankungen gleichzeitig behandelt, bei über 70jährigen mehr als 4 verschiedene (Mader, 1999).

Über Schmerzen wird in der Regel am häufigsten geklagt. Allerdings versteht der Patient damit nicht gleichzeitig einen entsprechenden Behandlungsauftrag. Er erwartet viel mehr vom Hausarzt die Bereitstellung der *„Instanz zum Zuhören"*.

Aufmerksam muss der Arzt vor allem dann werden, wenn er irgendwelche Veränderungen bemerkt. Dann muss unbedingt nachgefragt werden. Handelt es sich um eine Veränderung der Schmerzstärke, der Schmerzlokalisation oder des Schmerzcharakters?

Wenn ja, muss gehandelt werden.

Bei chronischen Schmerzen alter Menschen wird häufig vom Arzt und Patient unterstellt, dass Alter unbedingt mit dem Auftreten von Schmerzen korreliert, also Schmerz zwangsläufig zum Alter gehört und es deshalb zwecklos sei, etwas dagegen zu unternehmen. Viele alte Leute haben diese Vorstellungen noch von ihren Eltern übernommen, die sie in diesem Sinne erzogen haben. Erstaunlich ist dann, wie dankbar einfühlsames Ansprechen angenommen wird. Das Arzt-Patienten-Verhältnis wird dann offener und strukturierter, der Patient fühlt sich ernst genommen. Die Einigung auf realistische Therapieziele gelingt eher und bedeutet auch für ältere Menschen durchaus eine Chance, das Leben erträglicher zu gestalten.

Hier seien einige Grundsätze genannt, die für den Hausarzt im Rahmen der Schmerzkommunikation von Bedeutung sein können:

• Selbstreflexion des Arztes bezüglich eigener Schmerzverarbeitung
• Realität des Patienten wahrnehmen
• Patienten als Ganzes erfassen (bio-psycho-sozial)
• Verarbeitungsstrategien des Patienten erkennen
• Ressourcen erkennen
• Schmerzdokumentation
• Festlegen realistischer Ziele
• Nutzen von Leitlinien
• Multimodales Behandlungskonzept (parallele, nicht additive Einbeziehung multimodaler Fachkompetenz
• evtl. ambulante Schmerzkonferenzen

Ambulante Versorgungsstrukturen
Von dem hehren Ziel einer flächendeckenden kompetenten Versorgung von Schmerzpatienten im ambulanten Sektor sind wir in Deutschland noch weit entfernt. Günstige Vorraussetzungen wurden jedoch in den letzten Jahren geschaffen. So gibt es bindende Vorgaben für die Ausbildung mit der Zusatzbezeichnung „Spezielle Schmerzttherapie". Deren Inhalte finden sich seit dem 01.04.2005 wieder in der „Qualitätssicherungsvereinbarung zur schmerztherapeutischen Versorgung schmerzkranker Patienten" (kassenärztliche Bundesvereinigung, Mitteilungen, 2005). Nach Kayser et al. (2008) ergab eine Umfrage die Existenz von 526 ambulanten Schmerzeinrichtungen. Das bedeutete zu diesem Zeitpunkt, dass auf ca 300 niedergelassene Mediziner nur eine spezialisierte Schmerzeinrichtung kam. Dieser Umstand stellt nicht die Voraussetzungen zur Erfüllung des Sicherstellungsauftrages der Kassenärztlichen Vereinigungen (KVen) dar, den diese hinsichtlich der Versorgungsstrukturen zu erfüllen haben.
Die o. g. Qualitätssicherungsvereinbarung enthält zwar Qualitätsanforderungen an den Leistungserbringer und strukturelle Anforderungen an die Einrichtung, aber keine eigentlichen Vorgaben für den

Behandlungsprozess. Dadurch kann zur Zeit nicht von einheitlichen Behandlungskonzepten ausgegangen werden (Kayser et al., 2008). Der derzeitig gültige EBM stellt immerhin schon eine deutliche Verbesserung der Vergütung schmerztherapeutischer Leistungen dar. Insbesondere wurde dem erhöhten Zeitaufwand Rechnung getragen (allerdings begleitet von Fallzahlbegrenzung!).

Damit werden aber immer noch nicht die Interdisziplinarität der Versorgung oder integrative Versorgungsstrukturen gefördert. Die ambulante Versorgung orientiert sich gezwungener Maßen weniger an den Erkenntnissen der modernen Schmerztherapie, sondern viel zu sehr an den Vergütungsmöglichkeiten. Dies kommt z. B. an der sprunghaften Zunahme von speziellen Akupunkturleistungen zum Ausdruck (B. Arnold, 2011). Vor allem fehlt es, als Voraussetzung für die integrativen Strukturen der ambulanten Versorgung, an dem eminent wichtigen Bestandteil der Psychotherapeuten, die speziell für die Versorgung von Schmerzpatienten ausgebildet sind. Die erforderlichen Ausbildungscurricula sind formuliert und die Ausbildung haben inzwischen ca. 200 Psychotherapeuten abgeschlossen. Diese Zahl reicht natürlich nicht annähernd aus. Leider wird diese Ausbildung noch nicht in allen Psychotherapie-Kammern anerkannt. Insgesamt kann also festgestellt werden, dass im ambulanten Sektor zwar Verbesserungen eingetreten sind, vor allem was die Anpassung der Erlösstrukturen betrifft, jedoch reichen sie noch bei weitem nicht für das Erreichen des zentralen Anliegens der Interdisziplinarität, der regelmäßigen und zeitnahen Falldiskussionen und der regelmäßigen und flächendeckenden Einbindung einzelner Fachgebiete, wie der Psychotherapie aus.

Zwanzig Jahre nach der Managed-Care-Bewegung in den USA bekam die Entwicklung zur integrierten Versorgung (IV) Ende der 90er Jahre des vorigen Jahrhunderts auch in Deutschland starke Impulse, mit dem Ziel, sich von den starren Strukturen im Gesundheitswesen zu lösen. Durch die enge Zusammenarbeit der Leistungserbringer untereinander und durch direkte Einbeziehung der Patienten sollen folgende Ziele erreicht werden: *mehr Wirtschaftlichkeit, mehr Transparenz, mehr Qualitätsorientierung und verbesserte Patientenversorgung.*

Zudem sollen Kosten durch optimierte Behandlungsabläufe, verkürzte Behandlungszeiten und verbesserte Kapazitätsauslastung eingespart werden.

Im Versorgungsatlas Schmerz, der gemeinsam von der DAK und der Industrie verfasst wurde, wurde festgestellt:
Es ist wichtig, bestimmte Schmerzpatienten rechtzeitig zu identifizieren. Durch den Einsatz geeigneter Therapieoptionen ist es möglich, einen schweren, meist chronischen Verlauf, der immer mit höheren Kosten verbunden ist, zu unterbinden.
Soweit zu den Kostenerwägungen. Der Hausarzt hat natürlich mehr das durchaus vermeidbare und unnötige lange Leiden seiner Patienten im Auge. Daher ist es ihm selbstverständlich, sich für deren Interessen zu engagieren und wichtiger Bestandteil der integrativen Zusammenarbeit zu sein oder zu werden.

III.2 Diagnostik und Schmerzanamnese

1. Schmerzintensität

Chronische Schmerzen werden geprägt durch körperliche, psychische und soziale Faktoren und sind somit ein multimodales Geschehen. Eine objektive, durch Messergebnisse unterstützte Diagnostik, wie der Arzt sie in der täglichen Praxis bei anderen Krankengeschehen kennt, ist in dieser Form nicht möglich. Lediglich die subjektiven Angaben des Patienten stehen ihm für die Einschätzung der Beeinträchtigung durch das Schmerzerleben zur Verfügung. Da das Erleben von wechselnden Faktoren der emotionalen Bewertung kommunikativer Faktoren abhängt, ist es für die Praxis empfehlenswert, wenn man sich an bestimmte, immer wiederkehrende *standardisierte* Kriterien für die Einschätzung des Krankheitswertes hält, um Vergleichsmöglichkeiten für Verlauf und Behandlungserfolg zu erhalten. Eine dieser Kriterien ist die *Schmerzintensität*. Diese wird explizit subjektiv empfunden und ist in der Regel einem ständigen Wechsel unterworfen. Da die Einflussfaktoren immer wieder andere sind, haben sich Schmerzskalen bewährt, die eine Dokumentation erleichtern und visuell sichtbar machen. Diese sind durchaus einfach anzuwenden und praktikabel. Die gebräuchlichste ist die *Numerische Ratingskala (NRS)* mit einer subjektiven Einschätzung der Intensität von 1-10. Man kann auch durchaus einen Rechenschieber der *Visuellen Analogskala (VAS)* verwenden oder bei Kindern die *Smiley-Analogskala nach Pottmann* mit typischen Gesichtsschemen oder auch die *KUSS (kindliche Unbehagens Schmerzskala nach Büttner)* mit einer sichtbaren Fremdbeurteilung der gezeigten Reak-

tionen (weinen, Gesichtsausdruck, Körperhaltung und motorische Unruhe). Ohne großen Aufwand lässt sich auch die *Verbale Rating-Skala (VRS)* einsetzen. Diese unterscheidet in
kein Schmerz - gering - mittel - stark - unerträglich, die dann in die Ziffern 0-4 übertragen werden können.
Bei der Befragung nach der Schmerzintensität geht man besser nicht über eine Frist von über 4 Wochen hinaus zurück, da dann die Erinnerung zu ungenau wird und in der Regel nur stärkere Eindrücke haften bleiben.

2. Schmerzverlauf
Der zeitliche Verlauf der Schmerzen hat für die Beurteilung der Beschwerdesymptomatik einen zentralen Stellenwert.
Er ist auch differentialdiagnostisch wichtig, besonders bei bestimmten Schmerzformen wie Kopf- und Gesichtsschmerz und zur Abgrenzung von Dauerschmerz zur Einschätzung der Chronifizierung. Bei wechselnden Schmerzattacken ist es ratsam nach beschwerdefreien Phasen zu fragen und wie häufig und lange die Attacken auftreten. Eine graphische Darstellung erlaubt u. U. eine bessere Information oder ggf. eine Demonstrierbarkeit. In diesem Zusammenhang hat sich auch ein *Schmerztagebuch* bewährt. Die zeitliche Zuordnung innerhalb der therapeutischen Maßnahmen erlaubt auch einen Einblick in deren Effektivität. Es werden evtl. Stimmungsschwankungen, Stresserlebnisse oder körperliche und soziale Aktivitäten erfasst und in Bezug gesetzt. Das Schmerztagebuch regt ebenso eine Selbstbeobachtung an und ist daher sehr hilfreich. Allerdings sind auch Nachteile zu beobachten. Diese bestehen vor allem in einer gesteigerten Aufmerksamkeitslenkung und führt damit leicht zur Focussierung auf das Schmerzereignis. Daher ist eine zu engmaschige Anwendung nicht ratsam.

3. Schmerzqualität
Die Beschreibung der Schmerzqualität erfolgt herkömmlich durch charakterisierende Adjektive (brennend, bohrend, stechend, krampfend, unerträglich, dumpf u.s.f.). Bei der Beurteilung dieser Kriterien muss man evtl. eine geringe Differenzierungsfähigkeit oder Sprachbarrieren bestimmter Patienten berücksichtigen und geringere Erfahrungen bei Kindern beachten. In der professionellen Schmerzdiagnostik haben sich Adjektivlisten u. a. im Deutschen

Schmerzfragebogen (DSF) oder in der Schmerzbeschreibungsliste (SBL) nach Korb und Pfingsten eingeführt. Sie lassen gegebenenfalls Therapieeffekte oder eine bessere Schmerzbewältigung abbilden.

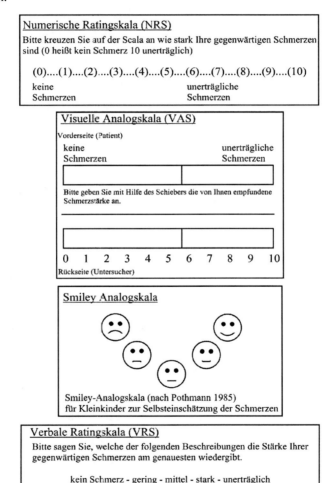

Abb. 14: Schmerzskalen zur Quantifizierung der Schmerzen

4. Schmerzbedingte Beeinträchtigung

Das Erleben von Beeinträchtigung hinsichtlich der eingeschränkten Funktionsfähigkeit oder Alltagsaktivität ist ein zentraler Punkt der Schmerzchronifizierung. Das Beeinträchtigungserleben wird maßgeblich durch kognitive Faktoren beeinflusst. Besonders in das Selbstwirksamkeitserleben, einer zentralen Variablen, gehen Vorstellungen vom Krankheitsmodell, von Kausalzusammenhängen, Lebensansprüchen und anderen sozialen Faktoren ein.

Die variable schmerzbedingte Beeinträchtigung eignet sich sehr gut zur Einschätzung prognostischer Fragen und dem Nachweis der therapeutischen Effizienz. In wissenschaftlichen Bearbeitungen dient sie als primäres Zielkriterium. Dafür haben sich zahlreiche Fragebögen (z. B. Schmerzgraduierung nach v. Korff) etabliert.

5. Schweregrad der Schmerzerkrankung

Es hat sich allseits bewährt, den Schweregrad der Schmerzerkrankung in vier Stufen einzuordnen (nach v. Korff, 1992).

• 0 = keine Schmerzen, normales Schmerzempfinden
• 1 = geringe Schmerzen und geringe Beeinträchtigung
• 2 = hohe Schmerzintensität und geringe Beeinträchtigung
• 3 = hohe schmerzbedingte Beeinträchtigung, mäßig einschränkend
• 4 = hohe schmerzbedingte Beeinträchtigung, stark einschränkend

Praktisch leicht und übersichtlich durchführbar sind auch Schmerzzeichnungen. Das sind in der Regel Einzeichnungen in vorliegende Körperschemata. Sie dienen der Abbildung der Ausdehnung der Schmerzempfindung und ggf. der Zuordnung der Dermatome.

6. Psychisches Befinden

Bei Schmerzpatienten stehen sehr häufig Symptome depressiven Erlebens und der Angst im Vordergrund der Beeinträchtigung. Da das psychische Befinden wesentlichen Einfluss auf die Bewältigungsmöglichkeiten nimmt, ist deren diagnostische Einschätzung unverzichtbar. Der Hausarzt wird dazu in bewährter Form ein verständnisvolles Gespräch führen. In der klinischen Diagnostik haben sich hier standardisierte Fragebögen bewährt, in denen depressionstypische Merkmale aufgeführt sind und vom Patienten in abgestufter Form zugeordnet werden. In Deutschland wurde bisher überwiegend die *Allgemeine Depressions-Skala (ADS)* nach Hautzinger angewendet. Eine Überschneidung von Depressions- und Befindensstörungs-Items führt hier leicht zu einer Überschätzung der depressiven Symptome. Besser bewährt hat sich die Hospital-Anxiety and Depressions Scale (HADS), dtsch. von Hermann. Der Fragebogen ist mit 14 Items besser übersichtlich und bezieht vor allem Angstsymptome mit ein.

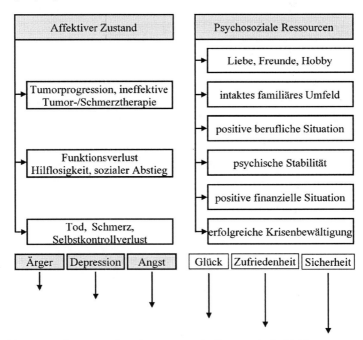

Abb. 15: Schmerzwahrnehmung nach Grünenthal, 2012

7. Krankheitsbewältigung (Coping)

Gleichwertige Verletzungen hinterlassen nicht zwangsläufig die gleichen Beschwerden und schon gar nicht die gleichen Folgen. Die Patienten unterscheiden sich ganz wesentlich in ihrer Schmerzbewältigung (Coping). Das gilt vor allem für das psychosoziale Verhalten. Die Unterschiede ergeben sich vor allem durch die individuell verschiedene geistige und psychische Ausstattung der Patienten und ihrer sozialen Gegebenheiten.

So findet man alle Formen der Bewältigung, angefangen von der ausreichenden Anpassung, über Verdrängung, Vermeidung und

Ignorieren, über gestörte Formen der Schonung bis hin zur vollständigen Dekompensation. Eine der verheerendsten Formen, die zur Nichtbewältigung führt, ist die *Katastrophisierung*. Diese Menschen sind gekennzeichnet durch ständige Selbstbeobachtung, anhaltendem Grübeln über Ursache und Folgen, verbunden mit erheblicher Überschätzung der bedrohlichen Aspekte und der gleichzeitigen Unterschätzung der eigenen Ressourcen.
Eine weitere Erschwernis ist das *Angst-Vermeidungsverhalten*. Dieses Verhalten führt überwiegend zur Chronifizierung.
Das angstmotivierte Vermeiden jeder Aktivität verhindert jegliches normale Bewegungsverhalten und führt damit zwangsläufig zur zunehmenden Immobilisierung mit damit verbundenen körperlichen und psychischen Konsequenzen. Ganz wesentlich ist also in der Diagnostik auch auf ein Verhalten zu achten, dass jeglicher Bewältigung im Wege steht (Schon- und Vermeidensverhalten, sekundärer Krankheitsgewinn). Zur Erfassung derartiger Faktoren steht u. a. das *Fear-Avoidane-Belief-Questionaire (FABQ)* nach Waddel, 1993 zur Verfügung. **Das unübertroffene Instrument, das jederzeit zur Hand ist, ist und bleibt die gute Anamnese!**

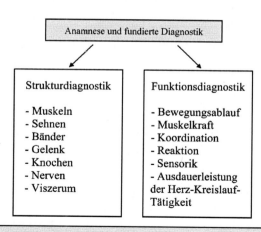

Abb. 16: Anamnese und fundierte Diagnostik

8. Psychologische Anamnese

Die psychologische Anamnese dient nicht nur der Erfragung aller nur möglichen Informationen über Befinden und Beschwerden, sondern sie ist ein wichtiges Instrument zur Entwicklung einer tragenden und vertrauensvollen Beziehung, als Seismograph für das Erspüren emotionaler Schwingungen.

Wir erinnern uns: Der Schmerz ist ein ausschließlich subjektives Phänomen. Deshalb braucht der Arzt zum Zugang und Verständnis aller Schmerzphänomene und Befindlichkeiten eine verlässliche und tragende Brücke zum Patienten.

Die Qualität des Arzt-Patienten-Verhältnisses entscheidet wesentlich über den gesamten Ablauf der Behandlung und auch über die Genauigkeit der psychologischen Anamnese.

Die Erhebung der Anamnese ist der erste entscheidende Schritt im gesamten Veränderungsprozess.

Dieser wird durch mehrere Faktoren wesentlich beeinflusst:

1. Der Erstkontakt

Der Erstkontakt stellt die Weichen für den gesamten weiteren Verlauf. Die bekannten Parameter wie Empathie und Vertrauensförderung sind die selbstverständliche Voraussetzung, die jeder Arzt mitbringen kann. Dazu ist es erforderlich, von Anfang an verstehen zu geben, dass man die Beschwerden, so wie sie sich darstellen und die damit verbundenen Ängste, Befürchtungen, Vorstellungen und Vermutungen ernst nimmt.

Das muss man dann auch sagen! Um von vornherein ein gutes Arbeitsbündnis zu schaffen, hat sich die Berücksichtigung wesentlicher Hinweise bewährt (nach Pfingsten und Nilges):

• ausreichende Vorinformation, Akten lesen, Vorbefunde kennen, im Bilde sein
• symptomatischer Zugang, Beginn mit Beschreibenlassen der Beschwerden
• Wechsel von Information und Exploration, Ziele und Methodik der Diagnostik, Schmerzkonzepte
• keine Kategorisierung zwischen psychogen versus somatogen
• Prozessanalyse:
Entwicklung und unterhaltende Faktoren der Schmerzen
(auslösende und „eigentlichen" Ursachen sind oft nicht mehr rekonstruierbar)
• möglichst Zuhilfenahme einer Fremdanamnese

2. *Verhaltensanalyse*

Es geht um die Erfassung (auch nicht plausibel erscheinender) Zusammenhänge zwischen Schmerzentwicklung und psychosozialen Faktoren. Das geht nicht ohne genaue Kenntnis aller bedeutsamen psychischen und sozialen Einflussfaktoren. Daraus ergeben sich u. U. vorerst auch nur hypothetische Annahmen: Auch sie dienen als Grundlage zur Weiterentwicklung im therapeutischen Prozess. Unterschiedliche Verhaltensweisen erfordern hier unterschiedliche Strategien. Wesentlich beeinflusst wird das Verhalten durch unterschiedliche Faktoren.

3. *Faktoren der Chronifizierung*

Im Vordergrund stehen die Erfahrungen der Patienten im Verlauf der Krankengeschichte, die Annahmen über die Ursachen und die kognitiven, emotionalen und verhaltensmäßigen Bewältigungsanstrengungen, sowie biographische Einflussfaktoren und Lernerfahrungen. Dabei unterscheidet man in der verhaltenstherapeutischen Diagnostik drei ursächliche Faktorenklassen, siehe dort.

• *Prädisposition*,

somatische und/oder psychosoziale Merkmale können die Auftretenswahrscheinlichkeit von Schmerzen erhöhen

• *auslösende Bedingungen*,

als kausale Faktoren, führen (möglicherweise durch bestehende Prädispostion) zu Schmerz

• *aufrechterhaltende Faktoren*,

wie Bewertungen und Verhalten der Betroffenen und Faktoren der Umgebung können entscheidend nach Einsetzen von Schmerzen zu deren Chronifizierung führen oder eine Spontanremission verhindern

9. *Form und Inhalte der psychosozialen Anamnese*

Die psychosoziale Anamnese sollte möglichst in standardisierter Form eines semistrukturierten Interviews stattfinden. Dabei muss für die Art der Fragen und zur Vertiefung einzelner Punkte genügend Flexibilität bestehen.

Wesentlich ist die Erfragung folgender Punkte:

• positive und negative vorausgegangene Behandlungsmaßnahmen, auch Kuren und Rehabilitationsmaßnahmen

• Zufriedenheit mit der bisherigen medizinischen Versorgung

• vorherrschende schmerzbezogene Vorstellungen

• Behandlungsziele
• Beeinträchtigung beruflicher und privater Interessen
• familiäre Unterstützung
• biographische Entwicklung und sonstige Veränderungen, die auf den Schmerz zurückzuführen sind

Von prognostischer Relevanz ist die Einschätzung der Möglichkeiten der voraussichtlichen Rückkehr an den Arbeitsplatz. Je länger die Berufsunfähigkeit dauert und je geringer eine positive Erwartung nachweisbar ist, um so schlechter ist die Prognose.
Prognostisch kritisch zu sehen ist auch ein laufendes Rentenverfahren, das evtl. als Mittel zum Zweck zur Erreichung bestimmter Ansprüche dient. Einschränkend auf die Prognose kann sich auch die Familiensituation auswirken, besonders wenn Halt und Motivation fehlt. Auch kritische Lebenssituationen (Trauer, Sucht) stellen eine besondere Belastung dar, die oft die Kraft zur Bewältigung fehlen lässt.

III.3 Somatoforme Schmerzstörung

Das ganz besondere *„Hilfesucheverhalten"* einer recht großen Patientengruppe, die im Umgang als *„schwierig"* gilt, hat dazu geführt, sie hier an die erste Stelle der klinischen Beschreibungen zu setzen. Da die Patienten wegen ihrer speziellen Verhaltensweise bisweilen an Persönlichkeitsstörungen (von denen sie abzugrenzen sind) erinnern, unterscheiden sie sich deutlich von den *„klassischen"* psychosomatischen Krankheitsbildern. Den meisten, vor allen den älteren Ärzten und Ärztinnen sind die hier beschriebenen Störungen noch unter den Begriffen der *„funktionellen oder vegetativen"* Störungen geläufig. Diese Zuordnung wurde früher vor allem bei Fällen genutzt, wenn man damit eine wirkliche oder vermeintliche Psychogenese unterstreichen wollte und damit zum Ausdruck bringen wollte, dass für diese Störung kein Nachweis einer organischen Ursache gelang, man also eine Funktionsstörung des betreffenden Organs vermutete.
Die Funktionsstörung wurde früher nach v. Uexküll
in zwei Bedeutungen verstanden:
Zum Ersten sagte sie aus, dass das Beschwerdenbild nicht auf eine Organläsion beruht, sondern lediglich eine Störung der Funktion des

Organs vorliegt, die klinisch nicht messbar ist und damit mit herkömmlichen Mitteln nicht diagnostizierbar ist. Die Diagnose wurde in der Regel im *„Ausschiussverfahren"* gestellt.

Zum Zweiten wurde mit der Bezeichnung zum Ausdruck gebracht, dass die Beschwerden für den betroffenen Patienten eine Funktion (im Sinne von Aufgabe) im Leben zu erfüllen hatten, die den Patienten so nicht bewusst ist und somit auch nicht verstanden werden könne.

Viele erfahrene Ärzte und Ärztinnen *„durchschauten"* die zweite Funktion. Trotzdem wurden die Ausschlussdiagnosen *Psychovegetative Labilität, vegetative Dystonie* oder *Funktionsstörung* als Verlegenheitsdiagnose gestellt und blieben damit umstrittene diagnostische Behauptungen.

Mit der Einführung der Kategorie Somatoforme Störungen im DSM III und später in der ICD-10 ist eine deutliche Änderung eingetreten. Im Vordergrund steht jetzt nicht mehr die Notwendigkeit zum Nachweis oder der Widerlegung einer evtl. Psychogenese, sondern die Beschreibung eines *typischen Verhaltensmusters.* Dieses enthält im Gegensatz zu den bisherigen Krankheitsbeschreibungen nicht nur Symptome, sondern auch typische kognitive Überzeugungen, d. h. subjektive Krankheitstheorien und charakteristische Interaktionsbereitschaften.

Dieses unterschiedliche Verständnis ist zwischen Patienten, welche vom Vorliegen einer primären organischen Erkrankung überzeugt sind, und den Ärzten und Ärztinnen, die eine solche nicht nachweisen können, bedeutet aber nicht mehr, entweder die eine oder andere Seite ignorieren zu müssen, sondern wird als die charakteristische Ausgangssituation somatoformer Störungen so akzeptiert.

Diese moderne Interpretation erlaubt es, dass weder auf der organischen Seite eine *„richtige"* körperliche Krankheit nachgewiesen werden, noch auf der anderen Seite ein psychogenetischer krankmachender Konflikt nachweisbar sein muss.

Das ICD-10 versteht das Krankheitsbild Somatisierungsstörung theorielos als vielfältige Körperbeschwerde, die in der Befürchtung oder Überzeugung mit einer schweren körperlichen Krankheit verbunden ist. Alle einzelnen Unterformen der somatoformen Störungen sind durch dieses Kennzeichen wesentlich geprägt.

Ein Fallbericht

Der Patient Herr R., geboren 1948, wird erstmalig 1996 vom Hausarzt an die Ambulanz der Psychosomatischen Abteilung überwiesen, um zu klären, ob die Teilnahme an einer Gruppe in einem Entspannungsverfahren für den Angstpatienten sinnvoll ist.

Dieser berichtet von vielfältigen Beschwerden, für die bisher keine Ursachen gefunden wurden. Alles habe vor einem Jahr mit Halsschmerzen begonnen.

Der Patient war dann bei verschiedenen HNO-Spezialisten. Zwei von ihnen wollten wegen Krebsverdacht Gewebe entnehmen. Prof. P. habe aber im CT zwei gutartige Zysten entdeckt. Gleichzeitig habe der Patient massive Magenbeschwerden entwickelt, dazu einen ständig aufgeblähten Bauch. Seit dieser Zeit verspürte er auch ständiges Jucken und Brennen am rechten Oberarm. Dagegen habe der Hausarzt ein Antihistaminikum verordnet. Kurze Zeit später habe er wegen einer Grippe ein Antibiotikum erhalten. Demzufolge trat einige Tage später eine Candida-Infektion der Mundhöhle auf. Nach deren Behandlung verstärkten sich die Magen- und Bauchbeschwerden. Eine vom Patienten geforderte Gastroskopie erbrachte den Nachweis von HP. Es folgten drei Eradikationsversuche. Diese hätten jedoch lediglich Mundtrockenheit, eine schwarz belegte Zunge und trockene Nasenschleimhäute bewirkt. Der Hausarzt habe dann eine vierte Eradikationsbehandlung mit den Worten empfohlen: „Das wird jetzt eine richtige Rosskur, aber damit packen wir den Käfer sicher."

Herr R. wechselte deshalb zu einem anderen Hausarzt, der Akupunktur und spezielle Diät empfahl. Damit sei der „Durchbruch" gelungen. Trotzdem bestanden weiterhin Atembeschwerden und wiederholte Schwindelanfälle, derenthalber er mehrfach auf die Notfallstation eingewiesen wurde. Richtig gut sei es ihm in dieser Zeit nur einmal ergangen. Er habe plötzlich Atemnot verspürt und sei deshalb in das Krankenhaus gekommen. Dort wurde ein Spontanpneumothorax diagnostiziert.

Er habe vor Glück geweint: „Endlich eine richtige Diagnose!"

Das Erstaunliche für ihn war dann, in den folgenden sechs Tagen habe er überhaupt keine Beschwerden verspürt, auch nicht im Bauch oder Hals. Anamnestisch ist noch hinzuzufügen, dass der Patient aus Italien kommt und in verantwortlicher Position in einem Handelsunternehmen beschäftigt gewesen ist.

Kommentar:

Diese Vielzahl unspezifischer Beschwerden, die in diesem Falle auch noch mit italienischem Temperament wort- und gestenreich immer wieder vorgetragen werden, bieten dem behandelnden Arzt wenig Ansatzpunkte im herkömmlichen Sinne des Umgangs und der Behandlung. Auch die *„Theorie"*, die der Patient inzwischen entwickelt hat, ist interessant, aber wenig hilfreich.

Er ist davon überzeugt, dass die *„Gifte"* von Heliobakter und Candida über den Darm in das Blut gelangten, den Magen und Darm dabei direkt schädigten und die übrigen Organe auf dem Blutwege angegriffen haben.

Konflikte zwischen Ärzten und dem Patienten blieben bei diesen unvereinbar gegensätzlichen Vorstellungen natürlich nicht aus.

Diese Geschichte ist daher typisch für Somatisierungsstörungen. Sie zeigt sehr deutlich die Überbewertung an sich normaler Körpererscheinungen, die aufgrund der intensiven Selbstbeobachtung einen riesigen Stellenwert erhalten. Sie führen überdurchschnittlich häufig, ja fast schon reflexartig, zur Inanspruchnahme des Notdienstes, da die Beschwerden in solchen Fällen meistens hochdramatisch in Szene gesetzt werden. In solchen Fällen wird dann natürlich auch eine entsprechend ernst zu nehmende Diagnose erwartet.

Bleibt diese wider Erwarten aus, wird nicht an den eigenen Wahrnehmungen, sondern an der Kompetenz der Ärzte gezweifelt.

Wie wichtig die Anerkennung einer „richtigen" Diagnose in solchen Fällen ist, zeigt sehr deutlich die Episode mit dem Spontanpneumothorax.

Die therapeutische Beziehung gestaltet sich schwierig, häufig ist sie gekennzeichnet durch ein ständiges Ringen um die besseren Argumente. In diesem Anerkennungskampf ist der Patient stets bemüht *„seine Krankheit"* zu verteidigen, so dass sichtbare Erfolge meist ausbleiben und der Patient enttäuscht oder empört den Arzt wechselt.

Definition

Der Begriff *„Somatisation"* (engl. somatization) stammt von Stekel, 1908. Er führte auch in diesem Zusammenhang den Begriff *„Organsprache"* als Symbolik für psychisch determinierte körperliche Symptome ein. Lipowski (1988) definierte erstmalig die Somatisierung psychodynamisch als:

„Tendenz, körperliche Beschwerden und Symptome, die nicht durch

pathologische Befunde erklärt werden, zu erleben, auszudrücken, sie körperlichen Krankheiten zuzuschreiben und medizinische Hilfe für sie in Anspruch zu nehmen. (zit. nach S. O. Hoffmann)

In Ergänzung zu dieser Definition betonen Bass und Benjamin (1993), dass die inadäquate Fokussierung auf körperliche Symptome dazu dient, psychosoziale Probleme zu leugnen.

Diagnostische Einteilung

In den diagnostischen Glossaren sind die unter somatoformen Störungen F45 subsummierten Störungsbilder unterschiedlich definiert und zugeordnet.

ICD-10	DSM-IV
• Somatisierungsstörung (F 45.0)	• Somatisierungsstörung (300.81)
• undifferenzierte somatoforme Störung (F 45.1)	• undifferenzierte somatoforme Störung (300.81)
• somatoforme autonome Funktionsstörung (F 45.3x)	- - - -
• anhaltende somatoforme Schmerzstörung (F 45.4)	• Schmerzstörung (307.xx)
• [Konversionsstörung] *a	• Konversionsstörung (300.11)
• Hypochondrische Störung (F 45.2)	• Hypochondrie (300.7)
• [Dysmorphophobe Störung] *b	• Körperdysmorphe Störung (300.7)
• [Neurastenie] (F 48.0) *c	- - - -

*a • in ICD-10 im Kapitel F 44 aufgeführt (dissoziative und Konversionsstörungen)
*b • entspricht der körperdysmorphen Störung: in ICD-10 nur als Unterform der hypochondrischen Störung aufgeführt
*c • in ICD-10 unter Kapitel F 48 aufgeführt (sonstige neurotische Störung)

Abb. 17: Somatoforme Störungen in den Klassifikationssystemen ICD-10 und DSM-IV, nach Rief und Hiller

Die hypochondrische Störung (F45.2)

Nimmt in beiden Klassifikationssystemen eine Sonderstellung ein. In der DSM-IV (300.7) hat sie ebenso wie in der ICD-10 (F 45.2) weiterhin Bestand. Dafür taucht die Konversionsstörung (300.11)

der DSM-IV in der IDC-10 gesondert in Kapitel F44 als dissoziative oder Konversionsstörung auf.

Die körperdysmorphe Störung (300.7), in der DSM-IV noch verzeichnet, geht in der IDC-10 in die hypochondrische Störung ein. Die Einordnung der hypochondrischen Störung unter den somatoformen Störungen ist in der Praxis sehr umstritten. Sie könnte eher als Bindeglied zu den Angsterkrankungen verstanden werden.

Bezeichnender Weise gehören Angst- Zwang- und Anpassungsstörungen zu der übergeordneten Gruppe F4.

Auf diese Weise ist deren *„ Verwandtschaft "* untereinander sichtbar.

Besonders die Übergänge zum hypochondrischen Wahn, bei dem keinerlei Distanzierung zu diesen Überzeugungen möglich ist, ist fließend. Im Grunde genommen handelt es sich hier um körperbezogene Ängste in Verbindung mit Zwangsgedanken, die eine Zuordnung zu den somatoformen Störungen sehr zweifelhaft machen.

Für die anhaltende somatoforme Schmerzstörung (F45.4)
Ist wie bei allen anderen somatoformen Störungen auch, die wiederholte Darbietung körperlicher Symptome charakteristisch, meist in Verbindung mit hartnäckig vorgetragenen Forderungen nach medizinischen Untersuchungen, trotz wiederholter Negativergebnisse und der Versicherungen der Ärzte, dass die Schmerzen nicht körperlich begründbar sind.

Oft werden leider Zufallsbefunde („Randzacken" an den Wirbelkörpern) fälschlich den Beschwerden zugeordnet und dann hartnäckig als *„ richtige Diagnose "* verteidigt.

Obwohl oft schon zu Beginn der Beschwerden, oder auch retrospektiv möglich, ein enger Zusammenhang zu unangenehmen Lebensereignissen, psychosozialen Schwierigkeiten oder Konflikten deutlich werden, widersetzen sich die Patienten üblicherweise vehement, darin eine Ursache zu sehen.

Bei der anhaltenden somatoformen Schmerzstörung handelt es sich auch um eine körperbezogene psychische Störung bei der sich die Symptomatik vordergründig als körperliches Leiden darstellt.

Hier steht eine mindestens 6 Monate lang anhaltende Schmerzsymptomatik (chronischer Schmerz) im Vordergrund.

Es sollten immer, neben dem gründlichen Ausschluss körperlicher Ursachen, gleichzeitig eine im Zusammenhang stehende psychosoziale Belastungssituation, ein kritisches Lebensereignis oder eine besondere Konfliktsituation, sich darstellen lassen. In Abgrenzung zur Somatisierungsstörung, bei der Schmerz ebenfalls häufig auftritt, ist hier das Beschwerdenbild monosymptomatisch.

Charakteristisch für die Somatisierungsstörung (F45.0)
ist dazu im Gegensatz, das Auftreten multipler, wiederholt auftretender körperlicher Symptome in einem zurückliegenden Zeitraum von über 2 Jahren mit ebenfalls nicht nachweisbaren körperlichen Ursachen. Die Beschwerden sind hier auf jedes Körperteil zu beziehen. Sie sind häufig mit vegetativen Beschwerden mit wechselnder Intensität und Lokalisation verbunden, z. B. Kloßgefühl, Engegefühl, Mund- und Zungenbrennen, Taubheitsgefühl, Schwindel und sexuellen Störungen, und sind häufig komorbid mit Angst und depressiven Verstimmungen.

Bei den somatoformen autonomen Störungen (F 45.3)
werden die Symptome von den Patienten so geschildert, als beruhten sie auf einem ganz bestimmten Organ, das weitgehend vegetativ innerviert wird. Am häufigsten werden mit linksthorakalen Schmerzen einhergehende kardiovaskuläre Störungen geklagt: *„Herzangst-Neurosen"*, gefolgt von Störungen des respiratorischen Systems (Hyperventilationstetanie) und gastrointestinalen Störungen (funktionelle Abdominalbeschwerden). Auch nicht erklärbare Störungen der Blase und der Sexualorgane werden hier eingeordnet (Curschmann et al., 2009).

Epidemiologie
Umfangreiche Studienergebnisse machen die große gesundheitspolitische und ökonomische Bedeutung einer angemessenen Versorgung der somatoformen Störungen deutlich. Man geht heute von einer Punktprävalenz von 7,5 % in der Allgemeinbevölkerung aus (Wittchen et al., 1998). Die Lebenszeitprävalenz für die somatoformen Störungen liegt in Deutschland bei 12,3 % (Meyer et al., 2000) d. h. jeder achte Deutsche entwickelt im Laufe seines Lebens eine derartige Störung.
In einer interdisziplinären Universitätsambulanz liegt die Prävalenz sogar bei 25-30 % (Nickel et al., 2010). Die Betroffenen nehmen die medizinischen Ressourcen in vielfältiger Weise in Anspruch. Im Vergleich zur Durchschnittsbevölkerung weisen diese Patienten

jährlich mehr als das Doppelte an stationären Behandlungstagen (2,2 versus 0,9 Tage) auf.
Etwa 20 % aller Hausarztinanspruchnahmen kommen auf diese Patientengruppe. Entsprechend sind die Behandlungskosten im Vergleich zur Durchschnittsbevölkerung um etwa das 6-fache im stationären und um das 14-fache! im ambulanten Bereich erhöht (Simon und v. Korff, 1991). Frauen sind deutlich häufiger betroffen (3:1). 38 % der Patienten mit somatoformen Schmerzstörungen weisen zusätzlich eine depressive Störung und 27 % eine Angststörung auf. Bei 17 % werden komorbid Persönlichkeitsstörungen gefunden.
Sollte der Allgemeinarzt nach Sicherung der Diagnose durch ein psychosomatisches oder schmerztherapeutisches Konsil weitere Überweisungen zu Fachärzten zur Vermeidung unnötiger chirurgischer oder anderer invasiver Interventionen unterlassen und statt dessen eine engmaschige und intensive Betreuung anbieten, könnten die jährlichen Kosten für diese Patientengruppe um ein Drittel gesenkt werden (Smith et al., 1995).

Das klinische Bild

Als erster Indikator für eine somatoforme Schmerzstörung kann die Schmerzbeschreibung durch den Patienten verwendet werden. Sie beschreiben „ ihre" Schmerzen häufig in Superlativen (scheußlich, unerträglich, grauenhaft, beängstigend u.s.f.).
Die Beschwerden werden als dauerhaft geschildert. Es besteht keine Abhängigkeit zur Willkürmotorik. In einer visuellen Analogskala von 1-100 werden sie immer über 70 eingetragen. Bei der Schilderung der Beschwerden fällt auf, dass die Patienten sehr distanziert berichten. Man gewinnt den Eindruck, als ob sie nicht von sich selbst reden.
Diese „Affektabspaltung" führt bei rein organisch orientierten Orthopäden, Chirurgen oder Neurologen nicht selten dazu, dass sie den Patienten nicht recht glauben können.
Der Beginn der Erkrankung liegt in der Regel vor dem 40. Lebensjahr, nicht selten schon in der Kindheit oder Jugend. *Die Lokalisation* variiert stark. Besonders betroffen sind vor allem die oberen Extremitäten und der Rücken, aber auch der Gesichtsbereich und der Unterleib. Bei multilokalen Schmerzen werden diese seitens der Rheumatologen gerne als *„generalisierte Tendomyopathie"* fehlgedeutet. Sie können jedoch durchaus bei Berücksichtigung der ty-

pischen biographischen Entwicklung richtig als somatoforme Schmerzstörung erkannt werden.

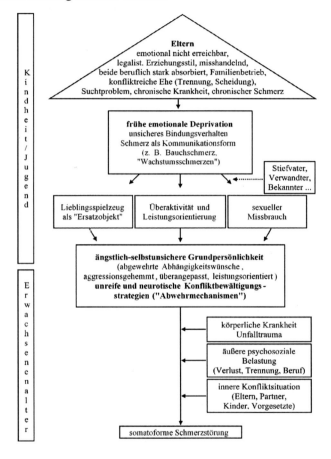

Abb. 18: Pathogenetisches Modell der somatoformen Schmerzstörung, nach Egle und Nickel, 2001

Bei der Exploration der Kindheit und Jugend fällt besonders häufig auf, dass die Patienten zunächst von einer „glücklichen Kindheit" berichten. Erst genaueres Hinterfragen bringt dann häufig eine emotionale Deprivatition, körperliche Misshandlung, ungerechtfertigt strenge Erziehung oder sogar sexuellen Missbrauch zu Tage, was dann aber noch bagatellisiert wird. Im Erwachsenenalter entstehen häufig auf diesem Hintergrund erhebliche Selbstwertprobleme, die durch eine ständige Suche nach Anerkennung (action proneness) und eine erhöhte Kränkbarkeit gekennzeichnet ist. Die psychische Verursachung kann daher oft nicht akzeptiert werden, aus Angst vor Stigmatisierung.

Ätiopathogenese

Somatoforme Schmerzen laufen auf einer rein zentralen Ebene ab und werden vom Patienten jedoch peripher lokalisiert. Dabei kommt der intrapsychischen Verknüpfung von körperlichen Schmerzerfahrungen und affektiven Zuständen in Kindheit und Jugend eine wesentliche Bedeutung zu.

Wie bei vielen anderen psychischen und psychosomatischen Erkrankungen prädisponieren eine Reihe psychosozialer Belastungsfaktoren die spätere Entwicklung zur somatoformen Schmerzstörung. Besonders bedeutungsvoll erscheint dabei die Kombination eines gestörten frühen Bindungsverhaltens und ausgeprägter körperlicher oder schwerer sexueller Misshandlung (Egle u. Nickel, 1998), d. h. durch eine sehr nahe stehende Person ausgelöste demütigende Behandlung.

Hier werden die bei somatoformen Schmerzpatienten heute empirisch gut belegten psychosozialen Belastungsfaktoren zu einem pathogenetischen Modell integriert. Chronische Disharmonie, Trennung und Scheidung können als Symptome eines unter Druck stehenden Familiensystems verstanden werden.

Auch sozialer Stress, starke berufliche Anspannung der Eltern oder chronische Erkankung eines Elternteils, erhöhen die Wahrscheinlichkeit, evtl. noch verschärft durch Alkoholmissbrauch, dass es bei dem Kind zur emotionalen Vernachlässigung kommt.

Diese emotionale Zurückweisung als Kind ist oft das primäre Trauma des Patienten. Das daraus unsichere Bindungsverhalten und die damit einhergehende Selbstwertproblematik werden später durch Überaktivität und Orientierung auf hohe Leistung zu kompensieren versucht. Jedoch stehen zur Bewältigung äußerer und innerer Konfliktsituationen nur unreife Konfliktbewältigungsstrategien (z. B. Wendung gegen sich selbst, Projektion) zur Verfügung. Belastende

Lebenssituationen (life events) sind dann häufig der Auslöser für das Schmerzgeschehen. Dabei greift der Patient bei der Lokalisation häufig unbewusst auf Schmerzmodelle der Primärfamilie oder die eigene Vorgeschichte (z. B. unfallbedingt) zurück.
Daneben kann die Lokalisation auch Symbolcharakter haben. So können etwa massive aggressive Impulse, die abgewehrt werden müssen, zu Schmerzen führen, die in den Armen wahrgenommen werden.

Diagnose
Der Nachweis einer somatoformen Schmerzstörung sollte nur im Rahmen einer engen interdisziplinären Kooperation erfolgen, deren Grundlage ein bio-psycho-soziales Schmerzverständnis darstellt.
Es sollte vermieden werden, dass voreilig fachspezifische *Zufallsbefunde* oder Normvarianten als *„Ursache"* gedeutet werden.
Von Beginn an muss dem Patienten die Bedeutung der psychosomatischen Zusammenhänge deutlich gemacht werden sowie deren Abklärung *gleichbedeutend* mit den anderen routinemäßigen Untersuchungen.
Wichtigstes diagnostisches Verfahren zur Abklärung einer somatoformen Schmerzstörung ist die *biographische Anamnese*.
Die dargestellten ätiopathogenetischen Belastungsfaktoren haben eine Sensivität und Spezifität von 80-90 %.

Diagnostische Kriterien für eine somatoforme Schmerzstörung sind:
- die Schmerzen bestehen schon seit mindestens 6 Monaten
- nozizeptive oder neuropathische Schmerzen sind ausgeschlossen
- ein belastendes Lebensereignis im engen Zusammenhang mit dem Beginn der Schmerzsymptomatik ist belegbar
- der Beginn liegt typischer Weise vor dem 35. Lebensjahr
- eine überwiegend hohe Schmerzintensität ohne freie Intervalle wird angegeben
- die Schmerzen werden mit affektiven Adjektiven wie „scheußlich, schrecklich" u.s.f. geschildert
- die Angaben zur Lokalisation wechseln
- die anatomischen Grenzen der sensiblen Versorgung werden nicht eingehalten
- nach lokalem Beginn erfolgt bisweilen eine starke Ausweitung

Differentialdiagnose

Weitere psychische Störungen mit Schmerz als vorherrschendes Symptom sind neben den Somatisierungsstörungen und den somatoformen autonomen Funktionsstörungen, die somatisierte Depression, die Panikstörung, die posttraumatische Belastungsstörung, die Hypochondrie sowie der hypochondrische Wahn.

Abzugrenzen sind Patienten mit nachweisbaren muskulären Spannungszuständen, auch wenn diese durch psychosoziale Stresssituationen bedingt sind. Außerdem müssen Patienten mit primär nozizeptiven oder neuropathischen Schmerzzuständen unterschieden werden, deren Copingstrategien inadäquat sind, z. B. Katastrophisieren oder fatalistisches Resignieren oder die zusätzlich unter psychischen Erkrankungen leiden.

Bei einer Prävalenz psychischer und psychosomatischer Störungen dieser Art, muss in Deutschland immerhin mit 20-25 % rein statistisch gerechnet werden (Dilling et al.,1984).

Psychodynamische Mechanismen

Psychodynamisch kommen bei somatoformen Schmerzstörungen zwei Mechanismen in Frage: der Konversionsmechanismus und der narzistische Mechanismus (Hoffmann und Egle, 1998).

Verlauf und Prognose

Die absolute Überzeugung einer körperlichen Verursachung beherrscht vordergründig das gesamte Denken der Patienten. Jeder Hinweis auf eine psychosoziale Ursache wird vehement abgeblockt. *„Ich habe es im Rücken und nicht im Kopf!"*

Sie bestehen daher kategorisch auf einer diagnostischen Bestätigung ihrer Annahme. Bringen alle Bemühungen nicht das erwünschte Ergebnis, zweifeln die Patienten eher an der medizinischen Kompetenz des Arztes, als an ihren eigenen Wahrnehmungen.

Es erfolgt dann zwangsläufig ein Arztwechsel nach dem anderen *„doctor shopping"*.

Leider sind auch heute noch viele Ärzte der Überzeugung, dass jeder Schmerz eine körperliche Ursache hat (etwa wie beim akuten Schmerz). So treffen hier gelegentlich ähnliche Vorstellungen aufeinander. Der Arzt bemüht sich dann um *„Erklärung"* möglicher Zufallsbefunde (z. B. *„Randzacken"* an den Wirbelkörpern). Diese Bedingungen führen zwangsläufig zur Chronifizierung oder der

Durchführung nicht indizierter Eingriffe (Zahnextraktionen, Beseitigung von *„Verwachsungen"* oder sogar nicht indizierter Bandscheibenoperationen). Da diese Eingriffe den Schmerz aber nicht beseitigen, erfolgt erneuter Arztwechsel und natürlich, bedauerlicherweise, auch ein tiefgreifender Vertrauensverlust.

Im Durchschnitt werden vor der endgültigen Diagnosestellung *neun* verschiedene Behandler aufgesucht, bei 25 % der Patienten waren es *fünfzehn* Behandler und mehr (max. 83-mal).

Am häufigsten werden die Patienten bei Orthopäden (70 %) vorstellig, ein Viertel mehr als dreimal. Eine durchaus sinnvolle Vorstellung bei Neurologen erfolgt bei 62 % (bei 11% mehr als zweimal).

Letzten Endes suchen die Patienten als ultima ratio beim Heilpraktiker (32 %) Hilfe. Knapp 70 % der Patienten nehmen regelmäßig Analgetika, 25 % davon Opioide ein, ohne dass die Schmerzen wesentlich gebessert würden. Die durchschnittliche Arbeitsunfähigkeit liegt bei 4 Wochen. Über die Hälfte der Patienten (57 %) wurden wegen der Schmerzsymptomatik stationär behandelt, (20 % dreimal und mehr).

Ein wichtiger Faktor, der hier medizinisch mit hineinspielt, sind die juristischen Gegebenheiten in unserem Lande: *Das Übersehen einer organischen Ursache wird als „Kunstfehler" geahndet, das Übersehen einer psychischen Ursache wird nicht derartig gewertet.*

Das Schicksal all dieser Patienten ist die unaufhaltsame Chronifizierung, wenn nicht rechtzeitig eine kompetente interdisziplinäre Therapie gewährleistet wird.

Therapie, Wege aus dem Schmerz

Die geschilderten Verhaltensweisen der Patienten erschweren den adäquaten Zugang zu dieser Patientengruppe. Bei der Erstellung des umfassenden Behandlungsplanes ist das von vornherein zu berücksichtigen. Aus diesen Erfahrungen heraus ergeben sich für die Praxis inzwischen bewährte allgemeine Maßnahmen.

Allgemeine Maßnahmen:

• Beim Umgang mit den Patienten ist es besonders wichtig, dass eine belastbare, vertrauensvolle Arzt-Patienten-Beziehung aufgebaut wird. Das ist primär dadurch möglich, dass man dem Patienten einfach „glaubt". Denn die Patienten spüren aufgrund der gemachten Erfahrungen und ihrer hohen Sensibilität sehr schnell, ob ihre

Beschwerden ernst genommen werden und der Arzt angemessen damit umgehen kann.
• Kompetenz, Überzeugungsfähigkeit und Vertrauen sind die Voraussetzungen für eine Motivierbarkeit zur psychotherapeutischen Behandlung.
• Auch nach Beginn der Psychotherapie sollte eine umfassende, engmaschige Betreuung bei einem in Schmerztherapie erfahrenen Arzt gewährleistet werden, um bei Verstärkung der Symptomatik oder dem Auftreten neuer Schmerzen eine erneute Odyssee oder Polipragmasie zu verhindern.

Psychotherapie
• Aufgrund der Bindungsstörung, der psychischen Traumatisierung und der daraus resultierenden Störung des Selbstwerterlebens und der Beziehung zu anderen Menschen, ist eine *psychodynamische Psychotherapie* die Methode der Wahl. Ziel muss es sein, ein vollständiges und anhaltendes Sistieren der Schmerzsymptomatik zu erreichen.
• Gute Ergebnisse sind auch bei der Behandlung in *symptomhomogenen Therapiegruppen* (Nickel und Egle, 1999) erzielt worden, wobei der ausgeprägten Chronifizierungsneigung durch die Integration psychoeduktiver Therapiebausteine und der hohen Kränkbarkeit sowie den Abhängigkeitswünschen therapeutisch Rechnung getragen werden muss.

Eine psychoanalytische Einzeltherapie
ist vor allem bei *nicht gruppenfähigen* Patienten indiziert, was bei Frauen mit schweren Traumatisierungen und Männern mit zusätzlichen schweren Persönlichkeitsstörungen (paranoid, antisozial, Borderline) am ehesten zutrifft.

Entspannungsverfahren
können eine wesentliche und wertvolle Ergänzung der konflikt- und beziehungsorientierten Psychotherapie darstellen.
Die üblichen Schmerzbewältigungsprogramme sind in der Regel nicht indiziert, da sie therapeutisch zu kurz greifen und damit die Motivierbarkeit der Patienten zu einer spezifischen Psychotherapie einschränken.

Die stationäre Behandlung in einer psychosomatischen Klinik ist indiziert wenn:

a) ein Missbrauch von Analgetika
   oder anderen Medikamenten besteht
b) es zur längeren Arbeitsunfähigkeit bzw.
   zum gehäuften Arbeitsausfall gekommen ist
c) ein Rentenbegehren besteht
d) eine ausgeprägte häusliche Konfliktsituation besteht
   (Abstand und Entlastung)
e) mit den Patienten die Zusammenhänge zwischen seiner
   Schmerzsymptomatik und den psychischen Problemen
   nicht anders erarbeitet werden können

Medikamentöse Maßnahmen
a) für Analgetika besteht keine Indikation,
   da sie die Chronifizierung fördern
b) das gilt insbesondere für Opioide
c) Antidepressiva,
   vor allem selektive Serotoninwiederaufnahmehemmer,
   z. B. Sertralin sind indiziert, wenn zusätzlich eine
   ausgeprägte Komorbidität, depressive - oder Angsterkrankung
   besteht, was bei etwa der Hälfte der Patienten der Fall ist

III.4 Fibromyalgie

Die Fibromyalgie (FM) wird hier unmittelbar in die Nähe der somatoformen Schmerzstörung angesiedelt, da es mit dieser vor allem in der Ätiopathogenese vergleichbare Bedingungen gibt. Eine entsprechende Klassifikationszuordnung wird deshalb neuerdings immer häufiger gefordert (s. Egle et al.).

Häufig wird die FM aber immer noch als Teil des rheumatischen Formenkreises verstanden, obwohl weder positive Entzündungszeichen noch eine entsprechende rheumatologische Serologie nachweisbar sind.

Früher wurde das Krankheitsbild, das heute eigenständig ist, entweder als *„generalisierte Tendomyopathie"* oder noch weniger zutreffend als *„Weichteilrheumatismus"* bezeichnet.

Epidemiologie

Die Fibromyalgie gehört mit zu den häufigsten Schmerzerkrankungen in den westlichen Gesellschaften. Die Prävalenz wird mit 2-7 % der Gesamtbevölkerung angegeben, d. h. das es in Deutschland etwa 1,6 Mill. Menschen mit diesem Störungsbild gibt. Betroffen sind in erster Linie Frauen, in einem Verhältnis von 6 zu 1 (Müller, 1987). Die Erkrankung beginnt durchschnittlich um das 35. Lebensjahr. Der Häufigkeitsgipfel wird um das Klimakterium herum erreicht (Wolfe, 1986).

Bei 16-20 % beginnen die fibromyalgischen Symptome bereits in der Kindheit oder Jugend. Beachtenswert ist, dass bei 60 % der Patienten, die später an FM erkranken, bereits in der Kindheit ungeklärte Schmerzen auftraten, die in der Regel oberflächlich als *„Wachstumsbeschwerden"* abgetan wurden (Wolfe, 1986, Chronifizierungsbeginn?).

Ein Fallbericht (nach Eckler-Egle und Egle)
Eine 47-jährige Frau leidet seit 11 Jahren an einer chronischen Schmerzsymptomatik, die zunächst im Bereich der Unterarme begann, weshalb beide Arme mehrfach unter der Diagnose Tendovaginitis in Gips ruhiggestellt wurden.

Nach 3 Jahren kamen Schmerzen im Gesichtsbereich mit zwei erfolglosen Zahnextraktionen dazu. Auch im Schulter-Armbereich und im Lendenwirbelbereich traten Schmerzen auf.

Nach zwei stationären Aufnahmen wegen eines Verdachts auf Akutes Abdomen, wurden zwei Laparoskopien durchgeführt, bis sich schließlich nach 7 Jahren das Vollbild einer „generalisierten Tendomyopathie" entwickelte.

Die Diagnose wurde während eines Aufenthaltes in einer rheumatologischen Fachklinik gestellt und der Patientin intensive Physiotherapie verordnet. Bei einem weiteren Aufenthalt in einer anderen Rheumaklinik wurde dann der Patientin dringend eine ambulante psychotherapeutische Behandlung empfohlen. Hier erschien sie sehr sorgfältig gekleidet und im Bemühen einen „normalen" Eindruck zu machen.

Sie arbeite als Angestellte in einem Großbetrieb, in dem der Ehemann eine leitende Position innehat. Sie haben aber direkt nichts miteinander zu tun. Finanziell gehe es ihnen gut, die Ehe blieb kinderlos. Es gäbe keine sozialen Probleme. Auch die Kindheit sei

glücklich verlaufen. Das Verhältnis zur inzwischen 70-jährigen Mutter sei gut, der Vater ist vor 6 Jahren gestorben.
Im Verlauf der weiteren Gespräche, einschließlich von zwei Paargesprächen, änderten sich dann die Aussagen. Der Ehemann ist paranoid eifersüchtig und engt sie privat erheblich durch ständige Kontrollen und Vorschriften ein. Bei den Paargesprächen führte nur er das Gespräch. Die Mutter unterstützt den Ehemann und ergreift ständig für ihn Partei. Sie erlebt in der Ehe die gleiche Einengung und Reglementierung wie bei den Eltern. Sie war in der Kindheit schüchtern und stets bemüht nicht aufzufallen. Auch jetzt noch erlebt sie eigene Wünsche und Gefühle als äußerst bedrohlich. Sie schildert das Gefühl eines „Verhaltenspanzers", den sie weder in der Kindheit noch in der Ehe abzulegen sich traute. Deshalb bietet die Patientin auf den ersten Blick den Eindruck einer emotional sehr kontrollierten Frau, die nach außen bemüht ist, als unauffällig, sachlich und vernünftig zu erscheinen.

Kommentar

In der Gruppe sprach die Patientin nie von sich und vermied direkte Kontakte und das vertrauliche „Du". Schließlich berichtete sie von einer Zunahme der Beschwerden. Sie fühlte sich in der Gruppe ebenfalls eingeengt und erlebte das als Zurückweisung und Bloßstellung. Dieser seelische Schmerz im Sinne einer Kränkung verstärkte den körperlichen Schmerz. In diesem Zusammenhang erinnerte sie sich sehr intensiv an einen Lageraufenthalt nach der Flucht, bei dem sie viele Ängste ausgestanden hatte.
Dieses Erlebnis konnte psychodynamisch ausreichend gedeutet werden. Die Patientin entwickelt daraufhin mehr Eigeninitiative und Selbstbewusstsein. Inzwischen erkrankte der Ehemann und wurde auf ihre Fürsorge angewiesen. Das änderte ganz wesentlich die ehelichen Beziehungen. Jetzt hatte die Patientin alles in der Hand, sie wurde nachhaltig schmerzfrei.

Klinisches Bild

Unter Fibromyalgie versteht man ein chronisches, nicht entzündliches Schmerzsyndrom im Bereich der Muskeln, des Sehnenapparates, der Ligamente und der periartikulären Strukturen.
Diese treten vor allem im Zervikal- und Lumbalbereich auf.

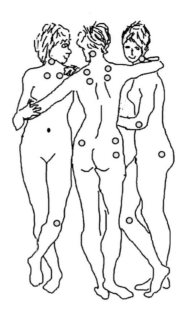

Abb. 19: Schmerzpunkte, Tender Points, unter Verwendung einer Darstellung von Jean Baptiste Reynault (1793) „Die drei Grazien" nach Ecker-Egle und Egle, 2003

Werden Schmerzen in den Extremitäten angegeben, sind diese, periartikulären Strukturen und Sehneninsertionsstellen zuzuordnen, verbunden mit einer mehr oder weniger starken Druckempfindlichkeit, den sog „Tender-Points". Der Druckschmerz geht gleichzeitig mit einer allgemeinen Herabsetzung der Schmerzschwelle einher. Die Schmerzen sind häufig von funktionellen, vegetativen und psychischen Störungen begleitet. Es gibt ausdrücklich keine Hinweise auf ein entzündliches rheumatisches Geschehen.
Auf die „Verwandtschaft" zur somatoformen Schmerzstörung wurde schon hingewiesen. Eine Verschlimmerung der Beschwerden wird bei Witterungsumschwüngen, Kälte, Nässe, schlechtem Schlaf, Müdigkeit und Stressituationen angegeben. In der Freizeit und im Urlaub tritt gelegentlich Besserung auf.

Weitere Begleiterscheinungen treten in ihrer Häufigkeit
(nach Wolfe, 1990) wie folgt auf:
- Abgeschlagenheit 78,2 %
- Morgensteifigkeit 76,2 %
- Schlafstörungen 75,6 %
- Paraesthesien 67,1 %
- Kopfschmerzen 54,3 %
- Angst 44,9 %
- Funktionelle Abdominalbeschwerden 35,7 %

Klinischer Befund

Die Symptomschilderung erfolgt in der Regel sehr diffus. Übergenau werden die Darstellungen bei der Schilderung bisher erfolgter Maßnahmen. Erstaunlich ist die dabei gezeigte geringe emotionale Beteiligung. Persönliche Kontrollbedürfnisse und Beherrschheit versuchen die gestörten Selbstwertgefühle zu überspielen. Die Wege bis zur Fibromyalgie sind vielfältig. In aller Regel beginnt das Leiden nicht plötzlich. Am Anfang stehen häufig Schmerzepisoden mit vollständiger oder teilweiser Remission. Oft ist es auch eine andere körperliche Erkrankung, die sogar relativ harmlos sein kann, oder ein psychisches Trauma, welches die Betroffenen schwächt und dann zum Vollbild der Erkrankung führen kann.

Bei der körperlichen Untersuchung findet man zum Teil ausgeprägte Myegelosen, die bei der Palpation als schmerzhafte Muskelverspannungen imponieren. Vermehrte Muskelsteifigkeit tritt besonders zu Beginn der Bewegung auf. Es werden auch Tendinosen und Reizzustände der Sehnenscheiden gesehen.

Charakteristisch und als diagnostisches Kriterium auch besonders wichtig ist die Druckschmerzhaftigkeit bestimmter, genau definierter „Tender Points", die durch Palpation mit den Fingerkuppen ermittelt werden können und meist bilateral auftreten. Schmerzhafte Tender Points werden auch dort angetroffen, wo der Patient keine Schmerzen angibt.

Psychogenese

Fibromyalgiepatienten weisen viele der von Engel (1951) beschriebenen Kindheitsbelastungsfaktoren auf, die für die Entwicklung eines „Pain Proneness" typisch sind. Die Mehrzahl einschlägiger Studien belegt, dass Patienten, die später eine Fibromyalgie entwi-

ckeln, ähnlich wie die Patienten mit somatoformen Schmerzsyndrom, einem Familienklima ausgesetzt waren, dass von körperlicher Gewaltanwendung, emotionaler Vernachlässigung oder sexuellem Missbrauch gekennzeichnet war.
Auch Alkoholmissbrauch in der Herkunftfamilie stellt eine außerordentliche Belastungssssituation dar. Folge der psychosozialen Stressoren ist in aller Regel eine Störung der Selbstwertentwicklung und des Bindungssverhaltens und damit eine Voraussetzung für eine erhöhte Vulnerabilität für psychische Störungen.
Demzufolge werden auch gehäuft Depressionen beobachtet. Dabei sind sich die Studien einig, dass sich die depressiven Störungen unabhängig vom Kardinalsymptom der Fibromyalgie entwickeln, aber den Umgang mit dem Schmerz und die Lebensgestaltung zusätzlich negativ beeinflussen.
Viele der Fibromyalgiepatienten leiden auch zusätzlich an einer Angsterkrankung. Subgruppen mit hohen Angst oder Depressionswerten geben mehr Schmerz und Müdigkeit an. Der Schmerz könnte auch in besonderen Fällen durch angstinduzierte Muskelspannungen mit verursacht sein.

Krankheitsverhalten
Bei Fibromyalgiepatienten mit hohen Angstwerten besteht eine erhöhte Selbstbeobachtung. Angst ist in dieser Hinsicht wesentlich bedeutsamer als Depression.
Das Ausmaß an Selbstwirksamkeit, d. h. die Möglichkeit auf den Schmerz Einfluss zu nehmen, ist im positiven Falle mit geringerem Schmerzempfinden, geringerer körperlicher Einschränkung und mit mehr körperlichen Aktivitäten verbunden. Vergleicht man Fibromyalgiepatienten mit chronischen organischen Patienten mit besserer Akzeptanz der Verursachung, so findet man bei ihnen weniger Kontrolle über ihre Schmerzen und sie fühlen sich deutlich hilfloser.

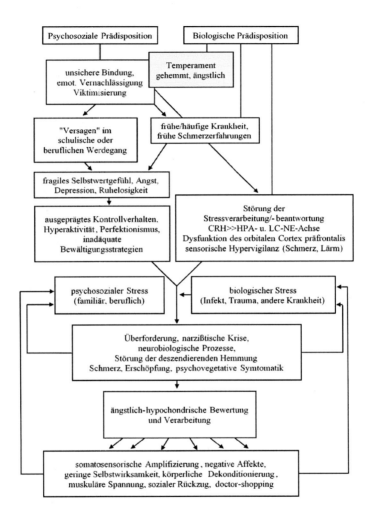

Abb. 20: Bio-psycho-soziales Pathogenesemodell nach Ecker-Egle und Egle, 2003

III.4 Fibromyalgie

Bio-psycho-soziales Pathogenesemodell
Nach derzeitigen Erkenntnissen kann die Vulnerabilität für ein Fibromyalgie-Syndrom sowohl biologisch, als auch psychosozial determinisiert sein. Störungen der zentralen Stressverarbeitung und Stressbeantwortung in Verbindung mit einer allgemeinen sensorischen Empfindlichkeit können genetisch bedingt sein, jedoch auch Folge von früh einwirkenden psychosozialen Belastungsfaktoren, unsicherer Bindung und emotionaler Vernachlässigung sowie körperlichen Missbrauchs.

Dieses ist um so eher möglich, wenn ein Kind von seiner Veranlagung her eher ängstlich und gehemmt ist und damit eine höhere Anfälligkeit gegenüber psychosozialen Traumatisierungen bietet und zwangsläufig eher in einem labilisierten Selbstwertgefühl mit Neigung zu Angst, Depression und unreifen Konfliktbewältigungsstrategien mündet.

Die daraus folgenden Störungen der Stressverarbeitung führen zu einer deutlich erhöhten Vulnerabilität im Erwachsenenalter.

Es kommt zwangsläufig zur Überforderung und damit zu Schmerz, Erschöpfung und psychovegetativer Symptomatik, muskuläre Spannungszustände und körperliche Dekonditionierung, ängstliche Bewertung und Verarbeitung fördern den Chronifizierungsprozess.

Diagnostik
Die Diagnose Fibromyalgie ist eine klinische, die durch die typische Schmerzanamnese und den klinischen Untersuchungsbefund gestellt wird. Eine biographische Anamnese ist unbedingt erforderlich, unter besonderer Berücksichtigung der Entwicklung in der Kindheit, der derzeitigen Lebenssituation und der Erfassung der erstmaligen Schmerzsymptomatik. Besonders wichtig sind die Lebensereignisse, die zur Verschlimmerung geführt haben.

Der Erhebung der biographischen Anamnese kommt eine größere Bedeutung bei der Differenzierung der psychogenen von organischen Ursachen zu, als psychodiagnostischen Testverfahren und technisch apparativer Diagnostik. Letztere dienen lediglich dem Ausschluss evtl. entzündlicher rheumatischer oder Stoffwechselerkrankungen.

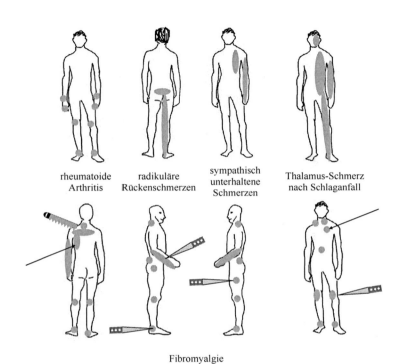

Abb. 21: Schmerzlokalisation bei Fibromyalgie
nach Grünenthal, 2012

Differentialdiagnose
Das myofasciale Schmerzsyndrom wird vor allem in der angloamerikanischen Literatur von der Fibromyalgie abgegrenzt. Es handelt sich um ein lokalisiertes Schmerzsyndrom mit typischen Schmerzpunkten im Bereich verhärteter Muskeln, den sog. *„Trigger points"*, bei denen es auf Druck zu ausstrahlenden Schmerzen kommt, unabhängig von der segmentalen Innervation.

Wie bei der FM finden sich keine serologischen oder radiologischen Auffälligkeiten. Nach der Klassifikation der International Association for the Study of Pain (IASP) bestehen folgende diagnostische Kriterien:

• lokale Schmerzen an einem oder wenigen Punkten
• festgelegtes Muster der Schmerzausstrahlung
• verhärteter Muskel
• lokale Muskelzuckung nach plötzlicher Berührung
• assoziierte Muskelschwäche und eingeschränkte Beweglichkeit

Zur Polymyalgia rheumatika und zur Dermatomyositis gibt es Ähnlichkeiten im klinischen Bild. Die Differenzierung gelingt jedoch problemlos anhand der Serologie, bioptischen Muskeluntersuchungen und von EMG-Veränderungen.

Das Chronic-Fatique-Syndrom bietet ebenfalls einige Überschneidungen im klinischen Bild, denn die Patienten unterscheiden sich nicht im Hinblick auf Schmerzcharakter, Tender points, chronischer Müdigkeit und Schlafstörungen.

Zur Somatisierungsstörung ist die Abgrenzung ebenfalls schwierig und erfolgt je nach Position des Untersuchers sowohl in die eine als auch in die andere Richtung. Eine generelle Zuordnungsmöglichkeit sollte daher erfolgen (therapeutisch ergeben sich daraus keine Konsequenzen).

Psychotherapeutische Behandlung

Die Gruppentherapie hat sich in den letzten Jahren sowohl in der ambulanten, als auch in der stationären Behandlung durchgesetzt. Es werden meistens multimodale Therapieprogramme der Psychoeduktion, Entspannungsverfahren, körperliches Training und Verhaltenstherapie angeboten. Betont sei jedoch, dass es kein einheitliches Therapiekonzept geben kann, sondern immer eine differenzierte Vorgehensweise erforderlich ist, unter Berücksichtigung folgender vordergründiger Variablen:

• frühe Traumatisierung und interaktionelle Probleme:
  tiefenpsychologische Verfahren
• Komorbidität mit Angst und/oder Depression:
  Verhaltenstherapie & interaktionelle Therapie + Antidepressiva
• maladaptive Copingstrategien:
  Verhaltenstherapie

Medikamentöse Therapie

Die größte Bedeutung hat bei der medikamentösen Therapie die Behandlung mit *Antidepressiva*. Gute Erfahrungen wurden mit trizyklischen Antidepressdiva gemacht. Neuerdings werden Serotoninwiederaufnahmehemmer (SSRI) wie z. B. Fluoxetin zur Symptomverbesserung eingesetzt. Grundsätzlich profitiert allerdings von einer antidepressiven Therapie nur jeder Dritte.

Auf Tranquilizer sollte, selbst wenn aufgrund der muskelrelaxierenden und anxiolytischen Wirkung im Einzelfall eine deutliche Besserung der Symptomatik erzielt werden konnte, wegen des bekannten Abhängigkeitspotentials bei entsprechend disponierten Patienten (zu denen zählen Fibromyalgiepatienten) verzichtet werden. *Nichtsteroidale Antirheumatika* zeigen keine dauerhafte Wirkung, ebenso nicht *Corticoide*. Der Einsatz von Opioiden wird derzeit kontrovers geführt (er ist verzichtbar).

Eine Kombinationstherapie von antidepressiver, physikalischer Therapie und speziell für somatoforme Schmerzpatienten ausgerichtete psychodynamisch interaktionelle Gruppentherapie scheint die besten Erfolge zu erzielen.

III.5 Der Tumorschmerz

Unter den körperlichen Beschwerden, die Patienten mit einer Tumorerkrankung beeinträchtigen und ihre Lebensqualität verringern, stehen Schmerzen und Angst an erster Stelle.

Die Häufigkeit des Auftretens wechselt und ist überwiegend vom Krankheitsstadium und der Lokalisation des Tumors abhängig. Bereits zum Zeitpunkt der Tumordiagnose klagen 43 % der Betroffenen über Schmerzen. Häufig sind unklare Schmerzen überhaupt erst die Ursache, nach einem Tumor zu suchen. Die Häufigkeit mit der ein Primärtumor oder Metastasen Knochen oder andere schmerzhafte Strukturen befallen ist entscheidend für die Inzidenz der Tumorschmerzen. Während nur ein Viertel der Patienten mit Lymphomen oder mit Leucämie über Schmerzen klagen, sind es bei Prostatakarzinom immerhin 80 %.

Die Krebserkrankung ist nach den Erkrankungen des Herz-Kreislauf-Systems die zweithäufigste Todesursache in Deutschland. Gerade bei Krebsschmerz sind weitere Faktoren, wie emotionale Befindlichkeit, Persönlichkeitseigenschaften, individuelles Krankheitsbild, Schmerzverhalten und das engere und weitere soziale Umfeld für die Schmerzbewältigung von entscheidender Bedeutung. Hier hat der Hausarzt die besten Möglichkeiten der Einflussnahme! Neben der primär im Vordergrund stehenden Hoffnung auf Erfolg der kausalen Therapiemethoden der Medizin, wird Krebs bei allen Patienten mit Sterben und zeitweiligem Weiterleben unter Schmerzen, Qualen und Einschränkungen der Lebensqualität verstanden.

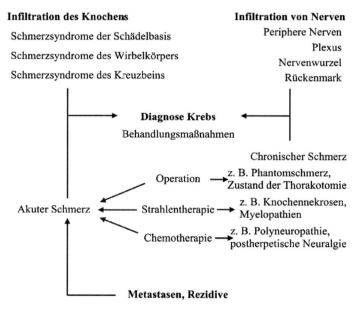

Abb. 22: Schmerz in seinen Wechselbeziehungen von Diagnose und Behandlungsfolgen nach Eggebrecht und Falckenberg, 2011

Die Patienten durchleben in der Zeit der Krebsbehandlung und bis zum Ende des Lebens (auch wenn sie zwischenzeitlich durch *„Heilung"* zur Ruhe kommen könnten) ständig ein Wechselbad der Gefühle zwischen Hoffnung und Angst. Die Angst überwiegt alle anderen Gefühle. Hilfsbedürftigkeit zu verspüren, die nicht mehr adäquat sowohl medizinisch als auch sozial aufgefangen werden kann, beherrscht das Denken der Patienten und Angehörigen. Außerdem beängstigen die hohen Anforderungen an den schweren Anpassungsprozess, der für eine ausreichende Bewältigung der neuen Lebens- und Sterbenssituation erforderlich ist.

Ein Fallbericht *(nach Claus Bahne Bahnson)*

Katharina L. war 28 Jahre alt, als sie starb. Drei Jahre zuvor hatte sie erstmals an Suizid gedacht, ein Jahr bevor sie an Krebs erkrankte. Die Sehnsucht nach Tod und Befreiung war die Reaktion auf wiederholte Verluste von Geborgenheit und Zuwendung.

Prof. Bahnson hat sie in den letzten 6 Monaten ihres Lebens als Psychotherapeut begleitet.

Sie war die einzige Tochter eines russischen Emigranten, der in den USA eine Amerikanerin geheiratet hatte. Es war schwierig für ihn gewesen eine Existenz aufzubauen. Er hatte immer hart arbeiten müssen. Er hatte, wie die Patientin sich ausdrückte, Hände wie grobe Kartoffeln, war gut zu ihr und weinte leicht. Als Katharina drei Jahre alt war, fand sie ihre Mutter blutend, mit durchschnittener Kehle, sterbend in der Badewanne. Das Küchenmesser lag auf dem Fußboden. Sie habe ihre Tochter noch „angeschaut" und „die Hände nach ihr ausgestreckt". Das Kind war in ihr Zimmer gelaufen und hatte geschrien, dann hatte sie versucht den Vater zu finden. Doch der war nicht da. Als er kam, war es zu spät. Die Mutter war tot. Katharina ist dann für ein Jahr zu ihrem Onkel und ihrer Tante (der Schwester ihrer Mutter) geschickt worden. Dort fühlte sie sich sehr unglücklich, unerwünscht und abgeschoben, weil Onkel und Tante ihre eigene, ein Jahr ältere „schöne, artige und blonde" Tochter bevorzugten. Aber auch, weil der Onkel immer sagte: „Kathy, Du bist so schlecht wie Deine Mutter."

Während diesen Jahres hatte die inzwischen Vierjährige zwei „Freunde", einen Ice-Crem-Mann, der mit seiner Glocke vorbeigefahren kam und sie oft mit Süßigkeiten tröstete und einen sechsjährigen Jungen aus der Nachbarschaft, der mit ihr spielte. Beide Freunde verlor sie sehr bald nach einer Katastrophe.

Der Junge hatte noch ältere Brüder, die ihn wegen Kathy neckten. Aus Rache sperrte er Kathy eines Tages in eine dunkle Garage. Sie schrie, aber der vorüberfahrende Ice-Crem-Mann hörte und rettete sie nicht. Sie versuchte aus einem zerborstenen Fenster zu fliehen, schnitt sich den Arm dabei tief blutend auf und fiel draußen auf den Boden. Das war dem Onkel zuviel. Kathy musste vom Vater abgeholt werden. Dieser hatte nicht wieder geheiratet, war ein stummer ernster Mann geworden, bei dem sich Katharina sehr wohl und geborgen fühlte. Sie konnte später in der Schule und im Beruf hervorragend „funktionieren". Ihr persönliches Leben war gleichzeitig voll Unzufriedenheit. Ihre Verhältnisse hatten alle das gleiche Schicksal wie ihre kindliche Liebe. Wenn sie sich mal vertrauensvoll hatte öffnen können, wurde sie immer von den Männern ausgenutzt und verraten. Endlich findet sie einen schwachen Mann, der sie nach langem Zögern heiratet.

Kurz vor der Hochzeit findet sie die ersten Symptome in der Brust. Ein paar Wochen danach wird der Krebs diagnostiziert. Zwei Jahre später stirbt sie, ein Jahr nach ihrem Vater. Sechs Monate zuvor braucht die Patientin wegen einer Depression eine psychotherapeutische Behandlung. Diese gestaltete sich schwierig und kompliziert. Die Patientin war fordernd und anklammernd (weil sie doch ihren Ice-Crem-Mann so dringend brauchte), aber auch gleichzeitig sehr kritisch und misstrauisch (weil sie doch immer von allen verraten und verlassen worden war).

Die erste Phase beschäftigte sich mit ihrer Hoffnung doch noch geheilt werden zu können, obwohl Mammaamputation, Bestrahlung und Chemotherapie die Ausbreitung des Krebses nicht hatten verhindern können. Sie kam zur Psychotherapie, als letztem Versuch, doch noch in ihr Leben zurückkehren zu können. Dabei wusste sie sehr genau, dass es im Grunde zu spät war. Bezeichnender Weise war nie die Rede vom körperlichen Schmerz, der ließ sich medikamentös ja besiegen. Im Vordergrund des Erlebens stand ausschließlich der seelische Schmerz.

In der zweiten Phase ging es um eine vorsichtige Konfrontation ihres Bewusstseins mit der Möglichkeit, doch nicht überleben zu können. Es war eine ambivalente und schwankende Periode, in der die Patientin begann mit Mystik zu leben. Sie hat währenddessen konsequent die Bestrahlungen mitgemacht, obwohl ihre Haut verbrannt war.

Die dritte und letzte Phase begann, als die Patientin spontan während ihrer immer mehr in Traumzustände übergehenden Assoziationen eine dritte, eine transzendale Person an sich herantreten ließ.

Diese innere Person hatte Krankheit und Tod überwunden und war sich sicher, dass ihr nichts mehr passieren könnte. Als der Tod näher kam, teils zu Hause, teils in der Klinik, ist diese innere Person häufiger erschienen. Die Patientin war ruhig, fast verklärt und hat über keine Schmerzen geklagt, trotz lästiger Transfusionen und Drainagen.
Die allerletzten Tage waren außerordentlich schwierig. Da ist plötzlich das kleine zerbrochene Mädchen in Panik aufgewacht und hat wie damals in der Garage geschrien, dass man sie retten müsse, dass man sie nicht verlassen dürfe und dass sie nicht sterben will, da sie ja noch gar nicht richtig gelebt habe. Durch ein Gespräch hat sie sich beruhigt, vertraut und befreit gefühlt. Bevor sie starb ist die innere Person gekommen und hat dem Therapeuten wieder einmal versichert, dass alles gut gehen würde.
Katharina ist mit einem ruhigen Lächeln gestorben.

Schmerzdiagnose

Für die umfassende Planung des therapeutischen Vorgehens ist es notwendig, neben der Ätiologie und der zugrunde liegenden Pathophysiologie, sämtliche Begleitsymptome zu erfassen.

Die ganzheitliche Sicht ist wichtig für einen angemessenen Umgang mit dem Patienten. Neben den Angaben über Ursache, Typ, Lokalisation und Intensität der Tumorschmerzen, sind auch Informationen über die Lebenssituation und -qualität mit allen ihren Einflussfaktoren zur Beurteilung für die folgenden Maßnahmen notwendig. Für die angemessene Einschätzung der *Schmerzqualität und -intensität* ist deren fortlaufende Überwachung angezeigt, um schnell und sicher reagieren zu können. Es wurden in diesem Zusammenhang drei verschiedene Schmerzqualitäten unterschieden:

Nozizeptorenschmerz

Durch direkte Gewebeschädigung und infolge physikalischer Reize (z. B. durch Druck) oder durch Entzündung erfolgt die Freisetzung von Mediatoren (z. B. Prostaglandine, Bradykinin oder Histamin) die durch Erregung der lokalen Nozizeptoren zum Nozizeptorenschmerz führen.

Je nach Lokalisation unterscheidet man sowohl viscerale als auch somatische Knochen- und Weichteilschmerzen, die überwiegend mit *„dumpf"* angegeben werden und gut lokalisierbar sind.

Neuropathische Schmerzen

entstehen hingegen durch Tumorinfiltration oder -kompression peripherer Nerven, Nervenplexus oder direkt im zentralen Nervensystem. Sie werden überwiegend als brennend, einschießend oder elektrisierend beschreiben.

Als **Mixed Pain** bezeichnet man das gleichzeitige Vorkommen von Nozizeptorenschmerz und neuropathischem Schmerz, was etwa bei einem Viertel der Patienten vorkommt.

Therapiebedingte Schmerzen

Auch die Therapie kann Schmerzen verursachen...
Hier sind es in erster Linie periphere Neuropathien oder Mukositiden infolge von Chemotherapie, nach intensiver Strahlentherapie Strahlenfibrosen sowie nach Operationen z. B. Phantomschmerz. In bis zu 25 % treten medikamenteninduzierte Schmerzen auf (z. B. Osteonekrosen nach Biophosphonaten). Jede plötzlich auftretende Änderung der Symptomatik sollte Anlass sein, tumorbedingte Schmerzen zu beachten und andere Schmerzzustände, die durchaus auch auftreten können (z. B. Rückenschmerzen nach Ruhigstellung), in den Behandlungsplan mit einzubeziehen.

Aufklärung

Nach der Diagnosestellung „Krebs" ist eine unverzügliche Aufklärung des Patienten die grundlegende Maßnahme, die die Weichenstellung für den weiteren Krankheitsverlauf darstellt. Viel zu selten berichten jedoch die Patienten dem Hausarzt über eine zufriedenstellende Aufklärung, die auch zusammen mit der Familie stattfand.
Oft sind die Patienten über lakonische, unsensible Mitteilungen, wie etwa: „Sie haben Krebs und nur noch 5 Jahre zu leben", berechtigter Weise empört. Das schockiert, klärt aber nicht auf!
Oder es wird nur von „Monologen" berichtet, in denen der Arzt keine Gelegenheit zur Hinterfragung ließ.
Diese unzureichende Kommunikation ist nicht selten Ausdruck der Unsicherheit des Arztes, sich selbst mit dem Thema Krebs und Sterben auseinanderzusetzen. Ein gleichberechtigter Austausch über vermutete negative Folgen der Erkrankung und der Behandlung sowie die Möglichkeit Betroffenheit zu äußern oder gar Gefühle der Trauer und des Abschieds von den bisherigen Lebensgewohnheiten

oder gar den Verlust von Extremitäten zu äußern, finden zu selten statt.
Ärzte weichen derartigen Gesprächen eben deshalb aus, weil ihre Unsicherheit und Angst vor dem Tod damit verdrängt werden soll und sie sich auf berührende Emotionen nicht einlassen können oder wollen. Im klinischen Alltag zeigt sich, dass Patienten, die eine ehrliche, aber auch sensibel geführte Aufklärung über ihre Krankheitssituation erlebt haben, wie befreit wirken. Oftmals ist es tatsächlich notwendig, die *„Last der Hoffnung auf Heilung"* dem Patienten zu nehmen. Die Hoffnung drängt nämlich immer weiter und weiter, oft zu sinnlosen und unnötigen Behandlungen. Dem Patienten muss auch vermittelt werden, dass er keine Angst vor Schmerzen haben muss, da die moderne Schmerzbehandlung auf alle Eventualitäten prompt und hilfreich angemessen reagieren kann. So können vielmehr idealerweise Hoffnungen auf eine Aufrechterhaltung einer gewissen Lebensqualität vermittelt werden.
Noch offensichtlicher wird ein Mangel an menschlicher Kommunikation, wenn die Patienten im Laufe der Behandlung berichten, dass ihnen zwar ein Optimum an medizinischer Behandlung zuteil wurde, sie aber selten eine Person fanden, denen sie sich mit ihren Befürchtungen anvertrauen konnten. Besonders deutlich lässt die Intensität der Zuwendung nach der Beendigung der kurativen Behandlung nach. Hat man dann keine Zeit mehr für den Patienten? Diese Situation führt nämlich gerade dazu, wovor die meisten Angst haben - allein gelassen zu werden.
Notwendigerweise gehört auch zur Aufklärung, dem Patienten Möglichkeiten zu geben, Gespräche über Leben und Tod zu führen. Das ist zugegebenermaßen eine schwere Aufgabe für den Arzt, denn das Thema Sterben, Tod und Trauer ist in unserer Gesellschaft immer noch zu sehr tabuisiert. Die Minderung der Angst vor dem Sterben hilft aber einen erträglichen Weg bis zum Lebensende zu finden, es entlastet den Patienten, es kann ihm viele Unsicherheiten vor der unsicheren Zukunft nehmen. Stattdessen können die Patienten ein gewisses Vertrauen in die in Aussicht gestellte Symptomkontrolle entwickeln.

Grundlagen der Therapie
Empfehlungen der Weltgesundheitsorganisation (WHO) zur Therapie tumorbedingter Schmerzen wurden 1986 von einem Experten-

gremium zusammengefasst. (World Health Organisation, 1986) Diese Empfehlungen bilden die Grundlage für die Richtlinien der Arzneimittelkommision der deutschen Ärzteschaft (1996).

Grundlage der Tumorschmerztherapie in vereinfachter Form ist die **DNA-Regel:**
• **d**urch den Mund
• **n**ach der Uhr
• **a**uf dem analgetischen Stufenplan
und sollte für jeden Patienten individuell angepasst werden.
Ein wichtiger Grundsatz der WHO-Richtlinien ist die sorgfältige Erfassung der Schmerzdiagnose und die regelmäßige Überprüfung des Therapieerfolges.
Wichtige Grundlagen der medizinischen Schmerztherapie nach den WHO-Empfehlungen sind:
• Therapie so einfach wie möglich, vorzugsweise orale Analgetika
• Einnahme zu festen Zeiten
• Individuelle Dosisanpassung
• Kontrollierte Dosisanpassung
• Anpassung der Analgetikatherapie nach einem 3-Stufen Schema
• Prophylaxe von Nebenwirkungen durch Begleitmedikation
• Dauerschmerzen benötigen Dauertherapie

Die orale Therapie, ist einfach und komplikationsarm. Sie lässt dem Kranken ein Höchstmaß an Unabhängigkeit.
Die transdermale Therapie mit Fentanyl ermöglicht eine parenterale, aber nicht invasive Applikation. Ein weiteres transdermales Therapiesystem mit Buprenorphin und eine transmuköse Therapie mit Fentanyl wurden unlängst in Deutschland eingeführt.
Die subkutane Applikation bleibt für Patienten in der Terminalphase, wenn die orale Zufuhr nicht mehr möglich ist.
Die intravenöse Applikation beschränkt sich vor allem auf Patienten, die über Port oder Katheder eine parenterale Ernährung erhalten und bei denen dieser Zugang für eine kontinuierliche Analgetikagabe genutzt werden kann.
Die epidurale und intrathekale Applikationsform ist dann indiziert, wenn unter der systemischen Behandlung keine ausreichende Schmerzlinderung erreicht werden kann. Auch in spezialisierten Einrichtungen kommt das nur in etwa 5 % der Fälle vor.

Die Therapie erfolgt grundsätzlich nach einem **Therapieplan** mit festen Einnahmezeiten. Nur bei wenigen Patienten, bei denen längere schmerzfreie Intervalle mit einzelnen Schmerzattacken wechseln, erfolgt eine analgetische Bedarfsmedikation. Bei einigen Patienten hält die Schmerzlinderung nicht über den empfohlenen Applikationszeitrahmen an und es kommt vor der nächsten Medikamentengabe zum *Durchbruchsschmerz*.
Das erfordert eine aktuelle Anpassung.
Auf der untersten Stufe können die leichten nichtsteroidalen Antiphlogistika (NSAID) Metamizol oder Paracetamol eingesetzt werden. Bei Patienten mit mäßigen bis starken Schmerzen werden Opioide der Stufe 2 verordnet: Dihydrocodon, Tilidin und Tramadol werden hier vorzugsweise eingesetzt. Bei starken Tumorschmerzen sind Opioide der Stufe 3 erforderlich. Als Goldstandard nennt hier die WHO Morphin, da es in den meisten Ländern verfügbar ist, umfangreiche Erfahrungen vorliegen und die Pharmokinetik eine individuell angepasste Dosierung und Steuerbarkeit gewährleistet.
Als Alternative für die Stufe 3 stehen in Deutschland Fentanyl und Buprenorphin für die transdermale und Hydromorphon, Oxycodon und Levomethadon für die orale Applikation zur Verfügung. Pethidin und Piritramid können nur parenteral angewandt werden und besitzen für die Tumorschmerztherapie nur eine untergeordnete Bedeutung. Pentazocin sollte aufgrund seiner dysphorischen Wirkung zur Tumorschmerzbehandlung nicht eingesetzt werden.
Im Hinblick auf die genauen Anwendungsformen der Analgetika und Opioide verweisen wir hier auf die speziellen Kapitel.

Psychosomatische Aspekte bei Tumorschmerz

Eine inzwischen umfangreiche Literatur und autobiographische Berichte von Patienten haben die vorher in der Medizin verbreitete Vernachlässigung seelischer Einflüsse bei Krebs inzwischen deutlich verändert. Es werden teilweise sehr differenzierte Einblicke in das Erleben der Betroffenen möglich. Die wichtige Rolle psychosozialer Zusammenhänge und das sich daraus ergebende Anforderungsprofil für die Behandlung und Betreuung Krebskranker wird zunehmend verstanden und berücksichtigt. Aufgrund der Möglichkeit der Frühdiagnose und der Fortschritte der Therapie haben sich die Heilungschancen und die Prognose für eine längere Lebenserwartung erheblich verbessert. Der psychische Umgang mit Schmerz und die Fragen der Lebensqualität erhalten einen wesentlich höheren Stellenwert.

Die bio-psycho-sozialen Zusammenhänge von benignem und malignem Schmerz unterscheiden sich nicht grundsätzlich. Das betrifft sowohl die Komorbidität von Angst, als auch von depressiven Störungen, die Aspekte der Schmerzbewältigung sowie kulturelle als auch soziale Einflüsse.

Der *Arzt-Patienten-Beziehung*, deren Bedeutung im bio-psycho-sozialen Modell nach Engel besonders betont wird, kommt für den Umgang mit Schmerzpatienten eine fundamentale Bedeutung und Schlüsselstellung zu.

Der individuelle Umgang mit dem Tumorschmerz wird durch die prämorbide Persönlichkeit, frühere Schmerzerfahrungen und deren Bewältigung, die aktuelle psychische Verfassung und die zur Verfügung stehende soziale Unterstützung geprägt. Für den weiteren Verlauf und die Überlebenschance haben psychische Faktoren eine herausragende Bedeutung.

Aktives *„kämpferisches"* Bewältigungsverhalten hat positive Effekte und ermöglicht längere Überlebenszeiten und auch glückliche Momente. Dagegen wirken sich Hilf- und Hoffnungslosigkeit, Depression, fehlende soziale Unterstützung verbunden mit Partnerschafts und Sexualproblemen negativ auf das Krankheitsgeschehen, mit verkürzten Überlebenszeiten und mit deutlich mehr Schmerzen aus. Grundsätzlich geht es in der Auseinandersetzung mit der Tumorerkrankung um schwerwiegende Themen von Trennung und Verlust, z. B. von Leistungsfähigkeit oder von Körperteilen, von sozialen Rollen und Beziehungen.

Daher ist in erster Linie mit Trauer, Angst und depressiven Reaktionen zu rechnen. Dabei sind Angst und Trauer normale menschliche, der Situation angemessene Reaktionen. Die vorschnelle psychopharmakologische Behandlung einer depressiven Reaktion sollte vorsichtiger Weise vermieden werden, sie könnte u. U. eine adäquate Krankheitsbewältigung behindern.

Hier ist eine angemessene psychische Hilfe besser.

Für den Arzt ist es besonders wichtig, die Zusammenhänge zwischen Tumorschmerzintensität und körperlichem Leiden mit der seelischen Befindlichkeit zu erkennen, um zeitnah eine angepasste emotionale Unterstützung leisten zu können.

Die Arzt-Patienten-Interaktion

Zum Anfang wird die Arzt-Patienten-Beziehung durch die Konfrontation mit der Diagnose *„Krebs"* und deren Bewältigung geprägt. Das TNM-Einteilungsschema von Tumoren bietet zunächst den Ärzten eine relativ präzise Möglichkeit das Krankheitsstadium einigermaßen genau einzuschätzen und damit auch die notwendige Therapie festzulegen und verlässliche Angaben über die Prognose zu machen. Auch für die Patienten ist eine Konkretisierung hilfreich und sollte schon in der Aufklärungsphase erfolgen. Oft haben sie sich auch schon anderweitig informiert (Internet, Freunde Familie). Das gilt auch für die histologischen Befunde. Viele Patienten können daher durchaus einschätzen, was es bedeutet, wenn trotz „gelungener" Operation noch eine Chemotherapie empfohlen wird. Eine gute Aufklärung ist daher die *Voraussetzung* für eine folgende entspannte Arzt-Patienten-Beziehung. Es muss immer mit dem Auftreten von Ängsten und Hilflosigkeit gerechnet werden, die dann eine Belastung für beide Seiten darstellt.

Eine *„gute Arzt-Patienten-Beziehung"* ist mit Krebspatienten nicht immer leicht zu gestalten. Entweder ist die Aufklärung *nicht glücklich* verlaufen, oder gar nicht erfolgt, oder Voreingenommenheit gegenüber ärztlichen Maßnahmen und Kompetenz, fehlende Motivation und fatalistische Resignation machen dem Arzt das Leben schwer. Außerdem bleibt es dem Arzt oft nicht erspart sich mit Enttäuschungen auseinander zu setzen, die zwangsläufig entstehen, wenn die Krankheit trotz aller Bemühungen fortschreitet und die Schmerzen wieder zunehmen. Dann kommt es schnell zu Äußerungen im Zorn und Unmut. Auch entstehen in solchen Situationen schnell mal Spannungen mit dem Pflegepersonal. Dann immer „Haltung" und Ruhe zu bewahren verlangt dem Arzt einiges ab.

Psychotherapeutische Interventionsmöglichkeiten

Wenn mehr als die Hälfte der Tumorpatienten unter psychischen Störungen leiden, sind mit der Beschränkung auf eine ausschließlich medizinische Behandlung viele Probleme nicht ausreichend zu lösen. Es müssen notwendigerweise die psychosoziale Situation und die psychischen Aspekte Berücksichtigung finden.

Eine kontinuierliche, verlässliche und vertrauensvolle Beziehung zum Behandlungs- und Pflegeteam ist hier die wesentliche Grundlage für die gesamte Bewältigungssituation des Patienten. Auch Krisen und Rückschläge können dann besser überwunden werden. Nach derzeitigen Erkenntnissen (Schwarz, 1995) besteht bei gut einem Drittel aller Tumorpatienten eine spezielle psychotherapeutische Behandlungsbedürftigkeit. **Eine psychosoziale Beratung** sollte jedoch bei jedem erfolgen. Im ersten Schritt sollte der Patient im persönlichen Gespräch in ruhiger und sachlicher Athmosphäre über Diagnose, Therapiemöglichkeiten, eventuelle Schmerzen und notwendige Schmerzbehandlung sowie über die Prognose aufgeklärt werden. Eine offene Kommunikation mindert die Angst und Hilflosigkeit, baut Stresssituationen ab, fördert die Eigenverantwortlichkeit, relativiert subjektive Krankheitstheorien und erleichtert insgesamt die Krankheitsbewältigung. Gruppensituationen wirken sich nachfolgend oft positiv auf die kognitive und emotionale Bewältigung aus. In der Gruppengemeinschaft findet darüber hinaus auch noch eine gegenseitige Unterstützung statt.

Psychotherapie im eigentlichen Sinne
Diese kann bei Tumorpatienten sehr wesentlich zur Krankheitsbewältigung beitragen und ist beim Auftreten behandlungsbedürftiger psychischer Störungen notwendig. Auch der Einsatz von Psychopharmaka, bei entsprechend schweren Angststörungen und depressiven Störungen, zur Stabilisierung des innerpsychischen und emotionalen Gleichgewichtes, ist indiziert. Therapieziel ist die bestmögliche Symptomkontrolle. Dafür eignen sich besonders Entspannungsverfahren, Biofeedback, immaginative Verfahren, Hypnose, sowie operante und kognitiv-behaviorale Verfahren.
Verhaltenstherapie zielt durch ein multimodales Vorgehen operant auf eine verbesserte Schmerzkontrolle, eine Reduktion sonst schmerzverstärkenden Verhaltens (z. B. Klageverhalten, sozialer Rückzug), Veränderung inadäquater Einnahme von Schmerzmitteln und Verstärkung schmerzbewältigender Maßnahmen. Der kognitiv verhaltenstherapeutische Ansatz setzt besonders am inneren Erleben und Verarbeiten mit Abbau von Hilflosigkeit und Ängsten, Aufbau von Vertrauen in die eigenen Möglichkeiten, Vermittlung von Bewältigungsfertigkeiten, Förderung von Eigenaktivität und Selbstkontrolle und Stärkung von Hoffnung und Zuversicht an.
Die Effektivität dieser Verfahren wurde durch entsprechende Studien belegt (s. Larbig, 2000).

Die dargestellten psychotherapeutischen Verfahren sind relativ einfache, nebenwirkungsarme und doch effektive Maßnahmen der Schmerzbeeinflussung und der Verbesserung der Lebensqualität. Trotzdem besinnt man sich auf deren Einsatz häufig erst, wenn die übliche somatische Behandlung nicht mehr ausreicht. Erfahrungen zeigen jedoch, dass eine rechtzeitige Behandlung zum günstigen Zeitpunkt, deutlich bessere Erfolge erzielt.

Bedeutung der interdisziplinären Zusammenarbeit
In interdisziplinären Behandlungsteams bestehen die besten Voraussetzungen für eine adäquate Behandlung von Tumorpatienten.
Verschiedene Fachgebiete arbeiten gut aufeinander abgestimmt, gleichberechtigt und gleich verantwortlich auf der Basis des bio-psycho-sozialen Krankheitsmodells eng zusammen.
Der Tumorpatient wird vom Arzt, Psychotherapeuten, Physiotherapeuten, Sozialarbeiter und Pflegepersonal im Team betreut. Die Psyche wird nicht ausschließlich und isoliert an den psychologischen Fachmann delegiert.
Statt der fachlichen Aufspaltung erfolgt eine gleichzeitige, mehrdimensionale Wahrnehmung somatischer und psychischer Krankheitsanteile. Der wesentliche Aspekt der Wirksamkeit liegt in der Unterstützung der Selbstständigkeit und der Entwicklung persönlicher Bewältigungsstrategien, insbesondere darin, dass der Patient das sichere Gefühl hat, nicht allein gelassen zu werden. Die ansonsten belastenden Situationen sind von einer einzelnen Person, wie es der Hausarzt ist, allein in dieser Form nicht zu leisten. Die Zusammenarbeit im Team entlastet den Einzelnen und hält zudem eine Kompetenz vor, die allein nicht gewährleistet werden kann.
Je weiter die Tumorerkrankung fortschreitet, desto wichtiger wird die Rolle des Pflegepersonals. In diesem Zusammenhang ist auch der Kontakt und enge Zusammenarbeit mit der Familie ein wichtiger Aspekt, auf den ein Team auch vielschichtiger eingehen kann.
Im Rahmen des Teams ist eine Supervision unverzichtbar.
Die Balintarbeit kann dazu dienen, persönliche Belastungen durch ungünstige Krankheitsverläufe, im Umgang mit dem Tod, erträglicher zu machen und Verstehenshilfen in schwierigen Beziehungskonstellationen bieten.

III.6 Kopfschmerzen

Kopfschmerzen gehören zu den häufigsten Gesundheitsstörungen des Menschen. Erst seit dem Jahr 1988 existiert ein international konsensfähiges Klassifikationsschema, das von der International Headache Society (IHS) erstellt wurde. Es wird generell zwischen primärem und sekundärem Kopfschmerz unterschieden. Beim primären Kopfschmerz steht das Symptom Kopfschmerz im Vordergrund und definiert damit die Erkrankung. Beim sekundären Kopfschmerz findet sich immer ein durch Untersuchung fassbarer Befund oder eine zugrunde liegende körperliche Störung, die den Kopfschmerz zum führenden Symptom werden lässt.

Primäre Kopfschmerzen
IHS	1	Migräne
IHS	2	Kopfschmerz vom Spannungstyp
IHS	3	trigemino-autonome Kopfschmerzen (TAKs)
IHS	4	andere primäre Kopfschmerzen

Sekundäre Kopfschmerzen
IHS	5	Kopfschmerzen nachHWS-/Kopf-Trauma
IHS	6	Kopfschmerzen bei Gefäßstörungen
IHS	7	Kopfschmerzen bei nicht-vaskulären intrakranialen Störungen
IHS	8	Kopfschmerzen bei Substanz-Entzug oder -Gebrauch
IHS	9	Kopfschmerzen bei Infektionen
IHS	10	Kopfschmerzen bei Störung der Homöostase
IHS	11	Kopf- und Gesichtsschmerzen bei Erkrankungen des Schädels etc.
IHS	12	Kopfschmerzen bei psychiatrischen Störungen

Kraniale Neuralgien, zentraler und primärer Gesichtsschmerz
IHS	13	Kraniale Neuralgien und zentrale Ursachen von Gesichtsschmerzen
IHS	14	andere Kopfschmerzen, kraniale Neuralgien, zentrale und primäre Gesichtsschmerzen

Abb. 23: Kopf- und Gesichtsschmerz-Klassifikation der IHS 2004, nach Straube A. und H. Gündel, 2006

Die Übersicht zeigt das breite Spektrum der möglichen Kopfschmerzen. Wir wollen hier aus unserem Verständnis für den Schmerz und aus Gründen der Häufigkeit in erster Linie den primären Kopfschmerz vorstellen. Wegen seiner klinischen Bedeutung und der Zugehörigkeit zur diskutierten Problematik im Umgang mit dem Schmerz, ergänzen wir das Kapitel mit dem Kopfschmerz

sekundären Ursprungs beim medikamenteninduzierten Kopfschmerz. Generell kann man beim primären Kopfschmerz in *episodische und chronische* Formen unterscheiden.

Von chronischen Kopfschmerzen spricht man im Allgemeinen beim
Auftreten von mehr als 15 Tagen im Monat. Kopfschmerzen findet
man in allen Regionen der Welt, jedoch überwiegend in den westlichen Industrieländern und Kaukasien. Der episodische Spannungskopfschmerz (SKS) ist in seiner Lebenszeitprävalenz von >90 %
und einer Einjahreszeitprävalenz von >18 % (Zwart et al., 2004) der
häufigste Kopfschmerz überhaupt. Er stellt i.d.R. kein diagnostisches oder therapeutisches Problem dar. Medizinisch, aber auch
ökonomisch wichtiger ist die Migräne, die eine Lebenszeitprävalenz
von ca. 25 % der Frauen und 10 % der Männer aufweist sowie eine
Einjahresprävalenz von 7 % (Zwart et al., 2004) hat. Frauen sind
generell zwei bis dreimal häufiger als Männer betroffen. Die Ge-
sundheitskosten, die der Migräne zugeordnet werden, sind in etwa
zehnmal höher als bei anderen episodischen Kopfschmerzen.

Der Clusterkopfschmerz hat lediglich eine Prävalenz von 0,1–0,9 %,
wobei hier die Männer dreimal häufiger erkranken als Frauen
(Straube und Gündel, 2006).

Umgangssprachlich versinnbildlichen Kopf und Kopfhaltung schon
äußerlich, ob man einen *„kühlen Kopf"* für Beherrschtheit oder als
Zeichen besonderer Widerstandsfähigkeit und Durchsetzungsfähig-
keit den *„Kopf hochhalten"* kann.

In vielfältigen psychosozialen Belastungssituationen können Kopfschmerzen als somatisches Korrelat einer erhöhten inneren *vegetativen* Anspannung oder als Begleitsymptom bei vielen psychischen
Erkrankungen, (z. B. Depressionen = ständiger Kopfdruck) auftreten. Viele alltagspraktische Erfahrungen zeigen, dass prinzipiell
fließende und sich ergänzende Übergänge zwischen primär somatischen und primär psychischen Auslöser- und Aufrechterhalter-
Mechanismen bestehen. Vieles spricht dafür, dass bei einer Vielzahl
der Betroffenen eine genetische Disposition besteht und außerdem
durch Lernerfahrung (unbewusste Identifikation mit Eltern oder
Lernen am Modell) in psychosomatischen Belastungssituationen die
unterschiedlichsten Kopfschmerzformen entwickelt werden.

Der Anteil der Patienten mit stressabhängiger Symptomatik ist
erwartungsgemäß relativ hoch. Etwa 60-70 % der Patienten geben
Stress als Triggerfaktor an. Dabei finden sich überwiegend zeitglei-

che Zusammenhänge. Eine Korrelation besteht auch zwischen Kopfschmerz und depressiver Stimmung und Gereiztheit.

Der Kopfschmerz wird somit als Prozess auf mehreren Ebenen gesehen. Schmerzintensität und emotionale Beeinträchtigung werden als wichtige Dimensionen im Kopfschmerzgeschehen betrachtet (Bischoff und Traue, 2004).

Entscheidend ist demnach, schon in der Diagnosephase, eine gute Differenzierung der entsprechenden Untergruppe zu erzielen, also sich nicht von einer einseitig organischen oder einseitig psychischen Sichtweise beeinflussen zu lassen und eine umfassende Erhebung der somatischen Befunde und der psychosozialen Lebensbedingungen eines jeden Kopfschmerzpatienten anzustreben (Bräutigam und v. Rad, 1990).

Das gilt selbstverständlich auch für alle praktischen Erwägungen.

III.6.1 Migräne

Die Migräne ist ein primärer, episodisch auftretender Kopfschmerz mit vegetativer Begleitsymptomatik. Die Lebenszeitprävalenz der Migräne beträgt ungefähr 14 %, mit einem Verhältnis von Frauen zu Männern von 2-3 zu 1, das bedeutet ungefähr 4-8 % der Männer und 12-18 % der Frauen erleiden einmal im Jahr eine Migräneattacke.

Die Prävalenz der Migräne nimmt bis zum 4. Lebensjahrzehnt kontinuierlich zu und sinkt dann, insbesondere bei Frauen, deutlich ab.

Die Diagnose

Sie lässt sich durch Anamnese und klinische Untersuchung anhand der International Headache Society (IHS) aufgestellten und zuletzt 2004 revidierten Diagnosekriterien problemlos stellen.

Diagnosekriterien der Migräne IHS 2004

- **A** mindestens 5 Anfälle, die die Kriterien B-D erfüllen
- **B** Kopfschmerzattacken dauern 4-72h
  (unbehandelt oder erfolglos behandelt)
- **C** Kopfschmerz weist mind. 2 der folgenden Charakteristika auf
  - unilaterale Lokalisation
  - pulsierende Qualität
  - mittlere bis starke Schmerzqualität

- Verstärkung durch körperliche Routineaktivität
(z. B. Gehen oder Treppensteigen)
• **D** während der Kopfschmerzen wenigstens eins der Symptome
- Übelkeit und /oder Erbrechen
- Photophobie oder Phonophobie
• **E** nicht auf andere Krankheiten zurückzuführen

Danach richtet sich auch die Definition:

Die typische Migräne ist ein hemikraniell lokalisierter, pulsierender Kopfschmerz mittlerer bis starker Schmerzintensität, der sich durch körperliche Aktivität verstärkt. Der Kopfschmerz ist mit vegetativen Symptomen, wie Übelkeit, Erbrechen und mit Photo- und Phonophobie verbunden.

Die vegetative Symptomatik kann differentialdiagnostisch in der Abgrenzung gegenüber dem Spannungskopfschmerz hilfreich sein. Eine typische Migräneattacke dauert unbehandelt zwischen 4-72 Stunden. Eine Migräne mit einer Attackenfrequenz von mehr als 15 Kopfschmerztagen wird als **Chronische Migräne** bezeichnet.
Viele Patientinnen berichten von gehäuften Attacken um die Menstruation herum.
Hier spricht man von einer **menstruationsassoziierten Migräne.**
Zur Diagnosestellung müssen symptomatische Ursachen der Kopfschmerzen mit einer neurologischen Untersuchung ausgeschlossen werden. Bei auffälligem neurologischem Befund ist im Rahmen der Erstdiagnostik eine zerebrale Bildgebung mittels MRT durchzuführen. Ein EEG ist zur Diagnosestellung nicht erforderlich, denn es bringt keine Hinweise.

Prodromi - Vorboten der Migräne

20-60 % aller Patienten beschreiben Stunden bis Tage vor einer Migräneattacke vorangehende typische neurologische oder autonome Symptome, wie depressive Reaktionen, Konzentrationsstörungen oder Essstörungen.

Migräneaura:

Ungefähr 10-15 % aller Migränepatienten leiden an einer Aura. Darunter versteht man das Auftreten einer visuellen, sensiblen, motorischen oder dysphasischen Störung, die dem eigentlichen

Migräneanfall vorausgeht. Aurasymptome dauern 5-20 Minuten bis weniger als 1 Stunde, später setzt dann der Kopfschmerz ein.

Komorbidität

Die häufigsten mit der Migräne assoziierten Komorbiditäten sind kardio- und zerebrovasculäre Ereignisse und Depressionen, Angststörungen oder Panikstörungen. Eine prospektive Studie wies auf ein erhöhtes Risiko für Schlaganfall hin.
Das gilt besonders für Patienten mit Aura, vor allem, wenn sie zusätzlich noch rauchen und/oder orale Kontrazeptiva einnehmen.

Therapie

In der Migränebehandlung unterscheidet man zwischen *Akuttherapie* und *Prophylaxe*. Eine wichtige Rolle spielt in der langfristigen Therapie eine gute *Aufklärung* der Patienten über die Krankheit.
Zur Kopfschmerzdokumentation, Therapiekontrolle, Überwachung des Arzneimittelkonsums und Evaluierung eventueller Triggerfaktoren sollte jeder Patient einen *Kopfschmerzkalender* oder ein *Kopfschmerztagebuch* führen.

Akuttherapie

Das Ziel der Akuttherapie ist die möglichst schnelle Schmerzreduktion mit langanhaltendem Effekt. Es stehen dazu sowohl handelsübliche Analgetika als auch ganz spezifisch wirkende Medikamente, die Triptane, zur Verfügung.

Leichte Migräneattacken

Analgetika und NSAR: Patienten mit leichten bis mittelschweren Migräneattacken sollten zunächst versuchen, die Kopfschmerzen mittels der frei erhältlichen Analgetika bzw. nichtsteroidalen Antirheumatika (NSAR) wie z. B. Acetylsalizylsäure (1000 mg), Ibuprofen (400-800 mg) oder mit Paracetamol (1000 mg) zu kupieren. *Kombinationspräparate mit Koffein sind deutlich wirksamer als Monopräparate.*

Wichtig:

Diese Präparate sind jedoch mit hohen Risiken verbunden einen medikamenteninduzierten Kopfschmerz zu entwickeln und sollten nicht in allzu hoher Frequenz eingenommen werden. Ein zusätzliches Abhängigkeitspotential ist zudem bei der Kombination mit Koffein gegeben, das zwar eine stimulierende und analgetische Wirkung hat, aber leider bei regelmäßiger Einnahme sowohl das Risiko eines Medikamentenübergebrauchs-Kopfschmerzes als auch eines Entzugskopfschmerzes nach Absetzen riskiert.

Schwere Migräneattacken

Triptane: Bei Patienten mit schweren Migräneattacken oder bei Migräne, die nicht auf freiverkäufliche Analgetika und NSAR anspricht, sind selektive Serotonin-5HT Rezeptoragonisten, die Triptane, die Medikamente der ersten Wahl. Diese stellen aktuell die effektivste orale Therapie dar. Inzwischen sind 7 verschiedene Triptane erhältlich, die sich hauptsächlich in ihren pharmakokinetischen Eigenschaften unterscheiden. Das erste erhältliche Triptan war das Sumatriptan, schnell gefolgt von Zolmitriptan, Naratriptan, Rizatriptan, Almotriptan, Eletriptan und Forvatriptan.

Sowohl Zolmitriptan als auch Sumatriptan stehen auch zur nasalen Applikation zur Verfügung. Sumatriptan kann auch subkutan verabfolgt werden.

Vergleich der Triptane

Die Triptane führen etwa bei 60-70 % aller Patienten zu einer Abnahme der Kopfschmerzintensität innerhalb von 2 Stunden. Im Vergleich aller Triptane untereinander besitzt Sumatriptan subcutan die beste und auch die schnellste Anspruchrate, jedoch auch die höchste Nebenwirkungsrate. Eine Metaanalyse oraler Triptane zeigte, dass 10 mg Rizatriptan und 80 mg Eletriptan am schnellsten wirken, während Naratriptan und Forvatriptan erst nach bis zu 4 Stunden wirksam werden. Aufgrund der langen Halbwertzeit von Naratriptan und Eletriptan weisen diese jedoch eine geringere Rate von Wiederkehrkopfschmerzen auf.

Wichtig für die Praxis: Die wirksamsten Substanzen in Bezug auf Schmerzfreiheit nach 2 Stunden sind Rizatriptan (10 mg) und Almotriptan (12,5 mg).

Nebenwirkungen

Insgesamt besitzen Triptane ein geringes Nebenwirkungsspektrum. Ihre wichtigsten Nebenwirkungen sind Parästhesien (2-5 %), Schwindel (2 %), Engegefühl in Hals/Thorax (2 %) und Nackenschmerzen (2 %). Aufgrund des vasokonstriktorischen Potentials sind Triptane bei Patienten mit kardio- bzw zerebrovasculären Vorerkrankungen kontraindiziert. Die bei Applikation von Sumatriptan sehr selten zu beobachtenden schweren Nebenwirkungen wie Myocardinfarkt, schwere Herzrhythmusstörungen und Schlaganfall traten bisher nur bei Patienten mit den genannten Kontraindikationen oder bei falscher Diagnosestellung auf. Für alle anderen Patienten sind Triptane i.d.R. eine sichere und effektive Akuttherapie.

Wichtig für die Praxis: Stellen sich Patienten mit einer akuten Migräneattacke in der Praxis oder in der Notaufnahme vor, so kann man effektiv durch eine i.v.-Gabe von 1000 mg ASS oder 1000 mg Metamizol schnell helfen.

Wirksamkeit der Triptane

Die Wirksamkeit der Triptane ist am höchsten bei möglichst früher Einnahme, solange die Intensität der Attacke noch gering ist.

Die Patienten sollten also möglichst dazu angehalten werden, ein ausreichend wirksames Präparat, so bald als möglich einzusetzen. Patienten mit sehr hoher Migränefrequenz müssten jedoch zur Vorbeugung eines Medikamentenübergebrauchs-Kopfschmerzes darauf achten, möglichst nicht mehr als 10 Tage im Monat ein Triptan einzunehmen.

Vegetative Begleitsymptomatik

Bei begleitender Übelkeit oder Erbrechen empfiehlt sich sowohl bei Anwendung von Analgetika als auch bei Triptanen eine Kombination mit einem Antiemetikum (z. B. Metoclopramid 10-20 mg pd oder Domperidon 20-30 mg pd). Es wird zusätzlich zur Minderung der Übelkeit auch noch die Resorption im Gastrointestinaltrakt verbessert.

Prophylaxe

Bei der Prophylaxe wird grundsätzlich zwischen medikamentösen und nichtmedikamentösen Verfahren unterschieden.

Jeder Patient mit Migräne sollte einen möglichst regelmäßigen Schlaf-Wach-Rhythmus einhalten und regelmäßig seine Mahlzeiten einnehmen. Denn Schlafmangel, aber auch zu viel Schlaf und eine Hypoglykämie, können eine Migräneattacke auslösen.

Auch bestimmte Triggersubstanzen wie bestimmte Nahrungsmittel,

Rauchen und Alkohol müssen konsequent gemieden werden. Die *medikamentöse Prophylaxe* ist abhängig von der Einschränkung der Lebensqualität des Patienten. Ihr Ziel besteht in der Reduktion der Frequenz, der Intensität und der Dauer der Attacken. Eine Prophylaxe gilt als erfolgreich, wenn sie zu einer Reduktion der Attackenfrequenz um mindestens 50 % geführt hat.

In den Auflistungen wurden die Substanzen in Dosis und Nebenwirkungen nach Empfehungen der Deutschen Migräne- und Kopfschmerz-Gesellschaft (DMKG) zusammengestellt.

*Nebenwirkungen gegliedert in H=häufig, G=gelegentlich, S=selten
*Kontraindikationen gegliedert in A=absolut, R=relativ

Medikamente der 1. Wahl zur Migräneprophylaxe sind:

Betablocker Metoprolol   Dosis 50-200 mg
Betablocker Propranolol   Dosis 40-240 mg
Betablocker Bisoprolol   Dosis 5-10 mg
Nebenwirkungen*   H: Müdigkeit, Artielle Hypotonie
                     G: Schlafstörungen, Schwindel
                     S: Hypoglykämie, Bronchospasmus,
                     Bradykardie, Magen-Darm-Beschwerden,
                     Impotenz
Kontraindikationen*   A: AV-Block, Bradykardie, Herzinsuffizienz, Sick-Sinus-Syndrom,
                     Astma bronchiale
                     R: Diabetes mellitus,
                     orthostatische Dysregulation, Depression
Kalziumantagonist Flunarizin   Dosis 5-10 mg
Nebenwirkungen*   H: Müdigkeit, Gewichtszunahme
                     G: gastrointestinale Beschwerden,
                     Depression
                     S: Hyperkinesen, Tremor, Parkinsinoid
Kontraindikationen*   A: Leberfunktionsstörungen, Schwangerschaft (Neuralrohrdefekte),
                     Alkoholmissbrauch
Antikonvulsivum Topiramat   Dosis 25-100 mg
Nebenwirkungen*   H: Müdigkeit, Konzentrationsstörungen,
                     Gewichtsabnahme, Parästhesien
                     G: Geschmacksveränderungen, Psychosen
                     S: Engwinkelglaukom

Kontraindikationen*   A: Niereninsuffizienz, Nierensteine, Engwinkelglaukom

Antikonvulsivum Valproat   Dosis 600-1800 mg (off-label)

Nebenwirkungen*   H: Müdigkeit, Schwindel, Tremor
G: Hautausschlag, Haarausfall, Gewichtszunahme
S: Leberfunktionsstörungen

Kontraindikationen*   A: Leberfunktionsstörungen, Schwangerschaft (Neuralrohrdefekte), Alkoholmissbrauch

Medikamente der 2. Wahl zur Migräneprophylaxe sind:

Amitriptylin   Dosis 50-150 mg

Nebenwirkungen*   H: Mundtrockenheit, Müdigkeit, Schwindel, Schwitzen
G: Blasenstörungen, innere Unruhe, Impotenz

Kontraindikationen*   A: Engwinkelglaukom, Prostataadenom mit Restharn

Venlafaxin   Dosis 75-150 mg

Nebenwirkungen*   H: Müdigkeit, Konzentrationsstörungen
S: Impotenzia coeundi et generandi, arterielle Hypertonie

Kontraindikationen*   A: schwere arterielle Hypertonie

Gabapentin   Dosis bis 2400 mg (off-label)

Nebenwirkungen*   H: Müdigkeit, Schwindel
G: Ataxie, gastrointestinale Störungen

Kontraindikationen*   A: schwere Leber- oder Nierenfunktionsstörungen

Naproxen   Dosis 500-1000 mg

Nebenwirkungen*   H: Magenschmerzen

Kontraindikationen*   A: Ulcus ventriculi, Blutungsneigung
R: Astma bronchiale

Azetylsalizylsäure   Dosis 300 mg

Nebenwirkungen*   H: Magenschmerzen

Kontraindikationen*   wie Naproxen

Pestwurz   Dosis 150 mg

Nebenwirkungen*   G: Reflux, Magenschmerzen
S: Leberfunktionsstörungen

Kontraindikationen*	keine
Magnesium	Dosis 600 mg
Nebenwirkungen*	H: Diarrhö
Kontraindikationen*	keine
Mutterkraut	Dosis 3x6,25 mg
Nebenwirkungen*	S: Hautausschlag
Kontraindikationen*	keine
Vitamin B2	Dosis 400 mg
Nebenwirkungen*	keine
Kontraindikationen*	keine

Die Sonderform der menstruellen Migräne erfordert eine Kurzzeitprophylaxe in der Menstruationsphase. Empfohlen wird allgemein die transcutane Gabe eines estradiolhaltigen Präparates als Pflaster oder Gel, die tägliche Einnahme von Naproxen 2x500 mg oder Naratriptan 2x1 mg. Beginn der Prophylaxe ist etwa zwei Tage vor der erwarteten Regel bis zwei Tage danach.

Nichtmedikamentöse Prophylaxe
Hier hat sich die Anwendung der Akupunktur als wirksam erwiesen. Für Patienten, die eine medikamentöse Prophylaxe ablehnen oder deren Nebenwirkungen zu stark sind, ist die Akupunktur durchaus eine Alternative. Auch Verhaltenstraining kann sich positiv auf die Minderung der Migränefrequenz auswirken. Entspannungsverfahren, z. B. progressive Muskelrelaxation nach Jakobson und kognitive Verhaltenstherapie haben, je nach Studie, zu 32-40 % Attackenreduktion geführt. Die Anwendung anderer alternativer Verfahren, wie Homöopathie, Neuraltherapie, manuelle Therapie, Hypnose oder Magnetströme zeigten bisher keine überzeugende Evidenz. Diese Verfahren allein sind jedoch, bei neben der Migräne bestehenden chronifizierten psychosozialen und/oder intrapsychischen Konflikten bzw. einer gleichzeitig bestehenden chronisch-neurotischen oder Persönlichkeitsstörung (was durchaus häufig vorkommt), nicht ausreichend wirksam. Hier ist i.d.R. eine längerfristige ambulante oder zwischenzeitlich auch stationäre Psychotherapie indiziert. Für die Auswahl des jeweiligen Verfahrens (Verhaltenstherapie, psychodynamisch oder psychoanalytisch orientiert) ist das Beschwerdenbild an sich, aber auch die persönliche Problematik und Persönlichkeit des Patienten ausschlaggebend.

Häufig erfolgt die Psychotherapie *„einschleichend"*, d. h. zunächst umschriebene, symptomorientierte Psychoeduktion oder Entspannungsverfahren, um zunächst einmal ein Gefühl für die Leib-Seele-Zusammenhänge zu vermitteln. Danach können, bei Übereinstimmung, längerfristige, tiefergehende Psychotherapieverfahren in Angriff genommen werden.
Neuere Studien von Holroyd et al. (2010) weisen darauf hin, dass eine Kombination von Betablockern mit Verhaltenstherapie die überzeugendste Prophylaxe darstellt. Nach 10 Monaten Behandlung war die Kombinationstherapie gegenüber den verglichenen Behandlungen mit 77 % Erfolg (gegenüber 40 %, 34 % und 36 %) deutlich überlegen.

III.6.2 Spannungskopfschmerzen

Der Spannungskopfschmerz (episodisch und chronisch) zählt zu den primären Kopfschmerzen und ist durch leichte bis mäßige Kopfschmerzen ohne ausgeprägte Begleitsymptomatik charakterisiert. Von allen Kopfschmerzformen ist der episodische Spannungskopfschmerz (SKS) die häufigste.
Die Lebenszeitprävalenz beträgt bei Erwachsenen weltweit 46 %, in Europa sogar 80 % (Frauen:Männer 5:4).
Die chronische Form betrifft etwa 3 % der Bevölkerung.
Die pathophysiologischen Grundlagen vom Spannungskopfschmerz sind bisher nur teilweise bekannt. Beim SKS ohne Störungen der perikraniellen Muskulatur sind wahrscheinlich zentralnervöse Schmerzmechanismen wirksam. Beim SKS mit Störungen der perikraniellen Muskulatur vermutet man sowohl zentralnervöse als auch periphere Schmerzmechanismen. Nach diesen Ansätzen werden die Störungen zentraler antinozizeptiver Systeme durch den Endorphin- und Serotoninstoffwechsel vermittelt und sind entweder konstitutionell oder durch spezifische Erfahrungen (Stress, Hilflosigkeit und Depression) bedingt (Bischoff et al., 2003).
Spannungskopfschmerz mit Störungen der perikraniellen Muskulatur entsteht wahrscheinlich durch zusätzliche in der Muskulatur verankerte Störungen im Muskelstoffwechsel.
Als Störung der perikraniellen Muskulatur gilt nach den derzeit gültigen Kriterien der IHS eine erhöhte Schmerzempfindlichkeit der Muskeln (*Tenderness*) und/oder eine muskuläre Überaktivität.

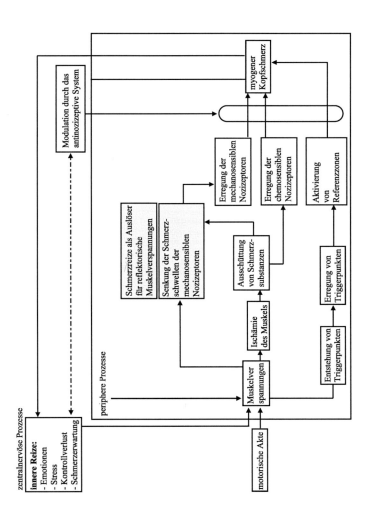

Abb. 24: Physiologische Vorgänge beim Spannungskopfschmerz mit Störungen der perikraniellen Muskulatur, nach Bischoff et al., 2003

Hinsichtlich seiner neurophysiologischen Organisation ist Muskelschmerz dem Oberflächenschmerz sehr ähnlich. Er wird von spezifischen Nozizeptoren signalisiert. Die Schmerzqualität ist eher diffus und geht mit autonomen Reaktionen einher.

Ein Fallbericht (nach Bischoff, C. et al.)

Herr M., 29 Jahre, verheiratet, 2 Kinder, als Sachbearbeiter tätig, leidet seit 8 Jahren an Kopfschmerzen. Seit einem Suizidversuch vor 2 Jahren, im Zusammenhang mit einer Kündigung seiner vorhergehenden Arbeitsstelle, treten die Kopfschmerzen verstärkt auf. Gegenwärtig im Durchschnitt zweimal pro Woche mit einer Intensität von 30-70 auf einer 100-Punkte-Skala. Die Kopfschmerzen beginnen meistens im Schulter- und Nackenbereich und ziehen beidseits wie ein Hutband um den Kopf zur Stirn. Ihre maximale Intensität erreichen sie innerhalb von drei bis fünf Stunden, nach spätestens der nächsten Nacht klingen sie ab. Ort intensivster Schmerzen ist die rechte Stirnseite und die Schläfe. Die Schmerzqualität ist ziehend, drückend und spannend. Der Patient nimmt ausdrücklich keine Medikamente.

Nach dem Suizidversuch fürchtet er sich vor der Einnahme von Medikamenten jedweder Art. Die somatischen Untersuchungen erbrachten keinen Anhalt für eine organische Ursache. Der Patient hatte zunächst eine Elektrikerlehre begonnen, die aber wegen eines starken Sehfehlers abgebrochen. Nach der folgenden Zimmermannslehre schloss er ein Technikerstudium erfolgreich ab. Mit 26 Jahren heiratete er, seine Frau kannte er schon seit dem 16. Lebensjahr. In seiner ersten Stelle wurde ihm schon nach einem halben Jahr gekündigt. Dem folgte eine starke depressive Reaktion mit Suizidversuch. Seine derzeitige Arbeitsstelle vermittelte ihm seine Ehefrau in dem Betrieb, in dem sie schon lange arbeitet.

Als wesentliche Kindheitserinnerung berichtet der Patient, dass ihn sein Vater oft brutal geschlagen habe, meist im Gesicht und am Kopf, überwiegend wegen schulischer Schwierigkeiten. Damals habe er auch oft Kopfschmerzen gehabt. Seit dieser Zeit versucht er alles mit sich selbst auszumachen.

Der Patient erlebt seine Kopfschmerzen fast ausschließlich als wetterbedingt. Das Symptom wird daher in abwehrender Weise gedeutet. Erstes diagnostisches und therapeutisches Ziel ist deshalb eine Wahrnehmungsschärfung des Patienten für solche Ereignisse,

die in zeitlicher Nähe (und Ursache?) stehen. Er wird daher ange-
leitet ein Kopfschmerztagebuch zu führen. Damit gelingt es, die
Symptome aus ihrer scheinbaren Isoliertheit herauszulösen und mit
anderen Ereignissen in Verbindung zu bringen.

Daraufhin schälen sich typische Kopfschmerz auslösende Situati-
onen heraus, die durch Gefühle von Kontrollverlust gekennzeichnet
sind und mit starker körperlicher Erregung einhergehen. Es fehlt
dem Patienten an adäquaten Fähigkeiten zu deren Bewältigung.

Ein Beispiel vom Arbeitsplatz zeigt diese Bedingungen deutlich:
Eine Teamarbeit ist zu erledigen, der Vorgesetzte gibt einen zusätz-
lichen Auftrag. Der Patient nimmt daraufhin an, dass ihn der Vor-
gesetzte aus der Fassung bringen will. Diese Annahme ähnelt den
Empfindungen, die er als Junge gegenüber dem Vater gehabt hat.
Er überträgt seine biographischen Erfahrungen wahrscheinlich in
seinen Arbeitsalltag. Mit großer Anstrengung zwingt er sich, seine
starke innere Beteiligung zu unterdrücken und konzentriert weiter
zu arbeiten .Die Kopfschmerzen setzen prompt ein.

Von besonderer Bedeutung sind weiterhin Interaktionsprobleme mit
seiner Frau, die sich wegen Angstzuständen und herzneurotischer
Beschwerden ebenfalls in psychotherapeutischer Behandlung befin-
det. Die Probleme der Ehepartner sind eng auf einander bezogen.
Geht der Patient auf die Angstzustände seiner Frau gleich fürsorg-
lich ein, so bewirkt das eine sofortige Entlastung bei ihr, führt aber
bei ihm zu Kopfschmerzen.

Versucht der Patient die Angst seiner Frau zu ignorieren, so bleibt
er zwar zunächst von Kopfschmerzen verschont, seine Frau jedoch
„dreht fast durch". Deshalb hat er dann meist doch noch „ein
Erbarmen" und beruhigt sie, was dann prompt bei ihm zu Kopf-
schmerzen führt.

Die Kopfschmerzen sind, selbst bei maximaler Ausprägung, für den
Patienten kein Anlass sich zu schonen. Er treibt seine Arbeit selbst
dann weiter, wenn ihm vor lauter Schmerz schwindlig geworden ist.
Zustände der Entspannung sind für ihn mit Unlust verbunden. Es
gelingt ihm nicht, sich an die unterschiedlichen Anforderungen
anzupassen. Dabei werden gelegentlich Verhaltensweisen ange-
wandt, die möglicherweise im Jugendalter bei Konflikten hilfreich
waren, jetzt aber nicht mehr funktionieren.

Die Diagnose

Die Diagnose lässt sich anhand der Anamnese und der klinischen Untersuchung stellen. Der Spannungskopfschmerz manifestiert sich mit einem leichten bis mittelmäßigen, holocephalen, dumpf drückenden Kopfschmerz mit einer Dauer von 30 min bis zu mehreren Tagen. Häufig schildern die Patienten den Schmerz als „Ring um den Kopf" oder vergleichen ihn mit „dem Kopf in einem Schraubstock". Es besteht allenfalls eine leichte Begleitsymptomatik.

Differentialdiagnostisch verwertbar ist die fehlende Verstärkung durch körperliche Aktivität.

Chronischer Spannungskopfschmerz liegt vor, wenn der Kopfschmerz mindestens drei Monate, mehr als 15 Tage pro Monat oder mehr als 180 Tage im Jahr auftritt. Ihm geht oft eine episodische Verlaufsform voraus, die sich im Laufe der Zeit chronifiziert. Bei ihm ist die Medikamentenanamnese von besonderer Bedeutung, um ihn von einem medikamenteninduzierten Kopfschmerz abgrenzen zu können.

Während der episodische Spannungskopfschmerz von den meisten Patienten gut selbst behandelt werden kann, führt die chronische Verlaufsform zu einer ausgeprägten Einschränkung der Lebensqualität und zu hohen sozioökonomischen Kosten.

Diagnoseübersicht für den Spannungskopfschmerz (IHS, 2004)

A   Kopfschmerz hält 30 min bis zu 7 Tage an
B   Kopfschmerz weist mindestens 2 der folgenden Charakteristika auf
  • beidseitige Lokalisation
  • Schmerzqualität drückend oder brennend, nicht pulsierend
  • leichte bis mittlere Schmerzintensität
  • keine Verstärkung durch körperliche Routineaktivität wie Gehen oder Treppensteigen
C   folgende Punkte sind erfüllt:
  • höchstens eines ist vorhanden: milde Übelkeit oder Photo- oder Phonophobie
  • weder Erbrechen noch mittlere bis starke Übelkeit
D   nicht auf eine andere Krankheit zurückzuführen

Therapie

Die meisten Patienten behandeln ihren Spannungskopfschmerz selbst mit frei erhältlichen Analgetika oder NSAR. Es gibt vergleichsweise wenig randomisierte Studien. Die beste Evidenz besteht demnach für orale ASS (500-1000 mg), 75 % aller Patienten berichten über eine Besserung nach 2 Stunden nach Einnahme von Aspirin. Auch die Behandlung mit NSAR wird gelegentlich durch gastrale Beschwerden eingegrenzt. Allenfalls kann Paracetamol (1000 mg) ebenso wirksam sein. *Die Kombination mit Koffein ist bei allen Präparaten den Monopräparaten überlegen, hat allerdings ein höheres Risiko.*

Prophylaxe

Bei chronischem Spannungskopfschmerz sollte eine Prophylaxe versucht werden. In der medikamentösen Prophylaxe sind *trizyklische Antidepressiva* immer noch erste Wahl. Die beste Evidenz ist für Amitriptylin (25-150 mg) nachgewiesen, Doxepin (50-150 mg), Imipramin (30-150 mg) und Clomipramin (75-150 mg) haben sich in kleineren Studien ebenfalls als wirksam erwiesen. Ebenso kann Mirtazapin (15-45 mg) eingesetzt werden (Neeb et al., 2010).

SSRI haben bisher keine prophylaktischen Effekte gezeigt. Als Medikament mit ganz anderem Wirkmechanismus hat sich der Alpha-Antagonist Tizamidin (6-24 mg) erwiesen. Allerdings ist mit Müdigkeit und Mundtrockenheit als Nebenwirkung bei einer Überschreitung von 8 mg zu rechnen.

Die nichtmedikamentöse Therapie

Sie sollte einen größeren Stellenwert als bisher erhalten und kann durchaus auch parallel zur medikamentösen Behandlung erfolgen. Eine Kombination hat eindeutig bessere Chancen.

Besonders bewährt haben sich *Entspannungsverfahren,* 50 % der Patienten berichten über eine Reduktion der Symptome z. B. durch progressive Muskelrelaxation nach Jakobson. Die Kombination mit Amitriptylin und einer Stressbewältigungsstrategie steigert die Erfolgsrate.

Ebenso kann Akupunktur zu einer Reduktion der Kopfschmerzfrequenz führen. Für die Anwendung von Chirotherapie, manuelle Therapie oder Massagen ließ sich keine ausreichende Evidenz nachweisen.

Psychotherapie

Im Vordergrund der verschiedenen psychotherapeutischen Verfahren steht zunächst einmal das Ziel, dass die Betroffenen körperliche Vorgänge, wie z. B. die Muskelreaktionen, mit psychischen bzw. zwischenmenschlichen Ereignissen in Zusammenhang zu bringen lernen.

Insbesondere bei behavioralen Therapieformen ist die Wirksamkeit bei Spannungskopfschmerz mit einer Reduktion um 50 % gut belegt. Es wird empfohlen, dass in leichteren Fällen der Hausarzt das Heft in der Hand behält und er nur die wenigen komplizierteren Fälle dem Fachkollegen überweist (wie z. B. im Falle einer Persönlichkeitstörung).

III.6.3 Trigeminoautonome Kopfschmerzen

Unter dem Begriff trigeminoautonome Kopfschmerzen werden primäre Kopfschmerzen zusammengefasst, die charakteristisch unilateral lokalisiert sind und von spezifischen autonomen Syndromen (Rhinorrhoe, Horner-Syndrom, Lakrimation, konjunktivale Injektion) begleitet werden. Zu diesen Syndromen gehören in erster Linie die *Cluster-Kopfschmerzen, aber auch Paroxysmale Hemicranie, das SUNCT-Syndrom und die Hemicrania continua.*

	Cluster-Kopfschmerz	Paroxysmale Hemicrania	SUNCT	Hemicrania continua
Geschlecht (w:m)	1:4	3:1	1:1,2	2:1
Schmerzcharakter	stechend, bohrend	stechend, bohrend	brennend, stechend, schneidend	
Intensität	stark 10/10	stark 8-10/10	moderat 8/10	mäßig bis stark
Attackenfrequenz	1-8/d	1-40/d	3-200d	andauernd

	Cluster-kopfschmerz	Paroxysmale Hemikranie	SUNCT	Hemicrania continua
Attacken-dauer	15-180 min	2-30 min	5-240 s	andauernd
Indometaci-neffekt	nein	ja	nein	ja
Akutthera-pie	• Sauerstoff • Sumatriptan s.c. • Zolmitriptan nasal • Xylocain na-sal	keine	keine	keine
Prophylaxe-therapie	• Prednisolon • Verapamil • Lithium • Topiramat	• Indometa-cin • COX-2-Hemmer	• Lamot-rigen • Topira-mat • Gaba-pentin	• Indometa-cin • COX-2-Hemmer

Abb. 25: Übersicht der trigeminoautonomen Kopfschmerzen, nach Neeb et al., 2010

III.6.3.1 Clusterkopfschmerz

Der Clusterkopfschmerz gehört zu den schmerzintensivsten Kopf-schmerzerkrankungen überhaupt. Die Erkrankung ist relativ selten. Die Prävalenz liegt zwischen 0,1-0,49 %. Männer sind im Verhältnis zu Frauen wie 3-4 zu 1 deutlich häufiger betroffen. Das Erkrankungsalter liegt zwischen dem 18. und dem 40. Lebens-jahr. Attacken treten jahreszeitlich gehäuft im Frühjahr und Herbst in *Episoden = Cluster* auf. Die Episodenlänge schwankt individuell zwischen 6-12 Wochen, kann jedoch auch Monate umfassen. In ca. 5 % der Fälle hat sich der Clusterkopfschmerz als ererbt nach einem autosomal-dominanten Vererbungsmuster erwiesen.

III.6.3.1 Clusterkopfschmerz

Klinik
Der Clusterkopfschmerz tritt grundsätzlich unilateral auf. Es ist jedoch bei ca. 15 % der Patienten ein Seitenwechsel innerhalb einer Episode beobachtet worden. Die Attacken sind mitunter schwerster Intensität mit einer Dauer von 15-180 min und einer Frequenz von 1-8 Attacken in 24 Stunden.

In der Attacke können folgende Symptome ipsilateral zum Kopfschmerz auftreten: konjunktivale Injektion, nasale Kongestion, Rhinorrhoe, Ptosis, Augenlidödem und/oder Schwitzen im Bereich des Gesichtes.

Während der Attacke ist die Mehrzahl der Betroffenen psychomotorisch unruhig, was als *„pacing around"* bezeichnet wird. Bisweilen sind die Patienten auch aggressiv gestimmt.

Die Diagnoseübersicht für den Clusterkopfschmerz (IHS, 2004)

A mindestens 5 Attacken, die die Kriterien B-E erfüllen

B starke bis sehr starke, einseitig orbital, supraorbital und/oder temporal lokalisierte Schmerzattacken,
die unbehandelt 15-180 min anhalten

C begleitend tritt wenigstens eines der nachfolgenden Charakteristika auf:
  • ipsilaterale konjunktivale Injektion und oder Lakrimation
  • ipsilaterale nasale Kongestion und /oder Rhinorrhoe
  • ipsilaterales Lidödem
  • ipsilaterales Schwitzen im Bereich der Stirn oder Gesichts
  • ipsilaterale Miosis und/oder Ptosis
  • körperliche Unruhe und Agitiertheit

D Attackenfreuquenz liegt zwischen 1 Attacke jeden 2.Tag und 8 Attacken/d

E nicht auf eine andere Krankheit zurückzuführen

Differentialdiagnose
Wichtigste Differentialdiagnosen sind symptomatische unilaterale Kopfschmerzsyndrome durch Gefäßanomalien oder Metastasen im Bereich der vorderen oder mittleren Schädelgrube. Aus diesen Gründen ist eine zerebrale MRT-Bildgebung bei jeder Neudiagnose erforderlich.

Therapie

In der *Akuttherapie* kommen aufgrund der kurzen Attackendauer ausschließlich parenterale oder nasal verabreichte Medikamente zum Einsatz.

Triptane: Sumatriptan s.c. (6 mg über Autoinjektor) ist die schnellste und effektivste Behandlung und Mittel der Wahl. Bestehen Kontraindikationen gegen Triptane kommt eventuell alternativ Xylocain intranasal auf der Seite des Kopfschmerzes zum Einsatz.

Sauerstoff: Die Inhalation von 100 % Sauerstoff mit einer Flussrate von 7-12 Liter/Minute über eine Maske, führt bei 70 % der Patienten ebenfalls schnell und effektiv (ca. 15 min) zur Schmerzminderung. Vorteil sind hier die fehlenden Nebenwirkungen, der Nachteil ist die eingeschränkte Mobilität. Da es aber inzwischen mobile Geräte gibt, ist dieser Nachteil durchaus ausgleichbar. Bei chronischem Clusterkopfschmerz tritt der Sauerstoffeffekt leider nicht so prompt ein.

Prophylaxe

Jeder Clusterkopfschmerzpatient sollte während der Episode auch eine präventive Therapie erhalten. Ziel ist die schnelle Attackenreduktion, Episodenverkürzung und Remissionserhaltung.

Kortikosteroide sind bei episodischem Kopfschmerz hoch effektiv. Die initiale Dosis beträgt 100 mg/d über 5 Tage und wird danach alle 2 Tage um 20 mg reduziert. Alternativ kann auch eine initiale i.v.-Stoßtherapie von 500-1000 mg über 3-5 Tage mit anschließendem Ausschleichen mit Tabletten durchgeführt werden.

Zur *Langzeitprävention* hat sich Verapramil als Basistherapeutikum bewährt. Beginnend mit 160 mg/d kann unter EKG-Kontrolle in Abhängigkeit evtl. Nebenwirkungen (z. B. Ödemeoder Bradykardie) eine langsame Aufdosierung erfolgen. Für Lithium zeigt sich eine bessere Wirkung bei chronischem Cluster-Kopfschmerz. Die Dosissteigerung erfolgt langsam in Abhängigkeit vom Serumspiegel, der zwischen 0,8-1,0 ng/ml liegen soll. Für die Lithiumtherapie ist aufgrund der geringen therapeutischen Breite eine gute Compliance erforderlich.

Andere Therapieverfahren werden in 10-20 % der Fälle erforderlich. Ausschließlich für therapieresistente Patienten kommen invasive Eingriffe in Frage. Überholt sind inzwischen die Radiofrequenzablation, Thermo- oder Kryokoagulation des Ggl.,

Trigeminale oder Rhizotomie des N. Trigeminus. Anders stellen Neurostimulationstechniken, wie die elektrische Dauerstimulation des N. occipitalis major oder die Tiefenhirnstimulation des posterioren Hypothalamus neue Ansätze dar, deren Risiken aber auch berücksichtigt werden müssen.

Psychosomatische Aspekte
Generell scheinen sich Erstmanifestation und periodischer Verlauf unabhängig von psychischen oder psychosozialen Einflüssen zu entwickeln, so dass auf den ersten Blick der Eindruck einer *„organischen Ursache"* entsteht. Die individuellen Verläufe zeigen aber auch hier wesentliche psychosoziale Hintergründe oder Betroffenheiten, die es zu verstehen gilt.

III.6.4 Medikamenteninduzierter Kopfschmerz
Synonyma: analgetikainduzierter Kopfschmerz,
Medikamentenübergebrauchs-Kopfschmerz

Im Verlauf der bisherigen Ausführungen wurde schon wiederholt auf die Möglichkeit der Entstehung von *Medikamentenübergebrauchskopfschmerzen (MÜK)* hingewiesen. Es ist ein *sekundärer* Kopfschmerz.
Man spricht von einem Medikamentenübergebrauchskopfschmerz bei häufigem oder täglich konstantem Kopfschmerz, bei regelmäßiger oder übermäßiger Einnahme von Schmerzmitteln.
Dabei ist jedoch die Häufigkeit der Einnahme (Einnahmetage pro Monat) entscheidend. Anhand der verwendeteten Substanzen (z. B. Ergotamin, Triptan, Analgetika, Opiat oder Mischpräparate) kann bei Bedarf noch eine Unterteilung vorgenommen werden.
Nach der *Definition der IHS* bestehen mehr als 15 Kopfschmerztage monatlich bei regelmäßiger Medikamenteneinnahme von mehr als 3 Monaten.
Die Diagnose gilt als gesichert, wenn innerhalb von 2 Monaten nach Absetzen des Medikamentes eine eindeutige Besserung eintritt.

Epidemiologie
Studien haben gezeigt, dass 1-2 % der Weltbevölkerung an chronischem Kopfschmerz im Zusammenhang mit zu häufiger Einnahme von Schmerzmitteln leidet.

In speziellen Kopfschmerzambulanzen liegt die Häufigkeit bei 10 % der Patienten. Frauen sind im Verhältnis zu Männern von 3,5:1 häufiger betroffen.

In der Häufigkeit sind in fallender Abfolge analgetische Mischpräparate, analgetische Monopräparate, Triptane, Opiate/Opioide und Ergotamine ursächlich beteiligt.

Klinik

Die Symptomatik zeigt ein weites Spektrum und kann sowohl Charakteristika einer Migräne oder eines Spannungskopfschmerzes enthalten. Die Lokalisation ist meistens *bilateral*, der Charakter ist dumpf bis pulsierend und in der Intensität i.d.R. mäßig bis hoch. Charakteristisch ist ein fehlendes Ansprechen auf eine Medikamenteneinnahme sowie anfängliche Zunahme bei Entzug.

Eine sorgfältige Anamnese und das Vorhandensein eines Kopfschmerzkalenders führen sehr bald auf die Spuren des MÜK.

Die Diagnose gilt allerdings erst nach erfolgreichem Entzug als gesichert.

Diagnosekriterien nach IHS 2004

- A   15 Kopfschmerztage pro Monat
- B   Medikamenteneinnahme über mindestens 3 Monate
- C   Ergotamine, Triptane, Mischpräparate >10 Einnahmetage pro Monat
- D   Analgetika > 15 Tage pro Monat
- E   Zunahme der Kopfschmerzen unter Analgetikatherapie
- F   Verbesserung 2 Monate nach Entzug

Risikofaktoren

Patienten mit Migräne oder Spannungskopfschmerz haben ein erhöhtes Risiko.

Ein weiteres Risiko entsteht durch einen niedrigen sozioökonomischen Status. Darüber hinaus sind psychologische Faktoren wie berufliche oder familiäre Stresssituationen oder die Komorbidität mit psychischen Erkrankungen wichtige akzelerierende Faktoren.

Therapie

Die einzige Möglichkeit den Medikamentenübergebrauchskopfschmerz zu behandeln ist der Medikamentenentzug!

Dieser kann wahlweise entweder ambulant oder stationär erfolgen. Eine hohe Motivation ist eine wichtige Voraussetzung, außerdem ein tragfähiges soziales Umfeld und ein stabiles Arzt-Patienten-Verhältnis. Bei psychotropen Substanzen ist eine stationäre Behandlung sicherer. Neuerdings hat sich eine Prophylaxe vor dem Entzug mit Topiramat bewährt.

Entzugssyndrome treten auch nach langsamem Ausschleichen unter stationären Bedingungen auf, die anfangs von heftigen Kopfschmerzen gekennzeichnet und mit vielfältigen vegetativen Symptomen (Nausea, Erbrechen, Hypotonie, Tachycardie) und auch psychischen Symptomen (Angst, Agitiertheit, Unruhe, Schlafstörungen) verbunden sind. Bereits unmittelbar danach bessern sich die Kopfschmerzen deutlich.

Es sollte sofort wieder mit einer Prophylaxe gegen den ursprünglichen Kopfschmerz begonnen werden, da diese jetzt wieder erfolgreich sein kann.

Eine strikte Limitierung der auslösenden Medikamente muss von nun an garantiert werden.

Prognose

Anhand von epidemiologischen Studien unterscheiden sich ambulante von stationären Behandlungen im Hinblick auf den Erfolg des Entzugs mit 75 % nicht. Die Erfolgsquote ist dabei als signifikante Reduktion (>50 %) der Kopfschmerztage definiert.

Langzeitstudien zeigen eine Rückfallquote von 40-60 % nach 4-6 Jahren.

Prädiktoren für den Rückfall sind die primäre Kopfschmerzerkrankung, die missbräuchlich verwendete Substanz und die Dauer des Medikamentenübergebrauchs. Dabei zeigen Patienten, die unter Triptanbehandlung stehen, die geringste Rückfalltendenz.

III.7 Rückenschmerz

Rückenschmerzen sind inzwischen die *Volkskrankheit* geworden. Sie werden als eine der *„größten Herausforderungen für das Gesundheitswesen"* in den Industrieländern angesehen (Jäckel und Geerdes, 1988). Trotz deutlicher Erleichterungen am Arbeitsplatz und Optimierung der Schutzvorschriften sowie zunehmend verbesserter diagnostischer und therapeutischer (operativer) Maßnahmen, steigen die Ausgaben *durch Rückenschmerzen* ständig an. Besonders durch vermehrte Belastungen infolge eingeschränkter Arbeits- und Erwerbsfähigkeit und therapiebedingter Ausgaben (OP) sowie Rehamaßnahmen.

Bei der einseitigen Orientierung auf körperliche Entlastung ist es zu einer weitgehenden Vernachlässigung der Wechselwirkungen von somatischen, sozialen und psychischen Einflüssen bei der Entstehung und Aufrechterhaltung von Rückenschmerzen gekommen. Dabei wurde der Chronifizierungsprozess zu sehr aus den Augen verloren.

Epidemiologie und Kosten

In Deutschland sind die Rückenschmerzen noch häufiger als in den international vergleichbaren übrigen Industrieländern.

Die Lebenszeitprävalenz beträgt hier über 80 %, *die Punktprävalenz* liegt bei etwa 40 % (Rasp und Kohlmann,1993).

Die Schwerpunkte der medizinischen Betreuung liegen im ambulanten und Rehabilitationssektor.

Der Anteil an stationären Rehamaßnahmen liegt bei 36 %.

Daraus ergibt sich, dass *Rückenschmerzen die mit Abstand häufigste Ursache von Arbeitsunfähigkeit, gerechnet nach Tagen und Fällen* sind.

Rückenschmerzen verursachen in Deutschland pro Jahr:

- Kosten von ca 15-17 Milliarden Euro (Bolten et al.,1998)
- 3,7 Millionen Fälle von Arbeitsunfähigkeit (AU)
- 75,5 Millionen AU-Tage (mittlere AU-Dauer 21 Tage, das sind 6 Tage über dem Durchschnitt (StBA, 1998)
- 15 % aller AU-Tage (GBE)
- über 53.610 Frühberentungen, 18 % aller Frühberentungen, GBE

- über 270.000 stationäre Behandlungsfälle (GBE)
- 1,8 % aller Krankenhausfälle und 2,2 % aller Krankenhaustage
- bei 22 % der Patienten mit stationärer Behandlung erfolgte eine OP (GBE)

Anatomie

Als Halte- und Stützapparat bildet die Wirbelsäule die Körperachse und schützt das im Wirbelkanal liegende Rückenmark.

Die Bewegungsfähigkeit der 24 Wirbelsegmente wird durch Gelenke, Bänder und Muskeln ermöglicht. Die Wirbelkörper und die Bandscheibe sind die ventralen Anteile eines Bewegungssegmentes. Sie haben sowohl eine statische Aufgabe als auch eine Funktion für die Verteilung und Dämpfung axialer Kräfte. Der dynamischere dorsale Anteil besteht aus Gelenkflächen, Wirbelbögen und Dornfortsätzen.

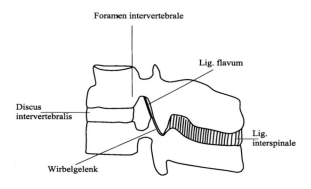

Abb. 26: Ein Bewegungssegment der Wirbelsäule

Evolutionäre Hintergründe

„Schuld" an der geringen Belastbarkeit unserer Wirbelsäule hat nach Ansicht vieler Experten die evolutionäre Entwicklung des Menschen. Vor Millionen von Jahren wurde die Aufrichtung zum bipedalen Gang, in den Weiten der Savannen, in denen damals unsere Vorfahren lebten, überlebensnotwendig.

Die entscheidenden Schritte der Weiterentwicklung des Menschen brachte der Lauf der Zeit. Die Hände wurden frei, zur Verwendung von Werkzeugen und Waffen, der Kiefer war daher kein *Gerät* mehr zum Zupacken, sondern nur noch zum Kauen leichterer Kost, und bildete sich daher zurück.

Doch die entscheidende Weiterentwicklung unseres Hirnvolumens um das Dreifache, *„Lucy hatte nur ein Hirnvolumen von 450 ml"*, wurde erst möglich, durch die Vergrößerung des Geburtskanals und die Drehung des Kopfes während des Geburtsaktes.

Dazu musste sich der Beckenausgang erweitern. Das wurde erst möglich durch die massive Entwicklung der Gesäßmuskulatur, kein Primat hat so einen wunderschönen *„sexy"* Po wie der Mensch.

Eine direkte pyramidale Anbindung der Arme an den praemotorischen Kortex (im Gegensatz zu den Beinen), eine Besonderheit des Menschen (Suske), ermöglicht präzise und sehr differenzierte Bewegungsabläufe.

Damit wurden auch *Erfassen und Begreifen* im unmittelbaren Sinnbezug, also zur geistigen Imitation durch Gestik zur Verständigung möglich und gleichzeitig wesentliche Voraussetzungen zur besseren sozialen Entwicklung innerhalb der Menschengruppen geschaffen.

Mit der fortschreitenden Entwicklung wurde die Verständigung untereinander immer wichtiger und förderte das gegenseitige Lernen und die Entwicklung der Sprache und damit des Gehirns.

Mit dem aufrechten Gang entstanden aber auch noch andere Entwicklungen, denn die geringe Belastbarkeit hält den ständigen Belastungen nicht ausreichend stand.

Der Rücken hat nicht nur das eigene Körpergewicht zu tragen und auszubalancieren, sondern er wird zusätzlich zur Fortbewegung, zu der er in der Savanne vordergründig diente, allerhand modernen Zumutungen ausgesetzt.

Dauerhafte Anspannung ohne erholsame und entspannende Pausen, z. B. durch Dauersitzen in der Schule, beim Autofahren oder am Arbeitsplatz, angespannte Dauerhaltungen z. B. am Fließband, bedeuten permanente Überforderung. Dazu kommen ganz wesentlich, und das werden wir bei den weiteren Betrachtungen erleben, vor allem im Rahmen der Chronifizierung, die permanenten und pausenlosen psychischen Anspannungen, denen der moderne Mensch ständig ausgesetzt ist und die vor allem zu Überforderungen des Rückens führen.

Anamnese

Anhand der Anamnese ergeben sich die ersten Hinweise auf die Ursachen der Rückenschmerzen. Diese können *radikulär* oder *pseudoradikulär* sein.

Radikuläre Schmerzen werden durch mechanischen Druck auf eine Nervenwurzel verursacht und lassen sich problemlos diesen zuordnen. Daher entspricht die Schmerzausdehnung den sensiblen Dermatomen.

Pseudoradikuläre Schmerzen gehen von Bandscheiben, Gelenken oder Bändern der WS aus. Sie können ausstrahlend empfunden werden und lassen sich nicht segmental zuordnen.

Veränderungen des Muskeltonus führen begleitend zu einem Circulus vitiosus von Schmerz, Muskelverspannung und Inaktivität:

Im Sinne des *„Mixed-Pain-Erklärungsmodells"* können immer mehrere Komponenten beteiligt sein.

Ein Schmerz, der eher als brennend, kribbelnd oder einschießend beschrieben wird, weist auf eine neuropathische Ursache hin.

Ein in der Nacht als stark empfundener Schmerz kann möglicherweise entzündlicher Ursache sein. Sind die Schmerzen betont bewegungsabhängig, liegt häufig ein Engpassyndrom vor.

Diese Schmerzen können bei Ausstrahlung ins Bein radikulär durch Druck auf eine Nervenwurzel entstanden sein.

Bei Einschränkung der Gehstrecke, ohne Vorliegen einer arteriellen Verschlusskrankheit, kann die Enge des Wirbelkanals, die sogenannte *„spinale Stenose"* sein.

Schon in diesem Arbeitsstadium müssen auch psychosoziale Ursachen mit berücksichtigt werden.

Krankheitsverständnis, offensichtliche Schonung, eine Arbeitsplatz- oder eine Partnerschaftsproblematik, fallen i.d.R. frühzeitig auf. Unerkannt, können diese sehr schnell zur *Chronifizierung* ansonsten harmloser Rückenschmerzen beitragen.

Als Chronifizierung wird die Phase vom akutem zum chronischen Schmerz bezeichnet. Es gibt hier kein genau definierbares Zeitintervall. Es ist auch in jedem Fall ein mehrdimensionaler Prozess. Die Aufmerksamkeit sollte, wie bei jeder Schmerzform, von vornherein darauf gerichtet sein, diesen Prozess möglichst zu verhindern. Die sofortige Diagnostik und Therapie ergibt sich aus spezifischen Hinweisen. Diese sind auch als Warnhinweise zu verstehen und bestehen z. B. in Begleiterkrankungen, wie rheumatische Erkrankungen,

Entzündungen, Tumoren oder neurologischen Erkrankungen. Diese werden insgesamt als rote Flaggen (red flags) bezeichnet.
Die Anamnese ist das wichtigste Instrument in der Hand des Hausarztes. Sie ist die Grundlage für die folgenden Gespräche.
Der Patient mit seiner Rückenproblematik sollte von Anfang an so respektiert werden, wie er sich darstellt. Verständnis und offene Aufklärung sind die sichere Basis für die weitere erfolgreiche Behandlung.

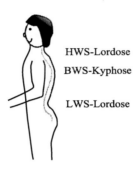

HWS-Lordose

BWS-Kyphose

LWS-Lordose

Abb. 27: Seitliche Sicht der Wirbelsäule

Untersuchung
Der Anamnese folgt die körperliche Untersuchung, bestehend aus Inspektion, Palpation, Bewegungsprüfung, Auskultation und neurologischer Untersuchung.
Anfangs ist es wichtig, sich die gesamte Wirbelsäule und die Körperhaltung anzusehen. In der seitlichen Ansicht lässt sich die Form der WS am besten beurteilen. Normal sind eine Hals-(HWS)-Lordose, eine Brust-(BWS)-Kyphose und eine Lenden-(LWS)-Lordose.
Eine seitliche Fehlstellung muss von dorsal beurteilt werden.
Eine Skoliose mit Schulterhochstand, ein Rippenbuckel, sind immer mit Asymmetrien der Taille verbunden.
Die Betrachtung der Beckenkämme gibt erste Hinweise auf Beinlängendifferenzen und Beckenschiefstand. Einer vermehrten Kyphose der BWS und ein sog. *„Tannenbaumphänomen"* entstehen durch osteoporotische Sinterfrakturen der Wirbelkörper.

Die Palpation von Haut, Fettgewebe, Muskulatur und Knochenvorsprüngen dient der Feststellung von Sensibilisierungsstörungen und Temperaturunterschieden. In der Muskulatur können Atrophien, Verhärtungen oder Irritationspunkte der tiefen autochtonen Muskulatur und Triggerpunkte erfasst werden.

Triggerpunkte sind druckempfindliche Punkte, von denen ein ausstrahlender Schmerz ausgelöst werden kann.

Tenderpoints sind tastbare druckdolente strukturelle Veränderungen in Muskulatur und Bindegewebe *ohne Ausstrahlung.*

Die Bewegungsprüfung besteht zuerst in einer Gangprüfung. Sie wird in ihren Bewegungsausmaßen nach der *„Neutral-O-Methode"* beschrieben. Die Beweglichkeit der Gesamt-WS ergibt sich nach Schober, Ott und dem Finger-Boden-Abstand.

Die Bewegungsprüfung der Ileosakralgelenke wird als Abscherprüfung der Ilio-Sakral-Fuge durchgeführt (Mennel-Zeichen).

Die neurologische Untersuchung dient der Erfassung nervaler Läsionen und ergibt Hinweise zur Unterscheidung zwischen radikulärem und pseudoradikulärem Schmerz.

Die Sensibilität und grobe Kraft einschließlich der segmentalen Kennungsskalen und die Reflexe werden geprüft. Neurologische Ausfälle, Lähmungen und Reflexausfälle deuten auf radikuläre Schäden hin.

Die radiologische Diagnostik dient der weiteren Diagnosefindung, wenn entsprechende Warnsymptome vorliegen, z. B. auf akute Nervenschädigung mit Lähmungserscheinungen. Dann gilt sie als Grundlage für weitere Entscheidungen, evtl. auch der Indikation zur OP. Bei Rückenschmerz ohne neurologische Ausfälle, oder ohne Warnsymptome bei chronifiziertem Schmerz, sind wiederholte radiologische Untersuchungen nicht sinnvoll. Der Wert der radiologischen Diagnostik wird häufig überschätzt, denn es bestehen nur geringe Korrelationen zwischen dargestellten Veränderungen (die sehr häufig sind) und den klinischen Beschwerden. Normale degenerative, nicht aussagefähige, radiologisch nachweisbare Veränderungen müssen sehr sorgfältig interpretiert werden. Diese können eventuell unnötigerweise zur Verunsicherung des Patienten führen, oder, schlimmer noch, der *Erklärung* für irgendeinen Schmerz dienen. Degenerative Veränderungen sind physiologisch und daher zur Schmerzerklärung wenig dienlich!

Die Computertomographie kann helfen, womöglich einen (Bandscheibenprolaps) BSP zu diagnostizieren oder eine Nervenkompression darzustellen. Knöcherne Veränderungen infolge einer Tumorerkrankung oder eine Entzündung lassen sich gut abbilden. Eine MRT kann evtl. eine akute oder chronische Rückenmarkschädigung darstellen. Ihre Indikation sollte auch sehr überlegt gestellt werden.

Ein Fallbericht *(nach Sandberg und Finkbeiner, 2003)*
Eine 49-jährige Bankangestellte wird nach 4 Jahren Rückenschmerzen, mit häufigen Arbeitsausfällen, in eine stationäre Rehabilitationseinrichtung eingewiesen.
Sie ist seit 30 Jahren als Bankkauffrau in derselben Bank beschäftigt. Vor 4 Jahren hat sie einen neuen Vorgesetzten bekommen, der im Gegensatz zu seinem Vorgänger, die Personalvorgaben der Geschäftsleitung konsequent durchsetzt. Das bedeutet, dass immer mehr Arbeit von immer weniger Mitarbeitern geleistet werden muss. Der Vorgesetzte erweist sich in seinen Entscheidungen und in seinem Auftreten als hart, gelegentlich unkontrolliert und verletzend. Seit dieser Zeit treten immer häufiger und immer intensiver Rückenschmerzen bei der Patientin auf, die oft zur Arbeitsunfähigkeit führen. Diese Arbeitsausfälle veranlassen, dass die Patientin bei ihrem Vorgesetzten immer unbeliebter wird und er sie „auf dem Kieker hat". Sie wird in der Folge wiederholt zu Personalgesprächen gedrängt, die bewirken sollen, dass sie eine Rente einreichen soll oder eben kündigen.
Die Rückenschmerzen dehnen sich in der Folge immer weiter aus, die gesamte Muskulatur ist inzwischen verkrampft, so dass sie glaubt, eine „Fibromyalgie" zu haben. Da die ambulanten Behandlungen keine Besserung bringen, wird ihr eine Reha-Kur empfohlen. In der Gruppe berichtet die Frau, dass ihre Stimmung, wegen der Probleme auf der Arbeitsstelle, extrem schlecht sei. Sie könne nicht mehr schlafen, sei insgesamt verunsichert und traue sich auch allgemein nichts mehr zu.
Daher meide sie den Kontakt zu anderen Menschen.
Als sie in diesem Zusammenhang auch über ihren Vorgesetzten spricht, fällt ihr Haltungsverfall deutlich auf: Die Haltung wird gekrümmter, sie presst die Hände fest zwischen die Knie.
Ihr fällt diese Haltungsveränderung, auf Nachfrage, selbst nicht auf.

Doch aufmerksam geworden über gewisse Zusammenhänge, berichtet sie über ihre Kindheit.

Die Patientin ist als einzige Tochter einer Bäckerfamilie aufgewachsen. Die Mutter war immer „leidend", der Vater wird als meistens liebevoll beschrieben. Er konnte aber auch gelegentlich aufbrausend sein und dann zu harten Strafen neigen.

Als sie einmal, etwa mit 7 Jahren, mit Freundinnen in der Backstube gespielt hatte, geriet sie per Zufall mit beiden Händen auf ein heißes Backblech und verbrannte sich beide Hände schwer.

Auf ihr Schreien kam der Vater dazu, steckte ihre Hände zur Linderung in ein Mehlfass und fing unvermittelt an auf ihren Rücken einzudreschen. Er wollte sie für ihre Leichtsinnigkeit und Tolpatschigkeit bestrafen.

In dieser Situation fühlte sich das Kind hilf- und wehrlos dem wütenden Vater gegenüber ausgesetzt.

An dieses verletzende Ereignis hatte die Patientin seit Jahren nicht mehr gedacht. Sie hätte damals vor Schmerz und Wut am liebsten um sich geschlagen. Die damalige Hilflosigkeit empfindet sie auch heute noch als unerträglich.

Jetzt scheint es so, als ob sich ihre bis dahin unbewusste Hilflosigkeit dieses kindlichen Erlebnisses, durch ihre heutige Hilflosigkeit aus beruflichen Gründen, auf dem damals gepeinigten Terrain wieder abbildet. Die alten „Körpererinnerungen" scheinen über die Zeit wieder wach geworden zu sein, ohne dass ihr diese Zusammenhänge bewusst geworden sind.

Zuerst erinnerte sich, infolge des zunehmenden Drucks durch den Vorgesetzten, ihr Unbewusstes, dass dann die Pein in körperlichen Schmerz zum Ausdruck brachte.

In der aktuellen Auseinandersetzung in der Gruppe ging es der Patientin zunächst schlechter. Sie konnte die psychosomatische Interpretation nicht akzeptieren, d. h., die Beschwerden nahmen noch zu. Aber in der weiteren Auseinandersetzung des Themas in der Gruppe, mit Deutlichwerden der tiefgreifenden „Kränkung", versteht sie zunehmend die Zusammenhänge, entwickelt mehr Selbstbewusstsein, strafft im körperlichen Ausgleich die Muskulatur und reduziert damit den Schmerz. Die Patientin kann im Nachhinein, so gekräftigt, auch ihre beruflichen Anforderungen besser verarbeiten.

Noch ein Fallbericht

Ein 54-jähriger Industriemeister verlor seine leitende Position in dem von ihm mit aufgebauten Betrieb, weil der Besitzer aus Altersgründen diesen an einen großen Konzern verkauft hatte. Die Stelle des Betriebsleiters ging nun an einen weitaus jüngeren Akademiker. Der Patient wurde mit menschlich fragwürdigen Mitteln vergrault. Die folgende arbeitsrechtliche Auseinandersetzung verhalf nur zu einer leidlichen Abfindung, aber nicht zu einer weiteren Beschäftigung.

Zwei Tage vor dem Termin beim Arbeitsgericht erlitt der Mann einen heftigen „Hexenschuss".

Die neurologische Untersuchung ergab Zeichen einer sensiblen und motorischen Wurzelirritation S1 links. Die Beschwerden änderten sich unter monatelanger konservativer Therapie nicht, so dass man sich trotz nicht eindeutiger bildgebender Befunde zu einer Nucleotomie entschloss. Es entwickelte sich im nachhin ein klassisches „Postnukleotomiesyndrom".

Der Patient ist heute, eineinhalb Jahre nach Beginn der Beschwerden und trotz hohen Analgetikagebrauchs, nicht schmerzfrei.

Der Mann war unter kargen familiären Verhältnissen in einer kinderreichen Familie aufgewachsen. Der Vater war Waldarbeiter und konnte in diesem beruflichen Status die Wünsche der Mutter, einer Bürgermeistertochter, nicht erfüllen. Der Patient gibt schon früh, aufgrund seiner wachen Intelligenz und seines Fleißes zu der Hoffnung Anlass, die Erwartungen der Mutter an das Leben doch noch zu erfüllen. Er heiratete die einzige Tochter eines Lebensmittelhändlers, der mit dieser Verbindung nicht einverstanden ist.

Zeit seines Lebens war der Mann damit beschäftigt, durch große Tüchtigkeit und unermütlichen Arbeitseinsatz, eine Position zu erreichen und zu erhalten, die ihm die Zuneigung der Mutter und später auch der Ehefrau sichert.

Als er unverschuldet in eine Lebenssituation gerät, in der er diese Form der Daseinsbewältigung nicht gewährleisten kann, erkrankte er akut an Rückenschmerzen. Der Krankheitsverlauf in die Chronifizierung wurde durch die soziale Situation und persönliche Kränkung ermöglicht und durch den medizinischen Eingriff unterstützt und unterhalten .

Dieser Fallbericht steht für die 25 % der Patienten, denen durch einen operativen Eingriff nicht geholfen werden konnte. Die berufliche und soziale Situation und der geringe bildliche Nachweis hätten hier die Indikation zur OP strenger stellen lassen sollen.

„Volksweisheiten" als diagnostischer Tipp
Suske (2009) stellte eine ganze Reihe von „Volksweisheiten" zusammen, die durchaus sehr treffende psychosomatische Hinweise geben und interessante Schlussfolgerungen während der diagnostischen Überlegungen zulassen:

Die Bedeutung des Rückens im Volksmund - seine Bedeutung oder auch - zurechtrückende psychosomatische Volksweisheiten.
Mit dem Rücken zur Wand, Rückgrat haben oder einen breiten Rücken, etwas gerade rücken oder verrücken, verrückt sein, rückversichern, dem wurde das Kreuz gebrochen, zu Kreuze kriechen, Katzbuckeln, Hexenschuss oder Elfenschuss (letzterer ist auch nicht weniger schmerzhaft, könnte aber auf verschiedene Auslöser hinweisen).
Einen Stiernacken haben, hartnäckig sein, halsstarrig, sich behaupten, das Haupt hängen lassen, den Kopf hoch tragen, den Kopf einziehen, etwas schultern müssen.

Der Rücken als Problembereich-Organ somatisch inszenierter, somatisierter, somatoform sich darstellender Konflikte. Am, im und um den Rücken spielen sich naturgemäß viele spannende Themen ab:
Aufrichten, unterwerfen, sich fügen, durchschlängeln, verweigern, Haltung bewahren und halten, verhalten, enthalten (als nicht Stellung nehmen oder vermeiden - eine verräterische Ambivalenz), durchhalten, aushalten, zuhalten, abhalten, haltlos sein, stolze, gebeugte, hängende, steife Haltungen, entspannen (Passivität, Regression) anspannen (Aktivität, Kontrolle).
Der gebeugte und zugleich steife Rücken (möglicherweise Unterwerfung oder Verweigerung gleichzeitig ausdrückend).

Gut beobachtet, gehen diese vielen, meist treffend charakterisierenden Bedeutungen über ein bloßes Wortspiel hinaus.

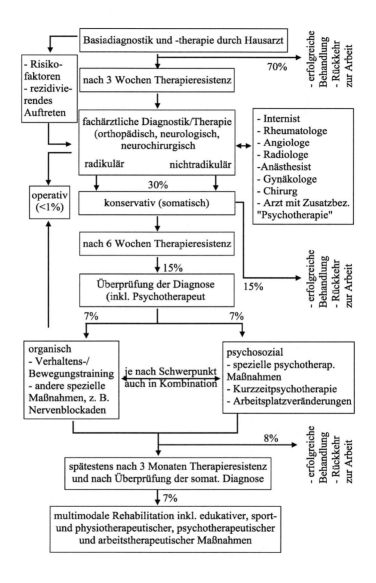

Abb. 28: Leitlinien, Flussdiagramm chronische Rückenschmerzen

In Deutschland gibt es derzeit vergleichbare Leitlinien in der Deutschen Gesellschaft für Allgemein- und Familienmedizin (DEGAM, 2003) sowie in der Arzneimittelkommission der deutschen Ärzteschaft (AkdÄ, 2007). Aktuell wird eine Nationale Versorgungsleitlinie Rückenschmerz unter der Schirmherrschaft der Ärztlichen Zentralstelle für Qualitätssicherung (ÄZQ) und der Kassenärztlichen Bundesvereinigung (KBV) erarbeitet.

In der Regel wird den Patienten durch die Ärzte weder die Harmlosigkeit ihrer Beschwerden (im akuten Falle) deutlich gemacht, noch zu Selbsthilfestrategien oder der Beibehaltung körperlicher Aktivität geraten. Psychosoziale Hintergründe werden allzu oft zu wenig beachtet oder total ignoriert.

Oft wird nichtspezifischen strukturellen degenerativen Veränderungen in bildgebenden Verfahren zu große Bedeutung zugemessen und den Patienten als *„Ursache"* vermittelt.

Frühes und wiederholtes Röntgen, häufige Injektionen und Chirotherapie, Verordnung passiver physikalischer Maßnahmen, Anweisung zur Schonung oder Belastungsvermeidung und langanhaltende medikamentöse Behandlung, fördern die Aktivitätsintoleranz und die Chronifizierung. Das Gleiche gilt für eine zu lange unkritische Arbeitsbefreiung.

Frühe Aktivität und schnelle Rückkehr in die Normalität haben deutlich bessere Effekte hinsichtlich Schmerzstärke, Arbeitsunfähigkeitstagen, Kosten und Vermeidung einer Chronifizierung. Die aktive Einbeziehung der Patienten ist sehr wesentlich für das Managment der Rückenschmerzbehandlung. Schwerpunkt der ärztlichen Aufklärung muss von Anfang an sein, dass körperliche Aktivität keine Schäden verursacht, sondern eher eine Linderung fördert.

Therapie

Die moderne Rückenschmerztherapie besteht in einer individuellen Kombination verschiedener Therapieverfahren. Diese sind interdisziplinär und berücksichtigen psychosoziale Faktoren. Ein abgestuftes Vorgehen ist sinnvoll. Ein akuter unspezifischer Rückenschmerz *ohne* neurologische Symptomatik hat eine hohe Spontanheilungsquote. Der Patient sollte beruhigt werden und zur *Bewegung* ermuntert werden. *Spezifische Rückenschmerzen erfordern dagegen spezielle therapeutische Maßnahmen!*

Inadäquate Versorgungssituation,
Defizite traditioneller Behandlungskonzepte:
Die Versorgungssituation für Patienten mit (chronischen) Rückenschmerzen ist in Deutschland immer noch unbefriedigend. Das liegt
nicht an einem Mangel an medizinischen Behandlungsmaßnahmen,
insbesondere nicht am Fehlen von Kapazitäten effektiver, konservativer und operativer Therapie bei spezifischen Erkrankungen.
Die Defizite bestehen im generellen Umgang mit Rückenproble-
men, insbesondere nichtspezifischer Natur.
Eine ausreichende Lösung wird vermutlich erst dann erreicht, wenn
verbindliche Behandlungsrichtlinien, wie sie für den europäischen
Raum bereits seit 2006 bestehen (Airaksinen, et al., 2006) auch für
Deutschland verbindlich eingeführt und umgesetzt werden.

Multimodale Therapie chronischer Rückenschmerzen
Der Ausgangspunkt eines modernen Modells ist die Verlagerung
des Behandlungsschwerpunktes, von der symptomatischen
Schmerzbehandlung zur Behandlung gestörter körperlicher, psychischer und sozialer Funktionen (*Functional Restoration*).
Der Functional-Restoration-Ansatz zeichnet sich durch eine klare
körperlich aktivierende Orientierung unter verhaltenstherapeutischen Prinzipien aus. Das Vorgehen ist konzentriert auf die Verringerung der *subjektiv erlebten* Behinderung mittels Veränderung
situativer Rahmenbedingungen und kognitiver Prozesse.
Primäres Ziel ist eine schnelle Reintegration in den Arbeitsprozess.
Bei der Behandlung chronischer Rückenschmerzen hat sich demnach ein Paradigmenwechsel vollzogen.
Chronische Rückenschmerzen sind größtenteils auf einen physischen und psychischen Dekonditionierungsprozess zurückzuführen, der schließlich zu einem invaliden Lebensstil führt. In das
Gesamtkonzept der Behandlung sind modernerweise sportmedizinische, ergotherapeutische, physiotherapeutische und psychotherapeutische Interventionen integriert.
Im körperlichen Bereich gehören hierzu in der Regel eine Steigerung der allgemeinen Fitness, die Verbesserung der kardiovaskulären und pulmonalen Kapazität und die Verbesserung der
Eigenkontrolle hinsichtlich der persönlichen Belastungskapazität.
Die psychotherapeutischen Interventionen bestehen in einer Veränderung der emotionalen Beeinträchtigung (evtl. antidepressive

Therapie), des auf Ruhe und Schonung ausgerichteten Krankheits-
verhaltens sowie der kognitiv regressiven Einstellungen bzw. Befürchtungen in Bezug auf Aktivität und Arbeitsfähigkeit.

Neben diesen körperlichen und psychologischen Behandlungsantei-
len gehört zu dem multiprofessionellem Vorgehen auch die individuelle Anpassung an die Arbeitsbelastungen im sogenannten
„work-hardening". Diese ist nicht auf die Ausschaltung körperlicher Belastungsfaktoren durch ergonomische Arbeitsplatzgestal-
tung beschränkt, sondern bezieht sich auch ausdrücklich auf die
psychosozialen Belastungsfaktoren am Arbeitsplatz (siehe dazu die
Fallberichte).

Derartige multimodale Behandlungsprogramme sollten nach Möglichkeit *ambulant* oder im *tagesklinischen Setting* durchgeführt
werden.

Das hat nicht nur ökonomische Gründe, sondern ist stationären
Behandlungen vorzuziehen, weil hier integriert, ständig eine laufen-
de Anpassung an Lebensstil und Arbeitsbelastung ausprobiert werden kann. Der Patient hat auch täglich die Möglichkeit sich im
familiären und sozialen Rahmen bestätigen zu lassen.

Bezüglich der Wirkeffekte konnte gezeigt werden, dass vor allem
die subjektiv erlebte Funktionsfähigkeit sowie der Abbau der Angst-
Vermeidungs-Überzeugungen und des damit veränderten Verhaltens für einen Erfolg entscheidend sind.

Um allen entgegenstehenden Einflussfaktoren generell gerecht zu
werden ist die gründliche allumfassende Diagnostik entscheidend.

Psychosomatisches Vorgehen und indirekte Techniken

Die gesamte Behandlung orientiert sich auch an verhaltensterapeu-
tischen Prinzipien, quasi als Steuerungselement in allen Behand-
lungsstufen.

Eine Psychoedukation (psychotherapeutische Aufklärung) ist anfangs notwendig, um dem Kausalitäts- und Kontrollbedürfnis des
Patienten gerecht werden zu können. Diese kann dem Patienten nur
dann ausreichend plausibel erscheinen, wenn das aktuelle Erleben
berücksichtigt wird. Wichtig ist, dass die Erklärungen dem Vorwis-
sen und Bildungsstand angepasst sind und verstanden werden.

Dazu müssen die Krankheitsmodellvorstellungen des Patienten sehr
aufmerksam beobachtet werden, vor allem bei angstmotiviertem
Vermeidungsverhalten.

Problematisches Krankheitsverhalten
Stöhnen, humpeln, grimassieren oder anderes aufmerksamkeits-forderndes Verhalten sollte zunächst nicht überbewertet werden. Also im lerntheoretischen Sinne, weiteres Beeindrucktsein nicht noch weiter festigen, u. U. es sogar durch fehlende Aufmerksamkeit eher „bestrafen".

Es gilt, eher das den Therapiezielen förderliche Verhalten (Engagement, intensives Bemühen), durch gezielte und betonte Aufmerksamkeit deutlich zu „belohnen".

Da ein Misserfolg, der durchaus zu erwarten ist, durch die unge-wohnte Belastung oder „Muskelkater" anfangs der Therapie moti-vationsmindernd ist, sollten entsprechende Maßnahmen behutsam beginnen. Weiteres Vorgehen kann dann stufenweise fortgeführt werden, in deren Festlegung der Patient mit einzubeziehen ist. Während anfangs die Anleitung und Führung durch den Thera-peuten (Strukturierung, Motivation, Feedback) eine bestimmende Rolle spielt, ist bei fortschreitender Behandlung die Enge der Füh-rung zu lockern. Damit soll bei dem Patienten eine Steigerung seines Selbstwirksamkeitserlebens gefestigt werden.

Die Einbeziehung des familiären Umfeldes wirkt sich in allen Be-handlungsstadien unterstützend aus, wenn von ihm eine positive Einflussnahme zu erwarten ist.

Für „Therapieversager" sind in der Regel nicht bestimmte Thera-pieprogramme verantwortlich. Erfahrungsgemäß bilden Patienten mit Rentenerwartungen erschwerte Therapiebedingungen, evtl. so-gar totale Therapieresistenz aus.

Das gilt mit Einschränkungen auch bei Dauerarbeitslosigkeit und besonders niedrigem Bildungsstand. Die Klagen der Patienten dür-fen unter diesen Bedingungen nicht ausschließlich individualisiert werden.

Gesellschaftspolitisch entwickeln auch Krankenkassen, Rentenver-sicherer und Berufsgenossenschaften „ganz nebenher" deutliche Einflüsse auf eine eventuelle „Therapieresistenz".

Verlaufskontrolle und Basisbetreuung
Für die Mehrzahl der Betroffenen mit akuten, nicht spezifischen Rückenschmerzen ist eine systematische Verlaufskontrolle, wegen der Spontanheilungstendenz, nicht notwendig. Der Krankheitsver-lauf bei chronischen und rezidivierenden Rückenschmerzen wird

dagegen wesentlich von individuellen Verhaltensmustern, der Vermeidung chronifizierungsfördernder Faktoren und der fortlaufenden medizinischen Betreuung geprägt.

Die Aufgabe dieser Betreuung besteht, neben den gezielten medizinischen Maßnahmen, vor allem in der kontinuierlichen Motivation des Patienten zu einer angepassten Lebensführung, die regelmäßige Bewegung zur Grundlage hat.

Das schließt eine kritische Beurteilung, entsprechende Beratung bei Veränderungen des Beschwerdenbildes und eine differenzierte Bewertung eventueller diagnostischer Maßnahmen sowie therapeutischer Interventionen ein.

Diese wohnortnahe Verlaufskontrolle und Langzeitbetreuung liegt in den Händen des Hausarztes.

Besonders langfristiger Betreuungsbedarf entsteht u. a. in folgenden Situationen:

• bei Einnahme von Medikamenten über den Zeitraum von über 4 Wochen, bei Entlassung aus einer ambulanten oder stationären schmerztherapeutischen Intervention oder aus einer Rehabilitation mit weiterführenden Behandlungsempfehlungen
• bei weiter bestehenden Chronifizierungsfaktoren und/oder nachweislich eingetretenen psychosozialen Folgen vom Rückenschmerz
• bei symptomunterhaltender oder -verstärkender Komorbidität oder Rentenbegehren

Ein Vorwärtskommen in der Vermeidung der Chronifizierung und eine Verbesserung der Behandlungseffektivität kann nur gelingen, wenn alle beteiligten Aspekte mit einbezogen werden. Das ist nicht ohne eine gezielte und kontrollierte Kooperation möglich.

Erster Ansprechpartner ist immer der Hausarzt, aber auch die Krankenkassen, der Medizinische Dienst und die Gesundheitsämter sollten hier an einem Strang ziehen.

Während ein derartiges Vorgehen in den USA und in den skandinavischen Ländern inzwischen in die Regelversorgung integriert ist, wird es bis zur Etablierung derartiger Behandlungsprogramme in Deutschland sicher noch eine Weile dauern. Allerdings, auf örtlicher Ebene gibt es auch in Deutschland schon, im Wesentlichen auf große Beharrlichkeit und Eigeninitiative beruhende, gut funktionierende Modelle. Die generelle Umsetzung scheitert noch an bürokratischen Hemmnissen und ungeklärten Zuständigkeiten.

III.8 Phantomschmerz

Bis heute gibt es noch keine Einigung in den Vorstellungen zur Entstehung amputationsbedingter, somatosensorischer Empfindungen und Schmerzen. Phantomschmerzen und andere Phantomsensationen werden teilweise noch mysteriös betrachtet.
Es kann leider noch nicht ausreichend die Frage beantwortet werden, warum nahezu alle Patienten, nach einer Amputation, in den nicht mehr vorhandenen Gliedmaßen Schmerzen verspüren oder sogar Bewegungen wahrzunehmen glauben.
Die oft erheblichen Schmerzen sind u. a. auch deswegen schwer zu therapieren.

Häufigkeit
Fast alle Patienten, die sich im Erwachsenenalter der Amputation einer Extremität unterziehen mussten, aus welchen Gründen auch immer, berichten oft auch noch nach Jahren, dass sie das amputierte Glied noch *„als vorhanden"* verspüren.
Unmittelbar nach der Amputation entsprechen in der Wahrnehmung, Größe, Gewicht und Lage beinahe genau dem ehemals vorhandenen Körperteil. Sogar Empfindungen wie Temperatur, Druck oder Vibration werden lebensecht empfunden.
Bei etwa ⅔ der Patienten verkürzt sich das Phantomglied im Laufe der Zeit (Teleskopierung) und wird schließlich nur noch an der Trennstelle wahrgenommen.
50-85 % aller Amputierten (Sherman, 1997) verspüren mäßigen bis starken Schmerz im amputierten Körperteil, unmittelbar nach der Amputation. Phantomschmerzen werden meistens chronisch und halten dann evtl. über Jahre, manchmal sogar zeitlebens an.
Phantomschmerz kann man auch nach einer Brustamputation oder sogar nach Zahnextration beobachten.

Stumpfschmerzen
Diese müssen vom Phantomschmerz insofern abgegrenzt werden, weil sie sich ausschließlich direkt auf den Stumpf oder dessen Narbe beschränken. Es fällt immer wieder einigen Patienten schwer, diese beiden Formen voneinander abzugrenzen.

Schmerzqualitäten

Phantomschmerzen können sehr unterschiedlich wahrgenommen werden und umfassen praktisch das gesamte Schmerzspektrum von brennend, krampfend, elektrisierend, stechend oder bohrend. Manchmal treten die Schmerzen nur relativ kurzzeitig und selten auf. Andererseits klagen einige Patienten über konstante, nicht aufhörende, quälende Schmerzen, die die Lebensqualität erheblich einschränken.

Sherman (1997) befragte ca. 5.000 Amputierte und fand bei 18 % der Patienten kontinuierliche Schmerzen und bei 33 % tägliche Schmerzepisoden.

Etwa bei der Hälfte hatten die Schmerzen deutlich abgenommen, bei der anderen Hälfte waren sie in Dauer und Intensität etwa gleich geblieben oder hatten sogar zugenommen.

Das Alter der Patienten, zum Zeitpunkt der Amputation, spielt auch eine Rolle. Denn bei Erwachsenen treten sie deutlich intensiver auf als bei Kindern.

Pathophysiologische Mechanismen

Pathophysiologisch werden u. a. auch *periphere* Mechanismen beobachtet. Es wird eine erhöhte Schmerzbereitschaft durch Berührung oder Vibration am Stumpf beschrieben, erklärt durch eine Stimulation der verletzten Nerven. Betroffen scheinen hier besonders die unmyelinisierten C-Fasern zu sein. Auch ein Anschwellen der geschädigten Nervenendigungen und regeneratives Aussprossen wurde beobachtet. Nach einer Amputation ist die sonst sinnvolle Regeneration der geschädigten Neurone ohne Effekt, statt dessen bilden sich *Neurome*. Das sind gutartige Verklumpungen neuronalen Gewebes, die oft zur spontanen Aktivität neigen. Diese kann durch mechanische oder chemische Reizung provoziert werden und die Ursache für abnorme Reizübertragung zum ZNS sein und damit die Ursache für bestimmte Phantomschmerzen werden.

Außerdem kommen ektope Entladungen durch Veränderungen der elektrischen Eigenschaften und durch Störungen der Ionenkanäle zustande.

Ausgelöst wird das u. a. durch freigesetzte Zytokinine, Amine oder andere biologisch wirksame Substanzen.

Die anästhetische Blockade der Neurone führt u. a. deshalb zur vorübergehenden Reduktion des Phantomschmerzes.

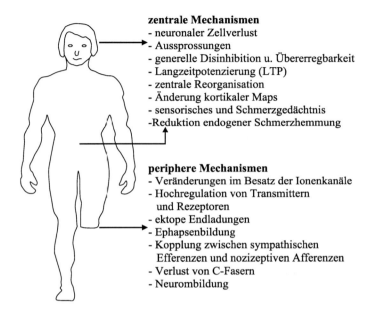

zentrale Mechanismen
- neuronaler Zellverlust
- Aussprossungen
- generelle Disinhibition u. Übererregbarkeit
- Langzeitpotenzierung (LTP)
- zentrale Reorganisation
- Änderung kortikaler Maps
- sensorisches und Schmerzgedächtnis
-Reduktion endogener Schmerzhemmung

periphere Mechanismen
- Veränderungen im Besatz der Ionenkanäle
- Hochregulation von Transmittern
  und Rezeptoren
- ektope Endladungen
- Ephapsenbildung
- Kopplung zwischen sympathischen
  Efferenzen und nozizeptiven Afferenzen
- Verlust von C-Fasern
- Neurombildung

Abb. 29: Pathophysiologische Mechanismen der Genese und Aufrechterhaltung von Phantomschmerz nach Wiss und Miltner, 2010

Andererseits tritt der Phantomschmerz sehr schnell nach der Amputation auf, bevor sich Neurome gebildet haben können. Es gibt also auch noch andere periphere Mechanismen zur Schmerzentstehung. Diese werden durch die beobachteten Entladungen in den Hinterhornganglien erklärt, die evtl. auch durch sympathische Aktivität ausgelöst sein können. Das erklärt auch die leichte Auslösbarkeit der Phantomschmerzen durch Stress. Das macht man sich u. a. bei der Blockade der adrenergen Transmission zunutze. Eine Lokalanästhesie des Stumpfes reicht dagegen zur Schmerzlinderung nicht aus. *Spinale Mechanismen* müssen also noch darüber hinaus wirksam sein. Diese kommen u. a. durch veränderte Verschaltungen oder eine Übererregbarkeit innerhalb des Rückenmarkes zustande.
Zentralnervöse Mechanismen entstehen darüber hinaus durch Veränderungen der Verschaltungen in der sogenannten *Schmerzmatrix,* also im Hirnstamm, dem Thalamus und dem Kortex.

Es besteht die Annahme, dass die zentralen Veränderungen mit der Fortdauer der chronischen Schmerzen eine zunehmende Rolle spielen. Daraus erklärt sich auch die ungünstige Prognose, je länger der Phantomschmerz besteht.

Im primären, somatosensorischen Kortex S1 konnte z. B. tierexperimentell gezeigt werden, dass axonales Aussprossen maßgeblich an einer entssprechenden Reorganisation beteiligt ist.

Intracorticale Ableitungen belegten so z. B., dass eine Fingeramputation zur funktionalen Invasion benachtbarer Bereiche in der Repräsentationszone des Fingers führten.

Eine weitere (noch hypothetischere) Erklärung besteht in der Annahme, dass durch die Amputation ein *spezifisches Schmerzgedächtnis* ausgebildet wird. Diese Hypothese wird weitgehend durch Untersuchungsergebnisse von Hertha Flor (2006) gestützt, die fand, dass sich während oder durch eine Amputation ein somatosensorisches oder *„Schmerzgedächtnis"* mit neuronalem Substrat auf verschiedenen neuronalen Ebenen, besonders in S1, etabliert.

Ein Fallbericht

Herr O. W. zog sich als junger Soldat auf dem Feldzug in Sibirien schwere Erfrierungen beider Füße zu, in deren Folge der rechte Großzeh und der linke Vorfuß amputiert werden mussten.

Noch im Lazarett traten bei schlechter Wundheilung beiderseits Phantomschmerzen auf.

Im Laufe seines weiteren Lebens entwickelte Herr W. infolge eines insulinpflichtigen Diabetes (und wohl aufgrund der frostgeschädigten Gefäße), schlecht heilende Ulcera crurum und später eine Gangrän, in deren Folge eine Amputation beider Unterschenkel notwendig wurde. Bis zu seinem Tode ein Jahr später, infolge Herzinfarkt, trat in beiden Unterschenkeln kein Phantomschmerz auf. Dieser bestand jedoch weiterhin in beiden „Füßen".

Therapie

Bisher wurde noch nicht *die Therapiemöglichkeit* gefunden. Das kommt u. a. darin zum Ausdruck, dass bisher über 60 verschiedene Therapieverfahren beschrieben wurden, die jedoch alle nicht das Ziel erreichen, eine langfristige Reduktion oder Beherrschung des Phantomschmerz zu erzielen.

Einige Faktoren, die das zu erklären versuchen sind:
- Erstens unterstützen diverse Mechanismen, die zum Teil noch nicht verstanden werden (oder nicht erfassbar sind), die Genese und Aufrechterhaltung vom Phantomschmerz. Diese können daher nicht alle gleichzeitig behandelt werden.
- Zweitens existieren kaum systemische gut kontrollierte Therapiestudien.
- Drittens ist die Einflussnahme auf die maladaptive zentrale Reorganisation bisher nur in Ansätzen erschlossen.

In der Prophylaxe wird ein hoffnungsvoller Ansatz gesehen. Dieser geht davon aus, dass vor und während der Amputation die Entwicklung des Schmerzgedächtnis möglich ist. Also muss es die Aufgabe des Operateurs sein, den afferenten Zustrom vom nozizeptiven Impuls mit Hilfe der sog. *„präemptiven Analgesie"* zu verhindern.

Verständlicher ausgedrückt:

Man muss versuchen, im Vorfeld der Amputation, eine allgemeine Schmerzfreiheit zu erreichen. Das bedeutet, vor und während der Amputation muss neben der zentralen Analgesie zusätzlich auch eine Blockade der peripheren Nerven erreicht werden.

Verlässliche Langzeitstudien bestehen über ein derartiges Vorgehen leider noch nicht. Bisherige Ergebnisse lassen schon den Schluss zu, dass es zumindestens für die ersten Jahre gelingen kann eine Verringerung der Schmerzintensität zu erreichen.

Das kann unterstützt werden durch eine zusätzliche medikamentöse Therapie:

Trizyklische Antidepressiva: Werden mit Erfolg bei Phantomschmerz eingesetzt. Man verspricht sich davon auch eine Reduktion der synaptischen Aktivierung.

Opioide: Phantomschmerzen sprechen i.d.R. auf Opioide recht gut an. Zumindestens wenn alle weiteren Therapiemöglichkeiten nicht den erwünschten Effekt zeigen ist ihr Einsatz gerechtfertigt. Es werden dann retardierte Opioide im strikten Zeitregime angewandt.

Transcutane elektrische Nervenstimulation: Bei seltenen Attacken hat sie sich gegenüber einer medikamentösen Behandlung bewährt. Für Akupunktur, Wärme- oder Kälteapplikation gibt es einzelne positive Erfahrungen. Systemische Untersuchungen fehlen jedoch.

Die Spiegeltherapie: Setzt an theoretischen Kenntnissen über das Schmerzgedächtnis an und nutzt auch die Beeinflussung der peripheren Wahrnehmung durch mentale Bewegungsübungen. Sie verwendet unter Ausnutzung der zentralen Gliedmaßenrepräsentation den Vorgang visueller Impulse, um eine Illusion von der Existenz der amputierten Extremität herzustellen. So konnte tatsächlich in Einzelfällen der Phantomschmerz nachhaltig reduziert werden. Die Spiegeltherapie hat sich, soweit sie als mentales Üben angewandt wurde (z. B. somatosensorisches Diskriminationstraining nach H. Flor, 2001), als effektiv erwiesen.

In der Zukunft werden, mit neueren Methoden der Reduktion, der zentralnervösen Reorganisation und der Verhinderung des Schmerzgedächtnisses, positive Effekte erwartet. Damit sind große Hoffnungen der Betroffenen verbunden.

IV. WEGE AUS DEM SCHMERZ
IV.1 Medikamentöse analgetische Therapie
IV.1.1 Schmerzmittelge- und -missbrauch

Schmerzen sind lebenswichtige Warnsymptome des Menschen. Sie signalisieren (beginnende) morphologische oder funktionelle Veränderungen im Organismus nach einem Trauma oder den Beginn einer Erkrankung. Der Schmerz ist generell für den Betroffenen der häufigste Anlass für eine ärztliche Konsultation. Grundsätzlich werden zwei Formen des Schmerzes unterschieden: der akute und der chronische Schmerz. Als wesentlicher wissenschaftlicher Gewinn für die Diagnostik und Therapie des Schmerzes ist die Erkenntnis, dass jeder chronische Schmerzzustand sich irgendwann aus einem akuten Schmerzereignis entwickelt hat.
Eine der Ursachen der Chronifizierung von Schmerzen ist das Schmerzgedächtnis. An seiner Entstehung sind die Natriumkanäle entscheidend beteiligt. Daraus entwickelte sich das therapeutische Potential von Natriumblockern. Sie hemmen nicht nur die Erregbarkeit des Nervensystems, sondern reduzieren gleichzeitig das Chronifizierungs-Risiko (W. Zieglgänsberger).
Deshalb kann eine Chronifizierung durch eine zeitgerechte profunde Diagnostik und adäquate Therapie weitgehend vermieden werden. Diesbezüglich besteht noch generell ein Aufklärungsbedarf bei Patienten und die so wichtige konsequente Aufklärung und Umsetzung der neuen Erkenntnisse der Schmerztherapie durch die Ärztinnen und Ärzte.
Jede versäumte oder zu späte Diagnostik der Ursache des Schmerzes oder die Therapie mit einem inadäquaten Schmerzmittel, dessen unzureichende Dosierung oder die Einnahme des Medikaments nur *„bei Bedarf"*, führen zusätzlich zu belastenden physischen und psychischen Folgen für den Betroffenen.
Eine kurzfristige Selbstbehandlung mit einem nicht rezeptpflichtigen Analgetikum bei einem plötzlich auftretenden Schmerz hat sich im Prinzip bewährt und fordert nicht immer eine Arztkonsultation. Sie birgt jedoch stets die Gefahr der analgetischen Verfälschung der Symptome einer beginnenden, akuten Erkrankung und verzögert dann ihre zeit- und situationsgerechte causale Therapie.
Besonders die noch immer praktizierte längere Selbstmedikation mit verschiedenen NSAR-Medikamenten, meist unterdosiert und

bei Bedarf, kann zu einer Chronifizierung des Schmerzes führen, einschließlich der bekannten, möglichen lebensbedrohlichen Nebenwirkungen.

Noch immer werden viele Schmerzpatienten weder adäquat diagnostiziert noch therapiert. Besonders bei Rückenschmerzen werden häufiger primär bildgebende Verfahren eingesetzt, obwohl eine körperliche Untersuchung und die Fünf-Sinne-Diagnostik unter besonderer Beachtung der muskuloskelettären Situation und Funktion weit besser die Ursache der Schmerzen reflektieren.

Reicht diese Diagnostik nicht aus, sind bildgebende Verfahren angezeigt. Die Erfahrung lehrt, dass Schmerzpatienten gern mit globalen Diagnosen der modernen Technik vorstellig werden, die ursächlich wenig mit der schmerzauslösenden Symptomatik in Zusammenhang stehen. Sie halten an diesen Diagnosen fest, die später schwer korrigiert werden können und den Patienten belasten. Schmerzen, ihre Ursachen und funktionellen Auswirkungen, lassen sich nun einmal nicht immer auf Bildern erkennen.

Wer behandelt den Schmerz, oder, welcher Arzt ist dafür zuständig? Über diese Frage wird noch immer oder wieder kontrovers, meist akademisch, diskutiert. Da der Schmerz als Symptom fast bei jeder Krankheit und jedem Trauma auftritt, gehört er in den Kompetenz- und Verantwortungsbereich eines jeden Arztes. Besonders der Hausarzt, als meist Erstbehandelnder, nimmt diesbezüglich eine wichtige Position ein.

Die sich in den letzten Jahren entwickelnde „Spezielle Schmerztherapie", mit ihrem spezifischen Indikationsspektrum, hat sich aus dem neuen wissenschaftlichen Erkenntnisstand des Schmerzes als innovatives Fachgebiet entwickelt. Sie strebt durch notwendige praxiswirksame strukturelle und diagnostisch-therapeutische Innovationen eine wirksame Verbesserung der Behandlungsqualität an. Erschwerend wirkt sich die nur zögernde Integration des erzielten hohen Erkenntnisgewinns der Schmerzforschung in die klinische und ambulante Praxis aus.

Selbst im Medizinstudium und in der Facharztweiterbildung besteht noch ein großer Nachholbedarf. Besonders im Bereich der Allgemeinmedizin werden häufig noch alte Routinemethoden der Schmerztherapie sorgsam gepflegt. Eine dominierende Verordnung von NSAR als bewährte „Mehrzweckanalgetika" des Hausarztes, auch bei chronischen Schmerzen, ist durchaus noch präsent. Die damit verbundenen iatrogen bedingten Nebenwirkungen, ja Todesfälle, sind größer, als die Statistik es ausweist, da sie meist schwer selektiert werden können.

Der Schmerzpatient und sein Arzt

Generell hat sich der Grundsatz bewährt und bestätigt:
„Den Schmerz behandeln der Arzt und der Patient gemeinsam".
Das mag simpel klingen, trifft aber den eigentlichen Kern der noch immer in der Kritik stehenden Schmerztherapie. Nach neuen Erkenntnissen der Hirnforschung sind die Menschen bis ins hohe Alter fähig, Selbstheilungskräfte zu mobilisieren, die der Arzt und seine Therapie unterstützen.

Dies setzt jedoch voraus, dass die Bereitschaft der Patienten dazu überzeugend erwirkt wird, sich aktiv an der Überwindung der Ursachen zu beteiligen, nachdem die Ärzte ihnen die notwendigen Erklärungen und das Verständnis über die Ursachen ihres Schmerzes und die Notwendigkeit ihres aktiven Mitwirkens an seiner Überwindung verständlich vermittelt haben, z. B., dass jeder Mensch die Weiterleitung von Schmerzen reduzieren kann.

Unsere aufsteigenden schmerzleitenden Nervenbahnen verfügen im Rückenmark und im Gehirn über Opioidrezeptoren. Die körpereigenen Opioide, die Endorphine und Enkephaline docken an diesen Rezeptoren an und hemmen damit die Schmerzweiterleitung. Die absteigenden Nervenbahnen aktivieren zusätzlich Opioide. Nach Freisetzung von Noradrenalin können sie gleichfalls zu einer Hemmung der aufsteigenden Nervenbahnen beitragen. Erst wenn die vom Körper eingeleitete Schmerzhemmung nicht mehr ausreicht sind Schmerzmittel indiziert. Sie wirken vorwiegend selektiv in einem Bereich der Schmerzbahn. Deshalb ist eine Kombination von Medikamenten effektiver, die zeitgleich an beiden Nervenbahnen wirksam werden.

Die häufig noch ignorierte Einstellung zu der Empfehlung, jeder Mensch sollte generell etwas mehr Verantwortung für seine Gesundheit beitragen, könnte zusätzlich die notwendige Wende im globalen Anspruchsverhalten vieler Menschen bewirken.

Dies gilt in der Schmerztherapie insbesondere für die notwendige aktive Bewegung und körperliche Belastung des Betroffenen bei

Schmerzen des gesamten Bewegungsapparats, nachdem eine medikamentöse Schmerzlinderung eingetreten ist.

Bewährte Schmerzmittel in der klinischen und ambulanten Praxis
Die Basis der medikamentösen Schmerzbehandlung, die stets nur eine wichtige Komponente in der multimodalen Schmerzbehandlung einnimmt, bildet unterschiedliche Wirkungsklassen. Generell gehören zur multimodalen Schmerztherapie die Physiotherapie sowie spezielle psychische und psychosoziale Komponenten. Nur so kann der Patient mehr Lebensqualität erzielen.
Noch immer dominieren aber die klassischen Medikamente der Schmerzbehandlung in unserer Zeit, da sie sich als Produkte der Natur seit tausenden von Jahren bewährt haben.
So gilt nach über 6000 Jahren noch immer das Opium, als Derivat des Schlafmohns, wegen seiner schmerzstillenden Wirkung, als ein bewährtes Medikament der Menschheit. Es war ein langer Weg von der Imagination bis zur wissenschaftlich analysierten Anwendung in unserer Zeit. Heute verfügen wir mit den innovativen Opioiden und ihrer retardierten, zuverlässigen Galenik, über hervorragende Möglichkeiten, fast jeden Schmerz ohne organtoxische Nebenwirkungen, bis zu einem erträglichen Ausmaß zu lindern. Nach dem WHO-Stufenplan ist die Indikation für Opioide in der Stufe 2 und 3 klar ausgewiesen.
Zu den weiteren bewährten Schmerzmitteln zählt die Gruppe der nichtsteroidalen Antirheumatika, die NSAR. Seit über 3.500 Jahren wird die schmerzstillende und fiebersenkende Wirkung der Salicylate aus den Blättern von Myrten, Pappeln und Weiden erfolgreich genutzt. 1860 konnte erstmals die Salicylsäure synthetisiert hergestellt werden. 1899 trat sie als besser verträgliche Acetylsalicylsäure (ASPIRIN) ihren Siegeszug in die Welt an.
Zu Beginn der zweiten Hälfte des vergangenen Jahrhunderts begann dann mit dem Phenylbutazon die Entwicklung der Substanzgruppe NSAR. Schließlich konnte 1971 die Beeinträchtigung der Prostaglandinsynthese durch Hemmung des Enzyms Cyclooxygenase (Prostaglandinsynthese) durch die NSAR analysiert werden. Mit der selektiven Cox-2-Hemmung sollte die gefürchtete gastrointestinale Toxizität der NSAR verhindert werden, was bisher nur bedingt gelang. Deshalb ist weiterhin Vorsicht bei der richtigen Auswahl von Cox-2- Hemmer geboten.

(G. Baust: NSAR/Coxibe - eine kritische Bilanz, 2006 und Überall, M. A.: Einsatz von entzündungshemmenden Analgetika nach ihrem cardiovaskulären Risiko, 2011.

Schmerzmittelgebrauch

1997 hatten wir in Deutschland schätzungsweise 7 Millionen Menschen, die wegen chronischer Schmerzen behandelt werden mussten. Inzwischen sind es 13-15 Millionen Patienten, bei denen der Schmerz zu einem ständigen Begleiter geworden ist. Wie weit ein Anteil dieser gefährlich zunehmenden Tendenz iatrogen bedingt sein könnte, lässt sich statistisch schwer erfassen.

Wir sollten deshalb unsere *„eigenen Leitlinien"* der Schmerzdiagnostik und Therapie hin und wieder überprüfen, um ein mögliches Festhalten an einer überholten Routine zu vermeiden.

(Wörz, R., Rückenschmerzen: Leitlinien der medikamentösen Therapie, 2000)

Wenn Schmerzen ignoriert, nicht adäquat behandelt oder unbehandelt bleiben, chronifizieren sie häufig und können zu einer eigenständigen Krankheit werden, die zunehmend die Lebensqualität einschränkt. Es bildet sich bei dem Betroffenen ein Schmerzgedächtnis, ein Programm aus, das den Schmerz manifestiert. Jede dann indizierte Therapie ist aufwendig, kostenintensiv und langwierig.

Der nicht adäquat behandelte Schmerzpatient verliert erheblich an Lebensqualität und wird zum teuersten, chronischen Patienten in unserem Gesundheitssystem.

Deshalb sollten akut auftretende Schmerzen generell rechtzeitig mit einem adäquaten Schmerzmittel behandelt werden.

Die Basis der medikamentösen Schmerzbehandlung bilden die NSAR, die MOR-NRI, Nicht-Opioide und die Opioide, meist in Verbindung einer sinnvollen Co-Medikation. Ihre Auswahl erfolgt nach dem bewährten Stufenschema der WHO.

Das neue MOR-NRI-Analgetikum Tapentadol (Palexia) unterscheidet sich durch seinen Synergismus wesentlich von jenen der klassischen starken Opioide.

Es kann mit dem n-Opioid-Rezeptor-Agonismus (MOR) und der Noradrenalin-Wiederaufnahmehemmung (NRI) synergistisch zwei Wirkmechanismen vereinen. Damit entstehen weniger opioid-typische Nebenwirkungen. Das Wirkungsprinzip dieses neuen Medi-

kaments hat zu weniger Therapieabbrüchen, besonders bei starken Rückenschmerzen beigetragen.
(Brinkschmidt, T., Ursachenorientierte Schmerztherapie, 2011)
Nicht-Opiode sind bei leichten bis mäßig starken Schmerzen indiziert. Viele sind nicht rezeptpflichtig und können käuflich erworben werden. Paracetamol, Acetylsalicylsäure, die NSAR, Metamizol und Pracetamol sind die gebräuchlichsten.
Sie wirken schmerzlindernd und entzündungshemmend und sind deshalb bei allen entzündlich bedingten Schmerzen indiziert, bei denen die Wirkungskomponenten: antiphlogistisch, antipyretisch und analgetisch therapiert werden sollen.
Da in der Regel eine akute Entzündung nach acht bis maximal zehn Tagen abgeklungen ist, sollte das Therapiespektrum der NSAR auf diese Zeit limitiert bleiben.
Deshalb erhalten z. B. Rheumapatienten für die chronischen Schmerzen generell eine Basisanalgesie mit einem Opioid der Stufe 2 oder 3 des Stufenschemas und nur bei einem akuten, entzündlichen Schub zusätzlich und zeitlich limitiert ein NSAR.
Diesbezüglich bestehen noch die meisten Unzulänglichkeiten in der Schmerztherapie. Bei chronischen Schmerzen haben die NSAR keine Berechtigung, da ihre Nebenwirkungen, besonders bei nicht indizierter Langzeittherapie, allein in Deutschland jährlich etwa 2.500 bis 3.000 tödliche Zwischenfälle verursachen. Die Dunkelziffer könnte noch größer sein. Die gefährlichen NSAR-bedingten gastrointestinalen Nebenwirkungen (Blutungen, Perforationen und Magenausgangsobstruktionen) verlaufen zu 81 % asymptomatisch und werden deshalb, erfahrungsgemäß besonders bei älteren Patienten, meist zu spät diagnostiziert.
Wenn ein akuter Schmerz mit den Analgetika der Stufe 1 nicht ausreichend gelindert werden kann, muss rechtzeitig die Stufe 2 oder 3 des Stufenschemas verordnet werden.

Der gefährliche Schmerzmittelmissbrauch
In letzter Zeit weisen zunehmend größere klinische Einrichtungen darauf hin, dass sie sich zu einer *„schmerzfreien Klinik"* entwickelt haben oder dieses Ziel anstreben. Sogar einige Städte, z. B. Münster, haben sich den Titel: *„Schmerzfreie Stadt"* als Ziel gestellt.
Diese fragwürdige, populistische Zielstellung ist unangemessen, ja falsch und sollte korrigiert werden. Auch nach dem neuesten Wis-

sensstand der Diagnostik und Therapie des Schmerzes ist es nach wie vor unser ärztliches Ziel, den Schmerz für den Patienten erträglich zu gestalten. Ein *„schmerzfreier"* Patient wäre der Gefahr ausgesetzt, dass er das wichtigste Warnsignal seines Organismus generell verliert, mit allen damit zu erwartenden lebensbedrohenden Konsequenzen. Gleichzeitig würden wir das immer größer werdende Anspruchsdenken unserer Patienten in eine gefährliche, falsche Forderung lenken und unterstützen.

Derartige fragwürdige *„Wettbewerbsmethoden"* sind wissenschaftlich nicht tragbar und schaden unserem vorbildlichen Gesundheitswesen.

Jedes Analgetikum muss - bis auf wenige Ausnahmen - stets nach einem festen Zeitplan verordnet, möglichst peroral und zuverlässig vom Patienten eingenommen oder appliziert werden. Die noch häufig von Schmerzpatienten praktizierte Methode, *ein Analgetikum nur bei Bedarf einzunehmen, ist in der Regel falsch,* kann zu einer Chronifizierung des Schmerzes beitragen und zusätzlich einen medikamenteninduzierten Kopfschmerz auslösen.

Generell sind die in dem Beipackzettel angegebenen Dosierungen lediglich Richtwerte, die vom Arzt individuell für jeden Patienten angepasst werden müssen. Dabei nimmt die Ursache des Schmerzes, seine Qualität, das Alter und Gewicht des Betroffenen sowie die besonders bei älteren Patienten obligatorische Langzeitmedikation für andere Erkrankungen, einen wichtigen Stellenwert ein.

Nach wie vor gelten besonders die nicht rezeptpflichtigen NSAR in der Selbstbehandlung vieler Patienten als beliebte analgetische *„Mehrzweckwaffe".* Sie dominieren aber auch noch immer in der Allgemeinmedizin. In Deutschland werden jährlich etwa 13 Millionen Mal nichtsteroidale Antirheumatika verordnet.
(MMW-Fortschr.-Med. 31-32, 694-697, 2005)

Dazu kommt noch eine hohe Zahl der Selbstmedikation, die statistisch schwer erfassbar ist. Zu den statistisch ausgewiesenen jährlich etwa zwischen 2.500 und 3.000 NSAR-bedingten Toten, müssen noch die organtoxischen Nieren-, Leber- und Herz-Kreislaufschäden gezählt werden. Der Anteil der durch nicht indizierte NSAR Einnahme bedingten dialysepflichtigen Patienten liegt bei ca. 25 %. Eine großzügige und oft langfristige ärztliche Verordnung der NSAR, bei nicht dafür indizierten Schmerzzuständen, ist verantwortungslos und steht seit Jahren in der Kritik.

IV.1.1 Schmerzmittelge- und Missbrauch

Der Zeitschrift Hausarzt 18, 2004 ist zu entnehmen:
NSAR: Ein unverzichtbares Therapieprinzip mit Risiken. Die in der
Hausarztpraxis am häufigsten verordneten NSAR seien eine analgetische Mehrzweckwaffe, die für die meisten Patienten mit Schmerzzuständen unverzichtbar sind. Das Indikationsspektrum reiche von
traumatischen Schmerzen über die Lumboischialgie, bis zu chronischen Schmerzen bei Gelenkarthrosen oder rheumatischen Erkrankungen. Wegen der gastrointestinalen Nebenwirkungen wird
eine Kombination der NSAR mit Protonenpumpenhemmern empfohlen. Unerwähnt bleibt, dass im tieferen Gastrointestinum die
Protoneninhibitoren generell keine Schutzwirkung mehr entfalten.
Die erhöhte Blutungsgefahr durch traditionelle NSAR wird noch
immer unterschätzt. Anlässlich des Europäischen Rheumatologen-
kongresses 2005 in Wien, zeigten neuere Studien. dass die kardiovaskulären Warnhinweise für Cox 2 – spezifische NSAR dringend
auch auf die konventionellen NSAR übertragen werden müssen.
Neue Studiendaten hatten bestätigt, dass die häufig verordneten
Klassiker, wie Diclofenac, Ibuprofen und Naproxen gleichfalls ein
cardiovaskuläres Risiko verursachen. Trotz der bekannten lebensbedrohlichen Nebenwirkungen und Gefahren, werden die zunehmenden Warnungen vor einer nicht indizierten Verordnung von
NSAR häufig ignoriert.
Als Gründe sind mehrere Faktoren bekannt. Einmal eine noch
immer existierende Scheu einiger Ärzte vor der Verordnung indizierter Opioide, die somit dem Patienten vorenthalten werden. Zum
anderen ist es ein Mangel an Kenntnissen der seit Jahrzehnten
veröffentlichten neuen wissenschaftlichen Ergebnisse über den Wir-
kungsmechanismus der NSAR und seiner bekannten toxischen Nebenwirkungen. Selbst die jährlich zu beklagenden NSAR-bedingten
Todesfälle werden offenbar ignoriert. Erfahrungsgemäß führen die
betroffenen Ärzte als Grund ihres Verordnungsverhaltens die Ihr
Budget schonenden, relativ kostengünstigen Preise der NSAR an.
Die möglichen cardiovaskulären und renalen Risiken sind besonders
bei älteren Patienten lebensbedrohlich und werden aber bei der
Feststellung der Todesursache oft in ihrer Kausalität verkannt. Es ist
an der Zeit, dass die hervorragenden Möglichkeiten, die uns die
Schmerzforschung für unsere Patienten ständig vermittelt, endlich
auch mit den Fähigkeiten der indizierten Verordnung der Ärzte
korrespondieren.

Mit einem Blick in den Beipackzettel der NSAR kann sich jeder Kollege über die klar ausgewiesene Indikation und die bekannten Gefahren vergewissern, ob seine routinemäßige Verordnung noch den heutigen Ansprüchen genügt. (Lit.: Schmerztherapie 3/6, 2006)

IV.1.2 Analgetika

Als gebräuchlichste Analgetika sind die sogenannten NSAR (nichtsteroidale Antirheumatika) zu erwähnen. Dazu gehören neben Acetylsalicylsäure auch die teilweise in niedrigen Dosierungen frei verkäuflichen Präparate Ibuprofen und Diclofenac. Durch Hemmung der Cyclooxygenase wirken diese Medikamente individuell antiphlogistisch, antipyretisch und analgetisch. Als eines der wichtigsten Nebenwirkungen gilt das Potenzial der Magenschleimhautschädigung. Eine langfristige Verordnung dieser Wirkstoffgruppe sollte vermieden werden und setzt eine Protonenpumpenhemmung durch Präparate wie z. B. Pantoprazol voraus.
Eine typische Nebenwirkung der Acetylsalizylsäure liegt wiederum in der Thrombozytenaggregationshemmung. In niedrigen Dosierungen gilt dieses Präparat als eines der Standardtherapeutika bei koronaren Perfusionsstörungen.
NSAR eignen sich hervorragend für die Schmerztherapie degenerativer Krankheiten, aber auch für die postoperative Anwendung, bei Rheuma und verschiedenen Kopfschmerzformen.

* *wenn möglich keine Dauerbehandlung mit lang wirksamen Substanzen*
* *Einzeldosis so niedrig wie möglich, aber so hoch wie nötig*
* *keine Kombination von NSAR/Coxiben untereinander*
* *keine i.m.-Gabe von NSAR*
* *Anpassung der Dosierung an tageszeitlichen Schmerzrhythmus*
* *bei Patienten im höheren Lebensalter (>65/70 Jahre)*
  bevorzugt NSAR/Coxibe mit kurzer HWZ - geringe Kumulation
  ggf. Vorgehen wie bei Patienten mit hohem GI-Risiko,
  regelmäßige Überwachung von GI-Trakt, Nierenfunktion und Herz-Kreislauf

Abb. 30: Allgemeine Empfehlungen zur Therapie mit NSAR und Coxiben, Quelle Grünenthal GmbH

IV.1.2 Analgetika

Diclofenac

Dosierung:
Nichtretardiert:	3 x 50 mg
Wirkdauer:	2-4 Stunden
Retardiert:	1-2 x 75 mg/d
Wirkdauer:	bis zu 24 Stunden
Höchstdosis am Tag:	150 mg
Besonderheiten:	Einnahme nach den Mahlzeiten,

Protonenpumpenhemmer bei Langzeitanwendung

Ibuprofen

Dosierung:
Nichtretardiert:	2-4 x 600 mg/d
Wirkdauer:	4-6 Stunden
Retardiert:	2-3 x 800 mg/d
Wirkdauer:	bis zu 24 Stunden
Höchstdosis am Tag:	2400 mg
Besonderheiten:	Einnahme nach den Mahlzeiten,

Protonenpumpenhemmer bei Langzeitanwendung,
Dosis von 400 mg nicht verschreibungspflichtig

Die in den letzten Jahren etablierten COX-II-Hemmer hatten das Ziel, aufgrund der selektiven Cyclooxygenasehemmung weniger gastrointestinale Nebenwirkungen zu verursachen.
Die durch Studienergebnisse dokumentierten erhöhten Raten an kardialen und zerbrovaskulären Nebenwirkungen führten teilweise zur Rücknahme verschiedener Präparate. Einzig Celecoxib und Etoricoxib sind unter Beachtung der Kontraindikationen noch verschreibungsfähig.

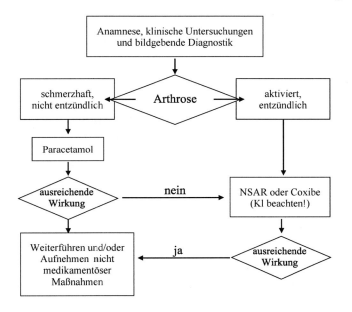

Abb. 31: Empfehlungen zur medikamentösen Arthrosetherapie mit Nicht-Opioiden nach Hammer, 2007

Celecoxib

z. B. Celebrex®
Kapseln (100 mg, 200 mg)
Wirkdauer: bis zu 12 Stunden
Höchstdosis am Tag: 400 mg (verteilt auf zwei Einzeldosen)

Etoricoxib

z. B. Arcoxia®
Tabletten (30/60/90/120 mg)
Dosierung: unter der Beachtung der Höchstdosis 1-2 Tbl. pro Tag
Wirkdauer: bis zu 24 Stunden
Höchstdosis am Tag: 120 mg (Einzeldosis)
Besonderheiten: 120 mg nur für die akute Gichtarthritis über 8 Tage zugelassen

IV.1.2 Analgetika

Parecoxib

Dynastat® Durchstechflasche 40 mg, zur intravenösen Gabe
Dosierung: 40 mg; Nachdosierung 20-40 mg /nach 6-12 Stunden
Höchstdosis am Tag: 80 mg
Besonderheit: Kurzzeitbehandlung postoperativer Schmerzen

Praxistipp: Sowohl Coxibe als auch NSAR dürfen bei schwerer Herzinsuffizienz sowie bekannten gastrointestinalen Ulcera nicht eingesetzt werden. Coxibe sind kontraindiziert bei gesicherten koronaren Herzerkrankungen, paVK und zerebrovaskulären Erkrankungen.

Paracetamol gilt als eines der am häufig verordneten Kopfschmerzpräparate. Beliebt ist auch der antipyretische Wirkungsansatz. Gastrointestinale Nebenwirkungen sind nicht zu befürchten, in höheren Dosierungen können jedoch schwere Leberschäden auftreten. Langfristiger Gebrauch von paracetamolhaltigen Kombinationspräparaten (z. B. mit Codein oder Coffein) können insbesondere zu medikamentenabhängigen Kopfschmerzen führen.

Tabletten, Zäpfchen, Tropfen
Dosierung: 500-1000 mg (4-6 stdl.)
Wirkdauer: 4-6 Stunden
Höchstdosis am Tag: 4-6 g

Besonderheiten: intravenös als 1 g-Kurzinfusion (z. B. Perfalgan®); in Höchstdosen sowohl oral als auch i.v. hepatotoxisch

Metamizol
Metamizol gehört zu den ältesten Analgetika. Aufgrund seiner guten Verträglichkeit bei guter antipyretischer und spasmolytischer Wirkung, gehörte es zu den am häufigsten verordneten Präparaten.
Als relevante Nebenwirkung ist die allergische Komponente zu erwähnen. In seltensten Fällen kann eine lebensbedrohliche Agranulozytose auftreten. Diese Nebenwirkung führte zu einem Entzug der Zulassung in verschiedenen Ländern wie in den USA und Skandinavien. Über die Häufigkeit dieser schweren Nebenwirkung wird kontrovers diskutiert. Die Angaben schwanken je nach Definition zwischen 1:3.000 und 1:1.000.000.

z. B. Novalgin®, Analgin®
Tabletten, Zäpfchen, Tropfen
Dosierung: 500-1000 mg (4-6 stdl.)
Wirkdauer: 4-6 Stunden
Höchstdosis am Tag: 4-6 g
Besonderheiten: bei intravenöse Gabe Kreislaufdepression möglich, daher Gabe als Kurzinfusion, gute spasmolytische Wirkung

Koanalgetika

Flupirtin
Zentral muskelreaxierend

z. B. Katadolon® Tabletten
Dosierung: 3 x 100 mg
Wirkdauer: 4-6 Stunden
Höchstdosis am Tag: 600 mg

Besonderheiten: retardierte Form (z. B. Katadolon s-long®) mit schnell- und langsam freisetzender Komponente

Tolperison

z. B. Mydocalm®
Tabletten
Dosierung: 3 x 50 mg
Höchstdosis am Tag: 300 mg
Besonderheit: zur Langzeitanwendung bei muskulären Verspannungen

Methocarbamol

z. B. Ortoton®
Tabletten 750 mg
Dosierung: 3 x 1 Tablette
Höchstdosis am Tag: 3 x 2 Tabletten
Besonderheit: insbesondere geeignet bei Muskelverspannungen im LWS-Bereich, auch intravenös erhältlich (1 g pro Ampulle, z. B. zur Akutintervention bei Lumbago)

IV.1.2 Analgetika

Zur gezielten Therapie des neuropathischen Schmerzes sollen einige Präparate gesondert vorgestellt werden.

Neben den Antidepressiva (Siehe Kaptiel IV.5) eignen sich Antikonvulsiva für die Therapie des neuropathischen Schmerzes. Antikonvulsiva, ursprünglich für die Therapie von Epilepsien entwickelt, haben inzwischen einen festen Stellenwert in der Behandlung zentraler und peripherer neuropathischer Schmerzsyndrome. So stellt z. B. Carbamazepin bei der Trigeminusneuralgie immer noch das Mittel der 1. Wahl dar. Antikonvulsiva wirken durch eine Hemmung verschiedener Ionenkanäle gegen die bestehende Übererregbarkeit von Neuronen sowohl im zentralen als auch peripheren Nervensystem und somit schmerzdämpfend.

Carbamazepin®
z. B. Finlepsin (200 mg, 200 mg ret, 400 mg ret)
Dosierung: Beginn mit 200 mg zur Nacht, schrittweise Aufdosierung alle 2-3 Tage in Abhängigkeit von Nebenwirkung um 100 mg, Enddosis sollte auf 2 retardierte Tagedosen eingestellt sein
Tageshöchstdosis: 1200 mg
Nebenwirkungen: Müdigkeit, Benommenheit, Schwindel, Elektrolytstörungen, Blutbildstörungen, Leberfunktionsstörungen
Besonderheiten: ältestes Antikonvulsivum, bei Nebenwirkungen rascher Umstieg auf neuere Präparate, aufgrund der Nebenwirkungen regelmäßige Laborwertkontrollen empfohlen

Gabapentin
z. B. Neurontin® (100, 300, 400, 600, 800 mg-Tabletten)
Dosierung: Beginn mit 300 mg zur Nacht, schrittweise Aufdosierung alle 2-3 Tage in Abhängigkeit von Nebenwirkung um 300 mg, incl. einer Früh- und Mittagsdosis.
Tageshöchstdosis: 1200 bis 2400 mg
Nebenwirkungen: Müdigkeit, Schwindel, Elektrolytstörungen,
Besonderheiten: gut verträglich, gute Wirksamkeit bei der diabetischen Polyneuropathie, Postzoster-Neuropathie, Phantomschmerz, CRPS

Pregabalin

z. B. Lyrica®

Dosierung: Beginn mit 75 mg zur Nacht, schrittweise Aufdosierung alle 2-3 Tage in Abhängigkeit von Nebenwirkung um 75 mg, Früh- und Abenddosis in der Regel ausreichend
Tageshöchstdosis: 600 mg
Nebenwirkungen: Müdigkeit, Schwindel,
Besonderheiten: periphere Ödeme und resultierende Gewichtszunahme führen oftmals zu Compliance-Problemen

Lamotrigin

z. B. Lamictal®

Dosierung: Beginn mit 25 mg zur Nacht, schrittweise Aufdosierung wöch. in Abhängigkeit von Nebenwirkung um 25 mg als Abenddosis
Tageshöchstdosis: 200-400 mg
Nebenwirkungen: Übelkeit, Tremor, allergische Hautreaktionen
Besonderheiten: bei therapieresistenten Fällen als add-on Therapie, z. B. bei der Trigeminusneuralgie sowie diabetischer und HIV-induzierter Polyneuropathie

Topiramat

z. B. Topamax®

Dosierung: Beginn mit 25 mg pro Tag, schrittweise Aufdosierung wöchentlich in Abhängigkeit von Nebenwirkung um 25 mg
Tageshöchstdosis: 50-100 mg
Nebenwirkungen: kognitive Defizite, Parästhesien, Schlafstörungen, Gewichtsverlust
Besonderheiten: Einsatz zur Migräneprophylaxe

Valproat

z. B. Ergenyl® (150, 300, 500 mg)

Dosierung: Beginn mit 150 mg zur Nacht, schrittweise Aufdosierung in Abhängigkeit von Nebenwirkung
Tageshöchstdosis: 600-1200 mg
Nebenwirkungen: Müdigkeit, Blutbildveränderung, Leberwertveränderungen
Besonderheiten: als Mittel der 2. Wahl bei Migräneprophylaxe

Praxistipp: bei bestehender Tagesmüdigkeit durch morgendliche Dosis von Antikonvulsiva höhere Dosis zur Nacht erwägen (z. B. Lyrica 75 mg-0-300 mg). Dadurch kann evtl. auch eine Verbesserung des schmerzbedingt gestörten Nachtschlafes erzielt werden. Bei therapieresistenten neuropathischen Schmerzen kann eine Kombinationstherapie verschiedner Antikonvulsiva erwogen werden.

Lidocain Pflaster

Versatis®
5 %iges Lidocain-Pflaster zur 12-stündigen Anwendung
Höchstdosis am Tag: bis zu 3 Pflaster
Besonderheit: zur Therapie lokaler neuropathischer Schmerzen, Zulassung nur zur Postzosterneuropathie

Capsaicin

Zur Therapie des neuropathischen Schmerzes eignet sich der Pfeffer der Chilly-Schote bei einer topischen Anwendung.

Seit vielen Jahren ist dieses Produkt in Salbenform (z. B. Capsamol®) bereits erhältlich und kann vom Patienten selbstständig auf das betroffene Schmerzareal aufgetragen werden.

Zwar ist die Konzentration relativ gering, jedoch ist die mehrfach täglich notwendige Anwendung umständlich und oft auch mit einem erheblichen Brennschmerz verbunden. Capsaicin beeinflusst den sogenannten TRPV1-Rezeptor-Kanal, oder auch Vanilloidrezeptor und führt zu einer temporären Defunktionalisierung.

Seit 2010 ist Capsaicin für Schmerzpatienten in 8 %iger Konzentration unter dem Markennamen Qutenza® in einer Pflasterform erhältlich.

Die Besonderheit dieses Produktes liegt in der bis zu 90-tägigen Wirkdauer bei nur 60-minütiger Applikationszeit.

Bei praktisch fehlenden systemischen Nebenwirkungen, eignet es sich auch zur Kombinationstherapie bei eventuell bestehender Vormedikation.

Als Nebenwirkungen sind insbesondere die Stunden bis Tage anhaltende Brennschmerzsymptomatik und Hautrötung bekannt.

Eine Zulassungsbeschränkung besteht aktuell noch bei der diabetischen Polyneuropathie.

Die Responder-Rate liegt bei etwa 60 %. Auch das 90-tägige Klebeintervall konnte in der klinischen Anwendung bestätigt werden. Im Gegensatz zu Opioid-Pflastern wird Qutenza® ausschließlich in Medizinischen Einrichtungen angewandt um eine entsprechende Vor- und Nachsorge zu realisieren.

Die prophylaktische, etwa einstündige Anwendung von Lidocainsalbe auf dem zu applizierende Areal wird empfohlen.

Die anschließende Pflasterapplikation kann vom Pflegepersonal unter Arztaufsicht durchgeführt werden. Anschließend werden Capsaicin-Reste entfernt. Sollten während und nach der Pflasterapplikation kurzzeitige Brennschmerzen auftreten, können diese neben Kühlen auch durch Opioide in Tablettenform erfolgreich therapiert werden. Der Brennschmerz hält oftmals einige Stunden, höchstens aber 2-3 Tage an.

Capsamol®

0,025-0,075 %ige Creme zum mehrfach täglichen lokalen Auftragen über mehrere Wochen auf neuropathische Schmerzareale; dadurch resultierende Defunktionalisierung von Rezeptoren; Zur Verhinderung des initial starken Brennreizes zu Beginn Verwendung von Lidocain/Prilocain-Salbe (z. B. EMLA®)

IV.1.3 Opioide und Opiate

Oftmals wenden selbst Experten die Begrifflichkeiten „Opioid" und „Opiat" nicht korrekt an. Zu den Opiaten gehören per Definition nur die natürlichen extrahierten Alkaloide des Opiums mit morphinartiger Wirkung. Dies sind u.a. Morphium und Codein. Dagegen fassen Wissenschaftler unter dem Begriff „Opioid" alle übrigen synthetisch und halbsynthetisch hergestellten Präparate zusammen, die eine Wirkung am Opiodrezeptor auslösen.

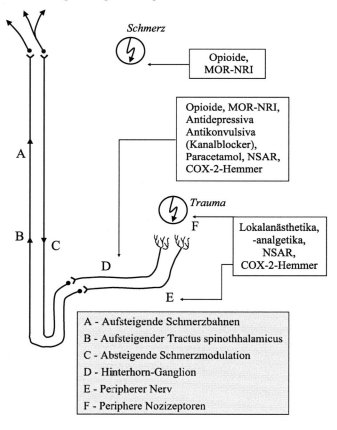

Abb. 32: Opioide und Schmerzbahnen, nach Grünenthal, 2012

Opioidrezeptoren finden sich im zentralen und peripheren Nervensystem. Bindet sich ein Opioid am Rezeptor, ändert sich durch Öffnung eines Ionenkanals der Rezeptor in seiner Funktionalität und löst eine analgetische Wirkung aus.

Sowohl Wirkung, als auch Nebenwirkungen (wie z. B. Atemdepression) können durch den Antagonisten Naloxon sofort beendet werden. Naloxon verdrängt die Opioide vom Rezeptor, ohne dass es eine eigene Wirkung erzielt.

Im Notfall werden 0,4 mg Naloxon (1 Ampulle) fraktioniert, nach Wirkung, intravenös injiziert. Dadurch wird meist nach wenigen Sekunden eine Wirkung erreicht und es wird eine ausreichende Spontanatmung erzielt. Wichtig ist jedoch zu wissen, dass die Wirkung des Naloxons in einigen Fällen durch ein erneutes Anfluten des Opioids nachlassen kann. Der Arzt muss somit den Patienten auch nach der Naloxon-Gabe weiter überwachen. Natürlich ist auch die analgetische Wirkung des Opioids durch Naloxon sofort antagonisiert - was zu erheblichen Schmerzintensitäten führen kann.

Injiziert man einer vigilanzgetrübten heroinabhängigen Person im Rahmen des Notfalldienstes Naloxon, muss man zudem noch mit wütesten Beschimpfungen des Geretteten rechnen, denn dieser hat sich seine Opioid-Wirkung meist für teures Geld erworben, was nun innerhalb von Sekunden regelrecht verpufft. Dem Mediziner gelingt es meist nicht das notwendige Handeln plausibel zu erklären.

Umfragen unter den Hausärzten zeigen, dass u. a. die Bedenken vor einer Atemdepression, gerade bei der i.v.-Gabe, die Anwendung von Opioiden limitiert. Intravenöse Akutschmerztherapie mit Opioiden ist stärksten Schmerzzuständen vorbehalten. Titriert man dem Patienten das Opioid langsam, ggf. in ausreichender Verdünnung, ist eine Atemdepression unwahrscheinlich. Der noch unterschwellig bestehende Schmerz ist ein ausreichender Atemstimulus, der bei langsamer Applikation bestehen bleibt. Selbst unter widrigen Bedingungen des Notdienstes stehen dem Hausarzt seine Sinne zur Verfügung, so dass er auch ohne intensivmedizinisches Monitoring eine etwaige Überdosierung erkennen kann.

Niederfrequente Atmung, bläuliches Hautkolorit, eintrübende Vigilanz und Bradykardie sind typische Zeichen einer Opioid-Überdosierung. Bevor zum Notfall-Antagonisten Naloxon gegriffen wird, helfen jedoch oftmals Schmerzreize (z. B. starker Druck auf den Sternalbereich oder starkes Manipulieren des Kieferwinkels).

Reklination des Kopfes führt oftmals sofort zu einer suffizienten Spontanatmung. Atemdepressionen durch retardierte Opioide sind bei schrittweiser Dosisanpassung unwahrscheinlich und können auch, durch nichtretardierte Opioide, erst nach inadäquat hochfrequenter Einnahme verursacht werden. Überdosierung durch retardierte Opioide ist anfänglich gekennzeichnet durch Müdigkeit, Unwohlsein und Schwindel.

Ein weit verbreitetes Problem im Rahmen der Opioidverordnungen, sind die Bedenken vor einer möglichen Abhängigkeit. Sowohl seitens der Mediziner, aber auch bei den Patienten gibt es heutzutage noch Unklarheiten und Unsicherheiten.

Eine fachgerechte Verordnung von retardierten Opioiden, mit gegebenenfalls zusätzlich bedarfsadaptierter nichtretardierter Darreichungsform, führt oftmals zu einer physiologischen körperlichen Abhängigkeit. Das bedeutet, dass ein sofortiges Absetzen des Präparates nach langfristiger Einnahme zu erheblichen Entzugserscheinungen führen kann. Als Beispiel kann man sich die Anwendung des Insulins beim Diabetiker vor Augen führen und somit auch dem Patienten die Bedenken nehmen. *Diabetiker sind vom Insulin ebenfalls körperlich abhängig, dass heißt, ein sofortiges Absetzen führt zu bekannten körperlichen Symptomen.*

In ähnlicher Form ist auch der Schmerzkranke von seinem Opioid abhängig. Allerdings entsteht bei opiodkonsumierenden Schmerzpatienten nur in seltensten Fällen das sogenannte Craving, also der Suchthunger, wie es bei Drogenabhängigen der Fall ist. Stellt man die Patienten leitliniengerecht auf retardierte Opioide ein, wird ein Patient auch nie den gefürchteten „Kick" erreichen. Erfahrungsgemäß ist die ausschließliche Verordnung von Tilidin-Tropfen ohne eine Basistherapie mit einem retardierten Tilidin-Präparat, die am ehesten suchtgefärdende Verordnungsvariante.

Viele Patienten können nach langfristiger isolierter Tropfeneinnahme nicht mehr unterscheiden, ob eine Schmerzreduktion oder ein angenehmes Körpergefühl dominiert.

Um köperliche Entzugssymptome zu vermeiden, muss grundsätzlich ein schrittweiser, langfristiger und ärztlich überwachter Opioidentzug durchgeführt werden.

Typische Nebenwirkungen der Opioidtherapie sind Übelkeit, Erbrechen, Müdigkeit und Obstipationen. Insbesondere die Übelkeit besteht in den meisten Fällen nur in den ersten Tagen der Therapie und sollte antiemetisch (z. B. durch Metoclopramid) therapiert werden. Müdigkeit und Benommenheit bestehen ebenfalls meist nur in der Einstellungsphase und unterliegen dann einem Gewöhnungseffekt. Allerdings muss der Arzt den Patienten auf eine Fahruntüchtigkeit wärend der Einstellungsphase hinweisen. Besteht bei unveränderter Opioidmedikation eine ausreichende Vigilanz, besteht auch unter Opioiden die Möglichkeit ein KfZ zu führen sowie Maschinen zu bedienen. Dem Patienten sollte ein Opioidausweis ausgehändigt werden. Im Idealfall ist ein Reaktionsgeschwindigkeitstest in einer geeigneten Einrichtung (z. B. DEKRA) möglich.

Dagegen unterliegen Obstipationen meist keiner Gewöhnung. Neben einer entsprechenden Nahrungsumstellung sind oft medikamentöse Therapieoptionen unumgänglich.

Als geeignete Beispiele seien hier Laxoberal® (Natrium-Picosulfat) oder Movicol® (Macrogol) genannt. Für therapieresistente Fälle kann in Einzelfällen die Anwendung des subcutan zu verabreichenden Relistor® geeignet sein. Dieses enthält Methylnaltrexon, ein Naloxon-Abkömmling und erzielt oft innerhalb weniger Stunden eine Wirkung.

Noch vor wenigen Jahren war eine Opioidtherapie oft nur Karzinom-Patienten vorbehalten. Die Gabe von Morphium war sowohl unter Medizinern, als auch in der Bevölkerung gleichbedeutend mit „Endstadium." Heute sind starke Opioide allen Patienten mit hohen Schmerzintensitäten vorbehalten, die mit dem WHO Stufenschema I und II nicht beherrschbar sind. Wichtig ist die genaue Aufklärung über temporäre Fahruntüchtigkeit, Dosisverhalten, evtl. notwendige Dosissteigerungen, aber auch ein eventueller Entzug bei nachlassender Wirkung. Die langfristige Einnahme von starken Opioiden hat in den letzten Jahren gezeigt, dass im Laufe der Patientenkarriere ein zunehmender Wirkverlust eintreten kann. Sogar das Gegenteil kann bei Langzeiteinnahme eintreten: die opioidbedingte Hyperalgesie, also eine Schmerzverstärkung durch Opioide. Beide Phänomene bedürfen dann eines Opioidentzugs, der ggf. unter stationären Bedingungen durchgeführt werden sollte.

Anfang der neunziger Jahre gehörten sowohl in den Kliniken als auch im niedergelassenen Bereich Morphin, Dipidolor, Tramadol und Tilidin noch zu den am häufigsten verordneten Opioiden. Auch heutzutage haben sie, aufgrund des großen Bekanntheitsgrades, einen hohen Anteil in den Verordnungen.

Tramadol als auch Tilidin erzielen etwa 1/5 bis 1/10 der Wirkung des Morphiums, welches als Referenzsubstanz zum Vergleich der analgetischen Potenz aller Opioide gilt. Sie gehören somit zu den schwachen Opioiden, entsprechend des WHO-Stufen-Schemas zu Gruppe II und können mit einem normalen Rezept verordnet werden. Beide Präparate werden als retardierte und nichtretardierte Form vertrieben. Um das Missbrauchspotenzial des Tilidins zu minimieren, wird Naloxon beigefügt, so dass in höheren Dosen der Antagonist dominiert.
Tramadol ist aufgrund seiner therapeutischen Breite zudem ein beliebtes i.v.-Präparat für den kassenärztlichen Notdienst. Typische Nebenwirkungen sind Übelkeit und Erbrechen.

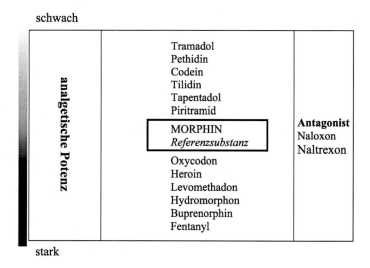

Abb. 33: Opioide, Vergleich der analgetischen Potenz

Tilidin
Dosierung:
Nichtretardiert: 50-100 mg (z.B. Valoron N®: 20-40 Tropfen)
Wirkdauer: 2-4 Stunden

Retardiert: 2-3 mal tgl. 50-200 mg
(z. B. Valoron N Retard® Tabletten)
Wirkdauer: 10-12 Stunden
Höchstdosis am Tag: 600 mg
Besonderheiten: ausschließliche Verordnung in Tropfenform erhöht die Suchtgefahr, nicht als i.v.-Präparat erhältlich, Tilidin-Tropfen sei Jan. 2013 BTM-rezeptpflichtig

Tramadol
Dosierung:
Nichtretardiert: 50-100 mg (z. B. Tramal® : 20-40 Tropfen)
Wirkdauer: 2-4 Stunden
Retardiert: 2-3 mal tgl. 100-200 mg (z. B. Tramal long®)
Wirkdauer: 8-12 Stunden
Höhstdosis am Tag: 400-600 mg
Besonderheit: häufig Übelkeit und Erbrechen

Morphium zählt zu den ältesten und bekanntesten WHO III - Opioiden. Die Verordnung unterliegt dem Betäubungsmittelgesetz und somit einer genauen Dokumentation und Verordnung mit BTM-Rezepten. Jeder Arzt kann einen BTM-Rezept-Block beantragen und diesen entsprechend verwenden.
Auch heutzutage gehört das Präparat aus Kostengründen zu den häufig eingesetzten Präparaten in der Schmerztherapie und Palliativmedizin.
Vorteile sind die gute analgetische Wirkung bei gleichzeitiger Nachlastsenkung und Anxiolyse. Diese Eigenschaften erklären den Einsatz des Präparates beim Herzinfarkt in der Akuttherapie.
Bei Patienten mit Nieren- und schwerer Leberinsuffizienz sollten Ärzte das Präparat nicht mehr einsetzen, da aufgrund der kumulierenden Stoffwechselprodukte mit schwer zu steuernden Langzeitwirkungen zu rechnen ist.

Dosierung:
Nichtretardiert: 10-20 mg (z. B. Sevredol® Tabletten)
Wirkdauer: 2-4 Stunden
(zur Therapie von Durchbruchschmerzen bis 6 mal tgl.)
Retardiert: 2-3 mal tgl. 10-100 mg (z. B. MST®, M-long®)
Wirkdauer: 8-12 Stunden

Höchstdosis am Tag: in Abhängigkeit von Nebenwirkungen
Besonderheiten: beim akuten Infarkt: fraktioniert i.v. 1-mg Bolus-
Gaben bis zur Wirkung titrieren: gute anxiolytische, schmerzredu-
zierende Wirkung; Nachlastsenkung

Praxistipp für den Notfalldienst:
Piritramid (Dipidolor®): bei starken Schmerzen im Notfalldienst:
(15 mg Dipidolor® i.v.=20 mg Morphium i.v.)

1 Amp a´15 mg auf 15 ml NaCl verdünen und titriert mg-weise nach
Wirkung applizieren (dosisabhängige Atemdepression möglich)
Subcutangabe: ggf. 7,5-15 mg (unverdünnt)

Seit Beginn des neuen Jahrtausends wurden durch die pharmazeu-
tische Industrie zahlreiche Innovationen bei Opioiden aus dem
WHO III-Bereich synthetisiert. Das Einsatzspektrum konnte dadurch deutlich erweitert werden, da insbesondere auch bei Nieren-
und Leberinsuffizienz eine verbesserte Therapiesicherheit erzielt
wurde.

Oxycodon ist gekennzeichnet durch eine etwa doppelt so hohe
äqianalgetische Potenz im Vergleich zum Morphium. Es liegt als
retardierte und nichtretardierte orale Darreichungsform vor. Zudem
verdrängt es als i.v.-Präparat zunehmend das Jahrzehnte angewandte Piritramid (Dipidolor®) von der klinischen Routineanwen-
dung.

Dosierung:
Nichtretardiert: 5 mg (z. B. Oxygesic akut®) bis 6 mal tgl.
Wirkdauer: 2-4 Stunden
Retardiert: 2-3 mal tgl. 10-40 mg (z. B. Oxygesic® Retardtabletten)
Wirkdauer: 8-12 Stunden
Höchstdosis am Tag: 100 (in Einzelfälen bis zu 400 mg)
Besonderheit: Targin=Oxycodon+Naloxon in einer Tablette;
durch die intestinale Wirkung des Naloxons werden gleichzeitig
Obstipationen verhindert.
Oxygesic i.v.: Verdünnung 1mg=1ml: bei stärksten Schmerzen,
1-2 mgweise bis zur Schmerzreduktion titrieren

Hydromorphon (z. B. Palladon®), etwa 8fach stärker analgetisch wirksam als Morphium, eignet sich aufgrund der geringen Plasmaeiweißbindung insbesondere zum Einsatz bei Patienten mit Leber- und Niereninsuffizienz
Nichtretardiert: 1,3 und 2,6 mg Hydromorphon bis 6 mal tgl.
Wirkdauer: 2-4 Stunden
Retardiert: erhätlich in 2/4/8/16/24 mg (12 Stunden-Retardierung)
Wirkdauer: 8-12 Stunden
Höchstdosis am Tag:
Besonderheit: Jurnista®: 24-Stunden-Retardierung;
entleerte Kapsel wird via naturalis wieder mit ausgeschieden

Fentanyl ist auch heute noch in vielen Operationssälen das Standard-Analgetikum der Anästhesisten. Etwa 100-200-fach stärker als Morphium hat es jedoch auch durch die transdermale Applikationsform in Form eines Pflasters einen Siegeszug in den ambulanten Bereich angetreten.
Durch die besondere Darreichungsform wird kontinuierlich der Wirkstoff freigegeben und muss somit nur alle drei Tage gewechselt werden. Dadurch verbessert sich der Patientenkomfort deutlich. Insbesondere bei Patienten mit Schluckbeschwerden und geringer Compliance eignen sich die Pflaster-Systeme hervorragend. Bei Langzeitanwendung nehmen Patienten einerseits eine sukzessive Wirkreduktion wahr. Andererseits berichten zahlreiche Patienten, dass insbesondere am dritten Tag ein Wirkverlust zu verzeichnen ist. Neben einer Dosiserhöhung kann durch Reduktion des Klebeintervalls auf 2-2,5 Tage oftmals eine deutlich bessere Wirkung erzielt werden.

Dosierung: initial 12,5 µg/h; Steigerung bis zu 150 µg/h
z. B. Durogesic SMAT® (12/25/50/75µg/h)
Wirkdauer: ein Pflaster: drei Tage
Höchstdosis: individuell

Buprenorphin:
Dosierung: initial 35 µg/h; Steigerung bis zu 70 µg/h
z. B. Transtec Pro® (35/52,5/70 µg/h)
Wirkdauer: ein Pflaster 96 Stunden (4 Tage)
Höchstdosis: individuell

Als Partialantagonist unterlag dieser Wirkstoff jahrelang einer Sonderstellung. Buprenorphin sollte aufgrund seiner spezifischen Rezeptorfunktionen nicht mit reinen Agonisten kombiniert werden. Zudem gelingt es, entsprechend der pharmakologischen Literatur, nur bedingt, dieses Präparat mit Naloxon zu antagonisieren.

Die praktische Anwendung dieses Präparates zeigt jedoch, dass auch Buprenorphin mit z. B. nichtretardierten reinen Agonisten wie z. B. Oxycodon kombiniert werden kann. Dies sollte allerdings die Ausnahme bleiben.

Buprenorphin wird ebenfalls vorwiegend als transdermales System vertrieben. Dabei können ähnliche analgetische Wirkungen wie unter dem Fentanyl erreicht werden. Der Kleberythmus des Buprenorphins (wie z. B. Transtec pro®) liegt bei zweimal pro Woche. Das schwächer dosierte Norspan® muss erst nach sieben Tagen erneuert werden und erreicht analgetische Wirkungen ähnlich wie Tramadol oder Tilidin.

Buprenorphin liegt auch als intravenöse sowie sublinguale Darreichungsform vor.

Für den klinischen Bereich der Anästhesie, Intensiv- und Palliativmedizin steht das im Vergleich zu Morphium etwa 1000fach stärkere Sufentanil intravenös zur Verfügung.

Tapentadol

Seit 1.10.2010 steht erstmals seit Jahren eine vollständige Neuentwicklung für die Schmerztherapie zur Verfügung. Da es auch eine Opioidwirkung aufweist, wird es in diesem Kapitel vorgestellt. Es ist BTM-Rezeptpflichtig.

Tapentadol (Palexia®) weist neben der Wirkung auf die Opioidrezeptoren (MOR) gleichzeitig eine Noradrenalin-Wiederaufnahme-Hemmung (NRI) auf. Dies führt zu einer Aktivierung der schmerzhemmenden Bahnen des Rückenmarkes. Durch diesen dualen pharmakologischen Ansatz ist das Präparat sowohl für die Therapie des Nozizeptorschmerzes als auch des neuropathischen Schmerzes geeignet. Somit ist gerade beim sogenannten mixed pain, das heisst beim Vorliegen verschiedener Schmerzcharakteristika, dieses Präparat sehr gut geeignet, den Schmerz adäquat zu behandeln.

Tapentadol steht dem deutschen Markt derzeit ausschließlich als eine 12 Stunden retardierte Darreichungsform zur Verfügung.

Dosierung:
Initaldosis: 2 x 50 mg; z. B. Palexia® (50/100/150/250 mg)
Wirkdauer: 12 Stunden
Höchstdosis: 500 mg
Praxis-Tipp: Zur Austestung der prinzipiellen Wirksamkeit des Präparates sowie Dosisfindung über einen kurzen Zeitraum kann auch eine zusätzliche dritte Dosis temporär verordnet werden.
(z. B. 1. Tag: 50-0-50 / 2. Tag: 50-50-50 /
3. Tag 50-50-50-50 / 4. Tag: 100-50-100 / usw.)
Die Dosis wird nach Wirkung und Nebenwirkung angepasst. Bei Wirkverslust vor Ablauf der 12 Stunden Retardierung, kann dauerhaft eine Zwischendosis verordnet werden.

Ein Fallbericht
Ein 56-jähriger Bauschlosser unterzieht sich aufgrund einer plötzlichen motorischen Schwäche erfolgreich einer Bandscheibenoperation. Noch während der Reha-Maßnahme gibt er progrediente Brennschmerzen sowohl im Lumbosacral-Bereich, als auch in der unteren Extremität an. Das Kontroll-MRT ergibt die Verdachtsdiagnose auf Nervenwurzelreizung durch Verwachsungen. Eine erneute Operation wird vom Patienten abgelehnt. Der Patient wird auf Pregabalin (2x75 mg) und Oxycodon (2x10 mg, nach zwei Wochen 2x20 mg) eingestellt. Zudem bestehen schmerzbedingte Durchschlafstörungen, so dass er Amitriptylin 25 mg zur Nacht erhält. Aufgrund einer erheblichen Tagesmüdigkeit und Gewichtszunahme bei unzufriedenstellender Schmerzsituation (NRS 6-8 bei Belastung) beginnt eine Therapieumstellung auf Tapentadol. Dazu wird die Dosis des Oxycodon zunächst auf 2x10 mg reduziert und gleichzeitig Tapentadol mit 2x100 mg verordnet. Entzugszeichen treten nicht auf. Eine Schmerzreduktion von NRS 6 auf 4 wird angegeben. In der folgenden Woche wird erst die morgendliche Dosis, nach drei Tagen die Abenddosis von Oxygesic beendet. Pregabalin beendet der Patient ohne Absprache selbständig, gibt jedoch keine Schmerzintensitätserhöhung an. Der Patient ist zufrieden, gibt jedoch in den frühen Nachmittagsstunden einen Wirkverlust an, so dass Tapentadol zusätzlich gegen 14.00 Uhr in einer Dosis von 50 mg rezeptiert wird. Es besteht eine dauerhafte Schmerzreduktion von NRS 3-4 ohne Nebenwirkungen.

	Niereninsuffizienz	Leberinsuffizienz
Tilidin-Naloxon (Nortilidin)	←→ normale Dosis	Verringerte Wirksamkeit, bei höhergradiger Leberinsuffizienz ungeeignet (Naloxon)
Tramadol	↓↓ Dosisreduktion	↓↓ Dosisreduktion
Buprenorphin	←→ normale Dosis	↓ mäßige Dosisreduktion
Fentanyl	↓↓ Dosisreduktion	↓ mäßige Dosisreduktion
Hydromorphon	←→↓ normale Dosis (FI Dosisreduktion)	↓ mäßige Dosisreduktion
Levomethadon	↓↓ Dosisreduktion um ca. 50 %	←→ normale Dosis
Morphin	↓↓↓ relative bis absolute Kontraindikation	↓↓ Dosisreduktion
Oxycodon	↓↓ Dosisreduktion	↓↓ Dosisreduktion
Oxycodon-Naloxon	↓↓ Dosisreduktion	↓↓ Dosisreduktion, bei höhergradiger Leberinsuffizienz ungeeignet (Naloxon)
Tapentadol	←→↓ normale Dosis (FI Dosisreduktion)	↓ mäßige Dosisreduktion

Abb. 34: Opioide bei Leber- und Niereninsuffizienzen, Tegeder und Geisslinger. „Der Schmerz", 1999

IV.2 Psychopharmaka und Schmerz

Akuter Schmerz verursacht eine plötzliche, oft gravierende, Veränderung der Lebenssituation.

Chronischer Schmerz beeinflusst ebenfalls das gesamte Leben, tiefgreifend, zermürbend. Er ist mit Verunsicherung, Angst, depressiver Stimmung und Verlust der Lebensfreude, der optimistischen Lebensgestaltung und -planung verbunden. Das Leben ist insgesamt nicht mehr, wie es einmal war. Diese Situation beeinflusst alles Fühlen und Denken. Der Schmerz ist also nicht nur ein schmerzhaftes körperliches Phänomen, sondern auch ein psychisches und soziales. Vor jeder Therapie sollte sich der Arzt vorerst ein sehr genaues Bild über die Lebenssituation des Patienten machen. Es reicht also nicht aus, nur mit allen Mitteln und Möglichkeiten, die die moderne Medizin inzwischen heute zur Verfügung stellen kann, die körperlichen Ursachen bis ins Kleinste zu ermitteln. Genau so gründlich sind auch die begleitenden oder ursächlichen Lebensumstände zu erfassen, zu begreifen und in alle therapeutischen Maßnahmen mit einzubeziehen. Ein umfassendes ärztliches Gespräch mit bio-psycho-sozialen Überlegungen ist dafür die Voraussetzung. Erst wenn ein vollständiges Bild von den Ursachen und Hintergründen der Schmerzerkrankung vorliegt, kann man dem Patienten gerecht werden. Dann ergeben sich auch Überlegungen zum gezielten Einsatz von Psychopharmaka. Diese gehören dann als wichtiger Baustein in den Gesamtbehandlungsplan (Benkert und Hippius).

Bevor wir uns mit den Psychopharmaka im Einzelnen befassen, gestatten Sie mir noch vorher einige grundsätzliche Überlegungen: Vor der Arbeit mit Psychopharmaka ergeben sich für den Hausarzt (ebenso wie für den Schmerztherapeuten) u. a. folgen Überlegungen:
• *Ist für die Behandlung der vorliegenden psychischen Störung ein Medikament überhaupt notwendig?*
Reicht nicht evtl. ein aufklärendes Gespäch?
• *Wenn ja, dann wann und unter welchen Bedingungen und welchen Zielsetzungen?*
• *Was geschieht auf diese Weise mit dem Patienten?*
• *Wie geht es dabei dem Arzt? Welchen Einfluss hat die Behandlung auf die bestehende Arzt-Patientenbeziehung und das Verhalten des Patienten.*
• *Wie werden Compliance, Motivation, Angst und Schlaf beeinflusst?*
• *Erreiche ich mit der Medikation nur das „Gefühl des falschen Glücks" (Curschmann, 2009), das nur Vergessen macht und das eigentliche Leben nicht beeinflusst?*

Grundsätzlich gilt als Antwort: Ein Psychopharmakon ist, wie jedes andere Medikament, vor allem als Hilfe für den Betroffenen gedacht. Über Risiken und Nebenwirkungen gilt hier unbedingt die Forderungen nach vorheriger gründlicher Beratung und Aufklärung zu beachten. Das ist auch entscheidend für die notwendige Vertrauensbildung. Da es sich nicht um gewöhnliche Substanzen handelt, sondern um Medikamente, die krankhaftes menschliches Verhalten, Stimmungen und Gefühle beeinflussen, muss deren Anwendung grundsätzlich mit einer verstehenden und stützenden Gesprächsbegleitung erfolgen (s. Kap. IV.4 Psychotherapie). Es gibt natürlich in der Praxis Situationen, in denen der Arzt zu Ausnahmen von dieser

Regel gezwungen wird. Manchmal ist eine aktuelle Sedierung, begleitend mit der Schmerzbehandlung, sofort zwingend notwendig. Das gilt insbesondere für Notfälle bei Unfällen. Hier besonders bei Massenunfällen und Katastrophen, um die traumatisierenden Einflüsse der schockierenden Ereignisse abzufangen.

Vorhandene Risiken und Nebenwirkungen der Psychopharmaka verpflichten den Arzt nicht nur zu genauen Überlegungen vor dessen Verordnung, sondern auch zur kontinuierlichen Überwachung des Verlaufs der Behandlung. Eine der Gefahren, die einigen psychotropen Substanzen eigen ist, ist die Möglichkeit zur missbräuchlichen Anwendung und der Sucht. Die Tranquilizer z. B. fanden als „happy pills", als Glücksbringer, sehr bald weite Verbreitung. Es ist nur allzu menschlich, dass sie dann in die Riege der Leidenschaften und Suchten Aufnahme fanden.

Leider gibt es auch ein sehr düsteres Kapitel in der Geschichte der Anwendung der Psychopharmaka, das auch heute noch nicht überwunden ist und erhebliche Gefahren in sich birgt. Man erinnert sich nur ungern an die „chemische Zwangsjacke", die vor allem in den Anfängen (aber auch heute noch!) in der „geschlossenen Psychiatrie", aber auch in chirurgischen Kliniken und vor allem in Pflegeeinrichtungen unheilvolle Anwendung fand. Hier sollte (und soll immer noch) mehr eine „Ruhigstellung" oder „Disziplinierung" erreicht werden, im Sinne der Anstaltsanpassung oder Pflegeerleichterung, als ein würdiger und menschlicher Umgang mit unruhigen oder tobenden Patienten. (Erinnert sei an den Film von Ken Kesey „Einer flog übers Kuckucksnest")

Wir setzen das Vorhandensein einer festen, vertrauensvollen Arzt-Patienten-Beziehung, wie sie beim Hausarzt die Regel ist, auch beim Einsatz der Psychopharmaka, voraus. Im Zusammenwirken mit den Gefühlen des Vertrauens, der Geborgenheit und der Hoffnung wird dann auch die beruhigende, angstlösende und antidepressive Wirkung des Medikamentes getragen und verstärkt. Diese Bedingungen ermöglichen dann gegebenenfalls eine sichere Begleitung durch alle Höhen und Tiefen, notfalls auch über viele Jahre.

Psychopharmaka sind keinesfalls harmlose Substanzen. Auch bei ihnen kann eine breite Palette an Nebenwirkungen auftreten. Lebensgefahr oder schwerwiegende Dauerschäden sind aber die Ausnahme. Schädigungsmöglichkeiten am Blutbild, Herz-Kreislaufsystem oder den Nieren erfordern, wie auch die möglichen

Spätdyskinesien durch Neuroleptika, ständige Aufmerksamkeit. Die Beeinträchtigung der Befindlichkeit durch Müdigkeit, Herzklopfen, Schwindel, Gewichtzunahme oder Impotenz dürfen nur in Kauf genommen werden, wenn die Behandlung nicht ohne diese Risiken möglich ist. Die Abwägung muss in jedem Fall sehr genau erfolgen. An Substanzen, die wie die Psychopharmaka das Denken anregen und ordnen können, von bedrängenden Inhalten befreien, Wahrnehmungen angenehmer erscheinen lassen und die Gefühlslage anheben, werden oft von den Patienten, aber auch den Ärzten (zu) hohe Erwartungen gestellt. Man tut gut daran, wenn man sich, gestützt auf breite klinische Erfahrungen und das notwendige pharmakologische Wissen und eigene Menschenkenntnis, einen sehr nüchternen Standpunkt erarbeitet. Dieser ist mit Geduld auf die Patienten zu übertragen. Das erfolgt natürlich nicht im Selbstlauf, ist mühsam und kann nicht ohne Einwilligung der Patienten oder deren Angehörigen funktionieren. Neben der Behandlung der aktuellen Situation ist auch immer das weitere Schicksal des Patienten im Auge zu behalten. Die Kombination mehrerer Medikamente ist eine sehr häufige Praxis. Dadurch ist es gelegentlich möglich, Nebenwirkungen zu reduzieren. Beachtet werden muss aber auch das Gegenteil. Durch Kumulation werden u. U. die Wirkungen untereinander unerwünscht verstärkt.

Die Compliance wird durch ein einfaches Einnahmeregime (tägl. 1x1) wesentlich gefördert. Bei psychischen Störungen muss man mehr als sonst mit einer unregelmäßigen Einnahme rechnen: „ Nur wenn es mir schlecht geht, nehme ich das Medikament."

Die Motivation ist sehr wesentlich von der schwankenden Stimmungslage abhängig. In der depressiven Phase argumentiert der Patient oft: *„Das hat ja doch alles keinen Zweck."*

Das *„Vergessen"* wird in dem Maße gefördert, in dem er nicht die Nebenwirkungen genau so kennt wie die angestrebten Ziele der Behandlung.

Die Kosten

Sind immer ein beachtenswerter Faktor jeder medikamentösen Behandlung. Man wird daher auch sehr genau darauf achten, ob das Medikament überhaupt eingenommen wird. Der Preisunterschied innerhalb der Substanzgruppen ist enorm und gestattet daher einen gewissen Spielraum. Bei den Tranquilizern ist das teuerste Präparat

6x so teuer wie das preiswerteste. Bei den Neuroleptika ist der Preisunterschied sogar 10fach . Es ist nicht unehrenwert das Kostenproblem mit in die notwendigen Erwägungen mit einzubeziehen. Andererseits wäre es falsch, aus Kostengründen oder wegen möglicher Risiken auf eine Behandlung zu verzichten oder gar zu niedrig zu dosieren. Die Unterlassung oder die Nichtausschöpfung der therapeutischen Möglichkeiten könnte dem Patienten wichtige oder einmalige Chancen zur Verbesserung seiner Lebensqualitäten verwehren.

Antidepressiva

Wirkung
Die Wirkung der Antidepressiva erfolgt über ihren Einfluss auf den Serotonin- und Noradrenalinstoffwechsel. Ihr antinozeptiver Effekt findet auf der spinalen Ebene statt, durch Hemmung zentraler ascendierender Schmerzimpulse.

Zusätzlich erfolgt zentral und im Rückenmark eine Fascilitation schmerzhemmender absteigender Systeme, die Schmerzsignale abschwächen. Sie entfalten dabei über ihre antidepressive Wirkung hinaus einen eigenständigen schmerzstillenden Effekt. Das beruht auf präsynaptische Wechselwirkungen von Serotonin und Noradrenalin, deren extrazelluläre Konzentration erhöht wird.

Das funktioniert allerdings *nur* bei *nicht selektiven* Noradrenalin- und Serotoninhemmern.

Zusätzlich wirken Amitryptilin und andere trizyklische Antidepressiva antagonistisch auf den N-Methyl-D-Aspartat (NMDA-Rezeptor), dem nach modernen Studien eine wichtige Rolle bei der Neuroplastizität zugeschrieben wird (Derra und Egle).

Therapeutischer Einsatz
Der deutliche analgetische Effekt, der über die antidepressive Wirkung hinaus zu erzielen ist, wurde mehrfach in klinischen Studien nachgewiesen. Dabei tritt die analgetische Wirkung deutlich schneller ein (nach 3-7 Tagen) als die antidepressive, die man erst nach mindestens 2-3 Wochen erwarten kann.

Bei der Verordnung ist mit einer einschleichenden Dosierung zu beginnen. Damit kann man evtl. Nebenwirkungen niedrig halten. Das gilt vor allem bei ängstlichen und hypochondrischen Patienten, die sich immer sehr genau beobachten. Eine abendliche Einnahme empfiehlt sich in jedem Falle, wenn Schlafstörungen vorliegen. Dagegen sind selbstverständlich psychomotorisch aktivierende Präparate nur morgens zu verordnen.

psychomotorisch dämpfend	psychomotorisch aktivierend
Amitryptilin (Saroten)	Clomipramin (Anafranil)
Doxepin (Aponal)	Imipramin (Tofranil)
Maprotilin (Ludiomil)	Fluvoxamin (Fevarin)
Mianserin (Tolvin)	Fluoxetin (Fluctin)
Trimipramin (Stangyl)	Desipramin (Pertofran)
Opipramol (Insidon)	Paroxetin (Seroxat)
Mirtazapin (Remergil)	Citalopram (Cipramil)
	Sertralin (Zoloft)

Tabelle: nach Derra et al., 2003

Amitryptilin wird trotz erheblicher Nebenwirkungen, besonders wegen guter klinischer Sicherung durch Studien am häufigsten angewandt. Wegen deutlich weniger Nebenwirkungen, aber auch geringer analgetischer Wirkungen, bleiben SSRI-Präparate den ausgesprochen depressiven Reaktionen vorbehalten.
Bei welchen chronischen Schmerzzuständen sind Antidepressiva mit analgetischer Zielstellung besonders indiziert?
Die Antworten sind heute noch sehr kontrovers und werden vor allem durch persönliche Erfahrungen bestimmt. Unumstritten ist, das trizyklische Antidepressivum Amitryptilin zeigt bei *neuropathischen Schmerzzuständen* und in der Intervallbehandlung von *Migräne* und chronischem *Spannungskopfschmerz* gute Wirksamkeiten. Bei Migräne und Spannungskopfschmerz zeigen auch die neueren SSRI-Präparate eine deutliche Verbesserung von Häufigkeit, Schwere und Dauer der Kopfschmerzen und somit zu einer Abnahme des Analgetikabedarfs. Auch beim *Fibromyalgiesyndrom* konnte eine gute Wirksamkeit bezüglich Schmerzintensität, Morgensteifigkeit, Schlaf, Müdigkeit und begleitender funktioneller

Störungen, vor allem durch Amitryptilin, aber auch durch SSRI-Präparate belegt werden. Dabei war eine Kombination von Amitryptilin und Fluoxetin am wirksamsten.

Ein Fallbericht
Zugang zur Behandlung und zur Beziehung
Frau A., eine 48-jährige Verkäuferin, ist seit 25 Jahren verheiratet. Beide erwachsenen Töchter haben das Haus verlassen. Der Ehemann hat sich anderweitig orientiert und strebt die Scheidung an. Eines Tages erleidet Frau A. beim Anheben einer Transportkiste einen Bandscheibenvorfall. Sie lehnt jegliche Behandlung ab, stattdessen nutzt sie die jetzt eintretende Zuwendung durch Ehemann und Töchter. Im Laufe der Zeit entwickelt Frau A. ein chronisches Rückenschmerzsyndrom mit deutlichen depressiven Zügen.

Um der massiven Abwehr zunächst zu begegnen und der Patientin psychisch Entlastung zu gewähren, verordnet der Hausarzt nach intensiven Gesprächen über sekundären Krankheitsgewinn vorübergehend ein Antidepressivum. Bald darauf kann sie dann auch die Wiederherstellung der persönlichen Eigenständigkeit und Beweglichkeit genießen.

Noch ein Fallbericht
Angst und Schlafstörungen
Herr U., ein 68-jähriger Diabetiker Typ I, leidet seit Jahren an peripheren Durchblutungsstörungen beider Unterschenkel. Die Schmerzen lassen ihn nachts nicht zur Ruhe kommen. Außerdem plagt ihn ständig die Angst, eines Tages beide Beine zu verlieren. Der Hausarzt verordnet ein sedierendes Antidrepressivum, um den Mann wenigstens nachts zur Ruhe kommen zu lassen. Die bisherige Schmerzbehandlung wird danach deutlich besser. Herr U. kommt mit der Gesamtsituation besser zurecht und wendet sich intensiver der Behandlung der Ulcera crurum und der Stoffwechselführung zu.

Nebenwirkungen
Trizyklische Antidepressiva haben dosisabhängig z. T. erhebliche Nebenwirkungen, die sich vor allem aus ihrer anticholinergen Wirkung ergeben. Regelmäßige Kontrollen von Blutbild, Leber- und Nierenwerten sowie EKG müssen auch bei niedriger Dosierung durchgeführt werden. Das gilt insbesondere für ältere Menschen.

vegetative Nebenwirkungen	Mundtrockenheit, Glaukom, Akkomodationsstörungen, Tachycardie, Arrhythmien, Schwindelgefühl, Hypotonie, Schwitzen, Frieren, Übelkeit, Erbrechen, Miktionsstörungen
psychomotorische Nebenwirkungen	Unruhe, delirante Syndrome, Provokation psychotischer Syndrome, Umschlag depressiver in manische Phasen
internistische Nebenwirkungen	Agranolozytose, Repolisationsstörungen im EKG
neurologische Nebenwirkungen	Tremor, zerebrale Krampfanfälle

Tabelle: Nebenwirkungen von Antidepressiva

Interaktionen
• Verstärkung der sympathikomimetischen Wirkung von katcholaminhaltigen Lokalanästhetica
• Verstärkung von anderen anticholaminhaltigen Medikamenten
• Herzrhythmusstörungen unter Digitalis
• erhöhte Plasmakonzentrationen bei gleichzeitiger Einnahme von Cimetidin

Kontraindikationen
• Kombination mit MAO-Hemmern
• akute Intoxikation oder Delir
• Engwinkelglaukom
• andere kardiale Überleitungsstörungen, Schenkelblock, AV-Block III. Grades

Nutzen-Risiko-Verhalten
Das Nutzen-Risikoverhältnis ist günstig. Die Substanzen können über lange Zeit ohne besondere Organschäden eingenommen werden. Es besteht keine Sucht- oder Abhängigkeitsgefahr. Die Kosten-Nutzen-Relation ist relativ günstig, weil die meisten Substanzen preiswert sind.

Neuroleptika

Wirkung
Eine direkte analgetische Wirkung konnte bisher nicht nachgewiesen werden. In der Schmerztherapie lassen sich jedoch die indirekten sedativ-hypnotischen und anxiolytischen Eigenschaften nutzen. Ursprünglich wurde dieser Effekt im *„lytischen Cocktail"* genutzt. Weiterhin können Neuroleptika sehr gut vegetative Nebenwirkungen von Opioiden, wie z. B. Erbrechen, Übelkeit oder Tenesmen lindern. Dies geschieht über eine Blockierung der von Opioiden aktivierten Dopaminrezeptoren.

Therapeutischer Nutzen
Da Neuroleptika keine Abhängigkeit verursachen, stellen sie durchaus eine Alternative bei der Behandlung von Schlafstörungen und vegetativen Irritationen, die die Schmerzwahrnehmung verstärken, dar. Hier werden vor allem niedrig- bis mittelpotente Neuroleptika empfohlen.

Ein Fallbericht
Das Neuroleptikum Fluspirilen (z. B. Imap) wird gern bei akuten Krisensituationen, besonders bei vordergründigen Angst- und Spannungszuständen oder psychischen Ausnahmezuständen aktuell eingesetzt. Das Medikament ist intramuskulär injizierbar, wirkt relativ schnell und sicher und hält eine Woche in seiner Wirkung an.

Frau B. leidet seit Jahren an einer chronischen Schmerzkrankheit, verbunden mit ausgesprochenen Angstattacken. Gelegentlich steigert sich Frau B. derartig in ihre Angst, dass der Hausarzt, wegen Bedenken eines fortlaufenden „Bedarfs" bei Anwendung eines Benzodiazepins, die Entwicklung einer Abhängigkeit fürchtete und deshalb bei einer brenzlichen Situation Imap einsetzte. Die Injektion

„wirkte Wunder", so dass Frau B., sehr zum Leidwesen des Hausarztes, bei ähnlichen Ereignissen immer wieder „ihre Spritze" verlangte.

Nebenwirkungen

Bei allen Neuroleptika muss mit teils erheblichen Nebenwirkungen gerechnet werden. Wobei neben der erwünschten Sedierung folgende Reaktionen auftreten können:
Mundtrockenheit, Akkomodationsstörungen, Obstipation, Harnverhalt, orthostatische Kreislaufstörungen, reflektorische Tachycardien, endokrine Störungen wie Hyperlaktatämie, Gynäkomastie oder Amenorrhoe und Potenzstörungen, ebenfall erhöhte Krampfbereitschaft bei anstehenden Anfallsleiden.
Unter hochpotenten Neuroleptika können gravierende extrapyramidale Symptome (Parkinsonoid), Akathisie oder Früh- bzw Spätdyskinesien auftreten. Die Dyskinesien können je nach Dauer und Dosis der Verordnung irreversibel sein.

Interaktionen

Hier sind im Wesentlichen zu berücksichtigen:
• wechselseitige Wirkung in Verbindung mit anderen
  zentraldämpfenden Pharmaka und Alkohol
• verstärkte Blutdrucksenkung bei antihypertensiver Behandlung
• wechselseitige Plasmaspiegelerhöhung bei gleichzeitiger
  Gabe von Antidepressiva oder Lithium

Kontraindikationen

Relative Kontraindikationen sind:
• Glaukom
• Prostatahypertrophie
• Störungen der Herzfunktion
• schon vorhandene Leber- und Nierenschäden

Fazit für die Praxis

Neuroleptika sollten bei der Behandlung chronischer Schmerzen nur dann eingesetzt werden, wenn keine andere gleichwertige therapeutische Möglichkeit besteht. Da jedoch vielfältige Alternativen infrage kommen, gelten sie als Mittel der zweiten Wahl und sollten sehr gründlich überlegt sein.

Antikonvulsiva
Von den in der Schmerzbehandlung angewandten Antikonvulsiva
gehört lediglich das Benzodiazepinpräparat Clonazepam zur Gruppe
der Psychopharmaka. Carbamazepin, Valproinsäure, Phenytoin und
Gabapentin haben zwar auch eine zentraldämpfende Wirkung, aber
ihr primäres Indikationsgebiet ist die Behandlung verschiedener
Epilepsieformen.
Da anfallsartig einschießende Schmerzen dem plötzlichen Auftreten
von zerebraler Krampfaktivität ähnelt, nimmt man bei Einsatz in der
Schmerztherapie ähnliche Abläufe an. Sie haben sich in der Praxis
durchaus als Coanalgetika bewährt und werden dort im Einzelnen
beschrieben (siehe unter Analgetika).
Das typische Indikationsgebiet für Antikonvulsiva ist der *neuropathische Schmerz* von anfallsartigem Charakter. Das gilt vor allem für
die *Trigeminusneuralgie* und die Anwendung von Carbamazepin.
Die Wirksamkeit in der Migräneprophylaxe ist mehrfach für Valproinsäure belegt. Für Gabapentin gibt es noch keine deutsche Zulassung.

Tranquilizer

Wirkung
Beim chronischen Schmerz ist ein eigenständiger analgetischer
Effekt nicht bekannt. Eine Schmerzlinderung tritt lediglich bei
durch eine muskelrelaxierende, sympathicusblockierende oder anti-
konvulsive Wirkung ein. In der Praxis erfolgt der Einsatz (cave über
längere Zeit!) überwiegend wegen Schlafstörungen, Angst und
Muskelverspannungen.
Die pharmakologische Wirkung entsteht durch Bindung an Benzo-
diazepinrezeptoren an gabaergen Synapsen.
Die inhibitorische Wirkung von Gaba (Gamma-Amino-Buttersäure)
wird dadurch verstärkt und es resultiert eine Mindererregbarkeit der
betreffenden Nervenzellen.

Therapeutischer Einsatz
Benzodiazepine sind nur bei akuten Schmerzen und dort lediglich
zur Minderung der affektiven Komponenten indiziert. Insbesondere
Schmerzen, die mit starken Angstsymptomen einhergehen (z. B.
Herzinfarkt), können durchaus durch intravenöse Applikation (z. B.

5-10 mg Diazepam) gelindert werden. Bei länger dauernden, chronischen Angstzuständen sind Benzodiazepine nicht einsetzbar. Ihre Anwendung ist auch wegen des Suchtpotentials problematisch. Hier sind Antidepressiva oder neuere Anxiolytika (z. B. Buspiron) die Mittel der Wahl.

Bei ganz bestimmten Schmerzzuständen konnte allerdings eine spezifische Wirkung nachgewiesen werden. Das gilt insbesondere für *Clonazepam* bei der Trigeminusneuralgie.

Nebenwirkungen

Insbesondere das deutliche Abhängigkeitspotential begrenzt den Einsatz von Tranquilizern, selbst bei Patienten, bei denen kurzfristig eine medikamentöse Angstminderung oder Muskelrelaxation in Erwägung gezogen wird.

Es kann jedoch bei kurzfristigem Einsatz durchaus eine vorübergehende psychische Stabilisierung und Schmerzdistanzierung erreicht werden. Das macht sich u. U. bei Unfall- oder Katastrophensituationen erforderlich.

Die längerfristige Behandlung (länger als 4-6 Wo) chronischer Schmerzpatienten mit Diazepam ist obsolet (Tumorschmerzen bei infauster Prognose machen eine Ausnahme).

Nebenwirkungen können bestehen in Müdigkeit, Schwindel, Benommenheit, eingeschränktes Reaktionsvermögen (Teilnahme am Straßenverkehr!), Beeinträchtigung des Muskeltonus sowie bei hoher Dosierung Sehstörungen, Artikulationsstörungen und Gangunsicherheiten.

Kontraindikationen

Suchtanamnese und Missbrauch psychotroper Substanzen stellen eine relative Kontraindikation dar. Das Gleiche gilt für Myasthenia gravis, Schlafapnoesyndrom, schweren Leberschaden und während der Schwangerschaft.

Absolute Kontraindikationen werden gesehen in:
• Medikamenten-, Drogen- oder Alkoholabhängigkeit
• Überempfindlichkeit gegenüber Benzodiazepinen
• Akutes Engwinkelsyndrom
• Stillzeit

IV.3 Lokalanästhesie, Neuraltherapie und TENS

Lokalanästhesie

Das Grundprinzip der Wirkungsweise von Lokalanästhetika liegt in der reversiblen Blockade von Aktionspotenzialen im Nervensystem. Dadurch werden u. a. Schmerzreize bei unverändertem Bewusstsein nicht mehr weiter geleitet.

In der Praxis können sowohl periphere Nerven infiltriert werden, aber auch Gewebesinfiltrationen sind gerade in der Akutschmerztherapie schnell und erfolgreich durchführbare Maßnahmen.

Dabei können, je nach Verfahren, sowohl das Volumen, als auch die Konzentration nach gewünschtem Effekt angepasst werden.

Aufgrund der speziellen pH-Wert-Eigenschaften wirken Lokalanästhetika in entzündetem Gewebe deutlich eingeschränkt.

Da die Blockade von Natriumkanälen auch in anderen Organsystemen auftreten kann, muss insbesondere auf kardiale als auch zentralnervöse Nebenwirkungen bei hochdosierter Anwendung geachtet werden. Insbesondere bei einer versehentlichen intravenösen Gabe können derartige Komplikationen rasch auftreten.

Folgen können dann z. B. Krampfanfälle und Vigilanzminderung sein. Als Alarmzeichen für eine Überdosierung ist ein metallischer Geschmack typisch. Daher sollten, auch bei minimaler Lageveränderungen, im Rahmen einer Infiltration erneut Aspirationsversuche unternommen werden, um eine intravasale Lage auszuschließen.

Typische kardiale Nebenwirkungen sind Herzrhythmusstörungen bis hin zum Kammerflimmern. Grundsätzlich muss bei wirbelsäulennaher Lokalanästhetika-Gabe auch mit einer intrathekalen Applikation gerechnet werden. Die Folge sind, innerhalb von kürzester Zeit, auftretende Lähmungserscheinungen. Bei einer thorakalen Gabe kann es zum Atemstillstand kommen. In einem solchen Fall ist eine Beatmung und Sedierung über mehrere Stunden bis zum Abbau des Präparates notwendig.

Die über lange Jahre postulierte höhere allergische Potenz des Procains konnte bislang nicht eindeutig nachgewiesen werden. Allergien treten häufiger durch die Zusatzstoffe, wie z. B. Parabene auf. Aufgrund der kurzen Halbwertzeit ist dieses Präparat im Rahmen der Diagnostik sogar als adäquater zu betrachten.

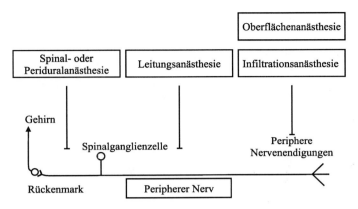

Abb. 35: Verschiedene Arten von Lokalanästhesie, nach Grünenthal, 2012

Lokal wirkende Anästhetika wirken durch Blockierung von Natriumkanälen und dadurch resultierender Verhinderung der Fortleitung von Aktionspotenzialen im peripheren und zentralen Nervensystem, aber auch in der Muskulatur, inkl. des Herzens.
Lokalanästhetika werden in Ester- und Amid-Typ unterschieden.
Ob die Anwendung von Esther-Lokalanästhetikum, im Vergleich zu den Amid-Präparaten, häufiger zu Allergien oder Anaphylaxien führt, ist umstritten und wird in Studien unterschiedlich analysiert. Als bekanntestes Ester-Lokalanästhetikum gilt das häufig in der Neuraltherapie Anwendung findende Procain. Häufig angewandte Amid-Lokalanästhetika sind Bupivacain, Prilocain und Xylocain. Sie dienen sowohl zur Triggerpunktinfiltration, aber auch zur Infiltration schmerzhafter Areale wie z. B. dem IS-Gelenk. Wichtig sind die Beachtung von Höchstdosen und die Vermeidung der spinalen und intravasalen Applikation. Durch Verdünnung mit Kochsalzlösung können höhere Verteilungsvolumina erzielt werden.

Bupivacain
Carbostesin®
Wirkdauer bei peripherer Anwendung: ca. 300 min
Maximaldosis bei Single Shot: 150 mg
Maximaldosis pro Tag: 600 mg
Besonderheit: erhöhte Kardiotoxizität

Prilocain
Xylonest®
Wirkdauer bei peripherer Anwendung: ca. 200 min
Maximaldosis bei Single Shot: 150 mg
Besonderheit: Methämoglobinbildung bei Hochdosis-Gabe mögl., kontraindiziert bei Glucose-6-Phosphat-Dehydrogenase-Mangel

Lidocain
Xylocain®
Wirkdauer bei peripherer Anwendung: ca. 200 min
Maximaldosis bei Single Shot: 200-300 mg
Besonderheit: hervorragend zur Oberflächen-Anästhesie geeignet, sowohl als Gel als auch als Pumpspray und Pflaster verfügbar

Procain gehört zu den am wenigsten toxischen Lokalanästhetika. Aufgrund der antientzündlichen, sympathikolytischen und somit durchblutungssteigernden Eigenschaften wird Procain vorwiegend in der Neuraltherapie angewandt.
Maximaldosis bei Single Shot: 500 mg

Praxis-Tipp: Um in Einzelfällen eine Langzweitwirkung zu erreichen, kann bei Infiltration die Mischung des Lokalanästhetikums mit einem Kortikoid erwogen werden (z. B. Triamcinolon, Volon®). Nimmt der Patient nach einer Lokalanästhetika-Infiltration metallischen Geschmack war, kann dies die Folge einer Überdosierung oder intravasalen Gabe sein. In diesem Fall ist eine symptomatische Therapie notwendig. Hilfreich sind Benzodiazepin-Gaben bei beginnenden Krämpfen und intravenöse Flüssigkeitssubstitution sowie Sauerstoffgabe. In Abhängigkeit der Schwere der Symptome muss bei Bedarf eine intensivmedizinische Betreuung erwogen werden.

Neuraltherapie
Die ersten neuraltherapeutischen Erfahrungen wurden durch die Gebrüder Huneke zu Beginn des letzten Jahrhunderts eher durch Zufall gewonnen. Durch eine akzidentelle intravenöse Injektion von Procain wurde die Migräne ihrer Schwester deutlich gebessert, so dass sie sich in den darauf folgenden Jahren intensiv mit dieser Thematik auseinander setzten.

Heutzutage gilt die Neuraltherapie als ein wesentlicher Bestandteil der Alternativmedizin und hat einen hohen Stellenwert als regulatives Therapieverfahren im Sinne einer ganzheitlichen Therapie. Grundlage ist dabei der Einsatz von Lokalanästhetika zur Behandlung funktioneller und vegetativer Störungen zur Störfeldtherapie und zur Beseitigung segmentaler Dysfunktionen.

Kritiker dieses Verfahrens bemängeln den fehlenden wissenschaftlichen Nachweis des theoretisch angenommenen Wirkmechanismus sowie die nur eingeschränkt auswertbare Wirksamkeit des Verfahrens. Dementsprechend werden Kosten von den Krankenkassen in Deutschland nicht übernommen.

Dagegen wird in der Schweiz, nach einer Volksabstimmung, ab dem Jahr 2012 die Komplementärmedizin (Neuraltherapie, Phytotherapie, Traditionelle Chinesische Medizin, Anthroposophische Medizin und Homöopathie) verfassungsmäßig garantiert über die Krankenversicherung angeboten. Diese Regelung gilt zunächst bis zum Jahr 2017. In dieser Zeit sollten Erfahrungen über diese Therapieverfahren gesammelt und dann gegebenenfalls über eine Fortsetzung dieser Regelung entschieden werden.

(Mitteilung des Eidgenössischen Departements des Innern, 12.01.2011)

American Cancer Society (Discription of Neural Therapy):
„Avaible scientific evidence does not support claims that neural therapy is effective in treating cancer or any other disease.",
November 2008.

Ein wesentlicher Ansatzpunkt in der Neuraltherapie ist die Behandlung von Störfeldern. Zu diesen Irritationszonen gehören Narben, Entzündungen im Bereich des gesamten Körpers, aber auch Zähne. Nach Detektion dieser Störfelder werden sie mit Procain umspritzt. Dabei gilt als Grundsatz, dass die vom Störfeld getriggerten Dysbalancen sofort rückläufig sein sollten „Huneke-Phänomen" und erst nach 8-20 Stunden wieder auftreten. In Abhängigkeit von der Wirkdauer werden die Nachbehandlungen zeitlich angepasst.

Grundlage der Segmenttherapie sind die sogenannten Head'schen Zonen, also die Dermatom- und Organ-Zusammenhänge. Durch dieses Gegenirritationsverfahren werden über den sogenannten viszero-kutanen Reflex verschiedene Organsysteme beeinflusst, um insbesondere chronische Schmerzen zu reduzieren.

Die lokale Infiltration von Triggerpunkten, die als schmerzhafte Areale von Bändern sowie Muskeln und Sehnen definiert werden und die Mikrozirkulation einschränken, führt oftmals sofort zu einer Schmerzlinderung. Bei zusätzlicher Anwendung von physiotherapeutischen Maßnahmen im temporären beschwerdefreien Intervall können somit optimale und auch langfristige Therapieerfolge erzielt werden. Unabdingbar ist im Verlauf jedoch auch die Verordnung von aktivierenden Maßnahmen, wie medizinische Trainingstherapie. Denn langfristig bestehende Schmerzen führen oftmals zu einer zunehmenden Muskelatrophie bzw. im Rahmen von Kompensationshaltung, zu Muskelverspannungen.

Ein weiterer Ansatzpunkt in der Neuraltherapie ist die Infiltration von Nerven und Nervenendigungen, was durch regulatorische Einflüsse zu einer Perfusionsänderung im vegetativen Grundsystem führt.

Als beliebtestes Lokalanästhetikum gilt, aufgrund seiner kurzen Halbwertszeit, das Procain, wobei die Studienlage, die seit Jahrzehnten vermuteten allergischen Eigenschaften des Stoffes bislang nicht bestätigen konnte.

TENS (Transcutane Elektrische Nervenstimulation)

TENS gehört zu den einfachsten und praktisch nebenwirkungsfreien Gegenirritationsverfahren in der Schmerzbehandlung. Insbesondere muskuläre Schmerzen, aber auch Kopfschmerzen eignen sich gut für die TENS-Therapie. Neuropathische Schmerzareale können ebenfalls probatorisch mit TENS therapiert werden.

Hintergrund der Schmerzreduktion ist die Schmerzmodulation auf Rückenmarksebene im Hinterhorn, aber auch eine Aktivierung der deszendierenden Schmerzbahnen. Ebenso wird eine Opioidfreisetzung diskutiert.

Die heutigen TENS-Geräte passen in jede Hosentasche und werden über eine Batterie betrieben. Oftmals können sie somit auch tagsüber während der beruflichen Tätigkeit, für Externe unsichtbar, genutzt werden. Über das schmerzhafte Areal werden zwei Elektroden geklebt, die mit dem Gerät über Kabel verbunden werden. Der Patient kann nun die Stromstärke schrittweise nach oben schalten, bis er statt des Schmerzes ein angenehmes Kribbeln verspürt. Die Stimulationsstärke sollte im Bereich zwischen 10 und 30 mA liegen. Weitere Parameter sind die Impulsdauer sowie die Impulsart und die

Stimulationsfrequenz. Für akute Schmerzen eignen sich Frequenzen um die 30-100 Hz, chronische Schmerzen werden mit niedrigen Frequenzen um 2-20 Hz therapiert. In modernen Geräten sind verschiedene Programme vorprogrammiert, so dass der Patient sich die angenehmsten Varianten selbst einstellen kann. Oftmals verfügen die Geräte über einen zweiten Kanal, so dass die Patienten eine zweite Schmerzlokalisation mit völlig anderen Parametern nutzen können. Wichtig ist, dem Patienten ein TENS-Gerät vor der Anwendung genau zu erklären, da falsche Handhabung zu einer geringen Compliance führen kann. *Die häufigste Anwendungsfehler sind: Gerät nicht angeschaltet bzw. Stromstärke bei „Null" belassen, Stromstärke zu hoch geschaltet oder nur ein Programm genutzt.*
Um die Indikation der TENS-Behandlung zu überprüfen, werden die Geräte meist erst probeweise und dem Patienten dann später langfristig überlassen. TENS sollte mehrfach täglich, aber nicht dauerhaft angewandt werden. Die meisten Geräte schalten sich nach 30 Minuten ab.
TENS sollte nicht über metallische Implantate durchgeführt werden, da eine Überwärmung auftreten kann. Ebenso ist die Schwangerschaft kontraindiziert.

IV.4 Psychotherapie im Gesamtkonzept

Für das diagnostische und therapeutische Verständnis vom Schmerz hat sich heute allgemein das *bio-psycho-soziale Modell* nach G. Engel (1995) durchgesetzt. Dieser Ansatz beschreibt Schmerz und Schmerzbeeinträchtigung als eine komplexe und dynamische Interaktion von biologischen, psychologischen und sozialen Faktoren. Häufig sind die ursprünglich organischen Ursachen nicht mehr nachweisbar. Dabei wird der Schmerz zum Leit- und Leid-Symptom der Krankheit.
Das Fehlen der Übereinstimmung von Befund und Befinden stößt bei einseitiger Betrachtung zwangsläufig auf Unverständnis. Dabei lehrt schon der Alltag, welchen Stellenwert Stress, Angst und Depression im Erleben von Schmerzereignissen spielen. Nicht selten führt die Schmerzkrankheit durch die inneren und äußeren Bedingungen zu einer massiven Beeinträchtigung der Lebensqualität, der interpersonellen Kommunikation und Interaktion sowie der wirtschaftlichen Situation des Patienten.

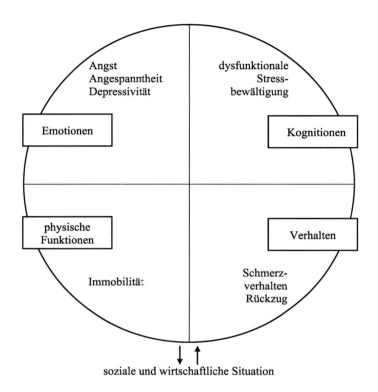

Abb. 36: Das bio-psycho-soziale Modell nach G. L. Engel,
nach G. Fritsche und J. Frettlöh, 2011

G. Engel hat in seinem grundlegenden Beitrag „*Psychogenic Pain
and the Prone Patient*" (Amer. J. Med., 1959), durch die ausführ-
liche Beschreibung einflussnehmender Lebensumstände auf das
Schmerzerlebnis, wesentlich zu dem heutigen Verständnis von
Schmerz beigetragen. Auf diesen Artikel geht auch das bio-psycho-
soziale Modell zurück. (siehe Abbildung 36)
Die Schmerzfolgen sind unmittelbar davon abhängig, wie und in
welchem Ausmaße sich die einzelnen Einflüsse auf das Erleben
auswirken.

Angst und Schmerz können sich direkt gegenseitig verstärken. Das gilt besonders beim akuten Schmerz. Zum Beispiel erlebt ein Patient einen heftigen Vernichtungsschmerz beim Herzinfarkt. Auch eine heftige Kolik ist mit einem intensiven Angsterlebnis verbunden. Beim chronischen Schmerz tritt die Angst meist nicht so unmittelbar und erschütternd auf. Hier scheint die Angst, im Laufe der Zeit, sich in allgemeinere Gefühle umzuwandeln. Die Patienten leiden mehr unter Reizbarkeit und depressiver Stimmung, sie sind mehr auf sich selbst orientiert, kränkbar und verunsichert. Es stellt sich eine deutliche Einengung der Interessen und Lebensbereiche ein, die so auch akzeptiert werden.

Auch die vegetativen Begleiterscheinungen der Angst und des akuten Schmerzes haben irgendwann gewechselt in Schwächegefühl, Inappetenz, Schlaf- und Konzentrationsstörungen, Libidoverlust und depressive Grundstimmung. Das findet man besonders bei Patienten mit somatoformen Schmerzstörungen.

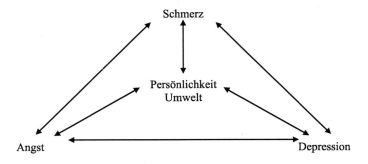

Abb. 37: Interaktionen von Schmerz, Angst und Depression in Abhängigkeit von Persönlichkeit und Umwelt

Die Bedeutung, die der Schmerz für den Betroffenen hat, beeinflusst ganz wesentlich die Art und Intensität der Wahrnehmung. Ebenso beeinflusst die Erwartung von Schmerz dessen Begleiterscheinungen.

Ausdrücklich wird der Schmerz auch durch die persönliche Lebensgeschichte beeinflusst und durch das *„Lernen von Schmerz"*. Es beginnt u. U. schon sehr früh in der Familie. Hier wird Schmerz entweder ignoriert „*ein Indianer kennt keinen Schmerz*" oder aber über Schmerz erreicht das Kind die gewünschte, sonst vorenthaltene, Zuwendung. In der Verhaltenstherapie, einer Säule in der psychotherapeutischen Behandlung, finden diese Interaktionen ausdrücklich Berücksichtigung.

Einige psychosomatische Zusammenhänge seien hier beispielhaft erwähnt:

• Schmerz trägt zur Entstehung des Körperbildes und zur Erfahrung mit der Umwelt bei. Jeder Körper hat sein „*eigenes Schmerzgedächtnis*".

• Schmerz hat sehr enge Beziehungen zur Entstehung von sozialen Beziehungen, ist auch verbunden mit dem Erleben von Strafe, das man „*böse*" ist. Schmerz kann zum Zeichen für „*Schuld*" stehen und kann in der „*Sühne*" als die Voraussetzung für eine Entlastung dienen.

• *Schmerz hat eine frühe Beziehung zur Aggression oder zur Macht. Der Schmerz anderer befriedigt die eigenen Aggressionen.*

• *Schmerz hängt u. U. zusammen mit realem oder befürchtetem Verlust einer geliebten Person, Schmerz kann auch die Qual des Verlustes mildern. (siehe Ehle, 1987)*

Die vielfältigen bio-psycho-sozialen Einflussfaktoren auf den Schmerz erfordern einen interdisziplinären Diagnose- und Therapieansatz. Es müssen die unterschiedlichen Umstände und Aufrechterhaltungsfaktoren im Einzelfall mehrdimensional identifiziert und behandelt werden.

Im optimalem Fall kooperiert der Hausarzt eng mit Schmerztherapeuten, Psychotherapeuten mit Weiterbildung in „spezieller Schmerztherapie", Orthopäden, Ergo-und Physithereuten sowie Beratungsdienstleistungen.

Dem Wissen über die Notwendigkeit einer psychotherapeutischen Behandlung bei chronischem Schmerz, das leider noch nicht Allgemeingut ist, stehen heute noch erhebliche Defizite in der Allgemeinversorgung gegenüber. Eine Befragung von verschiedenen Praxen ergab 1999, dass nur 2 % der Patienten mit chronischem Schmerz tatsächlich eine psychotherapeutische Behandlung erhielten. Den vielen Patienten mit chronischem Schmerz stehen nur etwa 200 qualifizierte Psychotherapeuten mit der Zusatzbezeichnung „spezielle Schmerztherapie" zur Verfügung.

Daraus folgen lange Wartezeiten oder nicht ausreichende Behandlungen. Darüber hinaus haben besonders oft Verhaltenstherapeuten Probleme mit den *„Schwierigkeiten"* die sich durch die *„aufwendigen Patientenpersönlichkeiten"* ergeben.

Psychotherapeutische Diagnostik
Ziel der psychotherapeutischen Diagnostik ist neben der qualifizierten Beschreibung des Schmerzsyndroms, vor allem die Analyse der ursächlichen und aufrechterhaltenden Lebenssituationen. Hieraus ergeben sich dann die notwendigen Informationen für die Indikation weiterer Planungen, für die Durchführung gezielter psychotherapeutischer Maßnahmen und der Zusammenarbeit mit anderen Fachdisziplinen. Die Herausforderung für ein multidisziplinäres Team besteht in der Aufgabe, die somatischen Befunde mit den gewonnenen psycho-sozialen Informationen in Verbindung zu bringen und daraus ein gemeinsames Störungsmodell zu entwickeln. Daraus sollte dann auch eine patientengerechte Diagnose entstehen.

Diagnostische Verfahren
Dem Hausarzt steht in erster Linie die *„biographische Anamnese"* zur Verfügung. Ergänzend können auch evaluierte Erhebungsbögen eingesetzt werden, die eine Absicherung der mündlich erhobenen Daten ermöglichen. Die Diagnostik setzt ein stabiles Arzt-Patienten-Verhältnis, auf der Grundlage gegenseitigen Vertrauens, wie es bei den meisten Hausärzten üblich ist, voraus. Das ermöglicht die notwendige Mitteilungsbereitschaft des Patienten. Geduld und Einfühlungsvermögen von Seiten des Arztes sind eine weitere wichtige Voraussetzung.
Die möglichen Einflussfaktoren auf den Schmerz können prädisponierende, auslösende oder symptomstabilisierende Faktoren sein. Oft sind mehrere Termine erforderlich, um die Komplexität der psychosozialen Einflüsse zu erfassen. Ein realistisches Bild ergibt sich u. a. auch aus Schilderungen des Krankheitskonzeptes des Patienten, den Stressoren, der aktuellen und biographischen Traumata, von bestimmten Personenmerkmalen sowie kognitiven, affektiven und verhaltensmäßigen Aspekten der Schmerz- und Stressverarbeitung und aus den Ressourcen oder Defiziten der Problembewältigung und der krankheitsbezogenen Lerngeschichte im Elternhaus.

Zu beachten ist, dass es vielen Patienten nicht möglich ist, beim ersten Kontakt schon über persönliche Empfindungen und Erlebnisse zu berichten. Schmerztagebücher oder -protokolle können hier erste Hemmungen überwinden helfen und liefern zudem noch Anhaltspunkte über Lebensbedingungen und Zeitabläufe in Beziehung zum Schmerz.

Indikationen

Das Ausmaß der psychischen Beteiligung am Schmerzgeschehen kann je nach Ursachen und Lebensgeschichte sehr unterschiedlich sein. Danach richtet sich auch Umfang und Intensität der Behandlungsmaßnahmen. Im Wesentlichen unterscheiden wir vier abgestufte Wertigkeiten in der psychischen Belastung:

1. Schmerzerkrankung ohne psychische Beteiligung
Selbstverständlich gelingt es vielen Menschen ohne psychische Beeinträchtigung ein Schmerzgeschehen zu bewältigen. Ihre persönlichen Ressourcen und ihr psychosoziales Umfeld begünstigen eine erfolgreiche Anpassung an ein Leben mit Schmerz.

Ein Fallbeispiel:
Frau O, (62 Jahre, Hausfrau, verheiratet, 4 erwachsene Kinder)
• Sturz im Flur mit Schulterluxation sowie Läsion Plexus brachialis
• Patientin entwickelt CRPS Typ II
 (chronic regional Pain Syndrom) linke Hand
• sofortige Einleitung einer multimodalen Schmerztherapie
• Medikation Tilidin 2x200 mg plus Naloxon ret und Physio- und Ergotherapie
• keine relevanten psychischen Nebenwirkungen
• geringe schmerzbedingte Alltagseinschränkungen
• kein nennenswerter sozialer Rückzug
Keine Indikation für psychotherapeutische Interventionen.

2. Schmerz mit psychischen Folgebelastungen
Diese Patienten hatten vorher keine psychischen Auffälligkeiten. Erst mit der Schmerzerkrankung traten psychische Probleme auf. Hier steht die Verbesserung der Schmerzbewältigung im Vordergrund der Bemühungen. Mit Hilfe des Hausarztes soll eine emotionale und auch verhaltensbezogene Anpassung an die neuen

Lebensbedingungen gelingen. Die Kooperation mit einem Schmerz-therapeuten und/oder Psychotherapeuten ist gelegentlich erforder-lich.

Ein Fallbericht: (nach Fritsche und Frettlöh)
Herr K., (46 Jahre, Schichtmeister, verheiratet, 1 Sohn)
• kam am 04.04. mit der linken Hand zwischen zwei routierende Walzen mit Abtrennung von D1 (Daumen) und D2 (Zeigefinger)
• wiederholte Wundinfektionen an linker Hand verzögern Heilung
• bei beginnender Sepsis erfolgt Amputation 07.04. li OA, seitdem Phantomschmerz (NRS=9)
• Patient stellt sich am 10.04. in Schmerzambulanz vor, hier erstma-lig psychologische Diagnostik
Diagnose: chronische Schmerzstörung mit psychischer Beteiligung (F 45,41) Anpassungsstörung mit depressiver Reaktion (F43,21) Indikation zur verhaltenstherapeutisch orientierten Schmerzthera-pie (Umfang zunächst 25 Sitzungen).

3. Schmerz und Komorbidität
Diese Patientengruppe erfordert in der Regel eine aufwendige inter-disziplinäre Behandlung. Es handelt sich meist um vorbestehende psychische oder psychiatrische Störungen, die durch die hinzukom-mende Schmerzerkrankung reaktiviert, verstärkt oder (seltener) kompensiert werden. Hier ist eine Psychotherapie im Gesamtrah-men der Schmerztherpie unverzichtbar.
Die enge Verflechtung der Symptome ist in jedem Fall für das Behandlerteam eine große Herausforderung.

Ein Fallbeispiel: (nach Fritsche und Frettlöh)
Herr R, (41 Jahre, Verfuger, verheiratet, 3 Kinder)
• Patient stürzt 05.05. aus 9 Meter Höhe vom Baugerüst, er landet dabei auf einem Stapel Drainagerohre, dadurch wird der Sturz etwas abgefangen, an den Aufprall besteht keine Erinnerung
• Folgen: OS-Fraktur, Beckenprellungen, Joch- und Nasenbeinfrak-tur, kein SHT
• nach 9 Monaten erste Arbeitsbelastungsprobe mit Abbruch am 1. Tag, erneute Arbeitsbefreiung
• Diagnose durch D-Arzt: posttraumatischer Kopfschmerz
• erneute Arbeitsbelastungsprobe, scheitert abermals

• jetzt durch D-Arzt Überweisung an Schmerzzentrum
• hier mehrdimensionale Diagnose:
spezifische Phobie, Höhenangst (F45,41) Unmöglichkeit des Bestei-
gens von Gerüsten,
• Vorbelastung: soziale Phobie
Konzept der Indikation: Verhaltenstherapeutisch orientierte Psy-
chotherapie zur Angstbehandlung, vorerst 15 Sitzungen.

4. Schmerz als Symptom einer psychischen Erkrankung
Bei der primären psychiatrischen oder psychischen Erkrankung sind
die geklagten Schmerzen eigentlich ein nachgeordnetes (Teil-) Problem. Für den Patienten steht jedoch das somatisch erscheinende
Symptom im Vordergrund der Wahrnehmungen und Behandlungs-
wünsche. Der gesamte Leidensdruck wird auf den Schmerz projiziert und damit die eigentliche Problematik nicht wahrgenommen.

Ein Fallbeispiel:
Frau P., (21 Jahre, in Ausbildung, ledig)
• 04.02. Distorsion linkes Sprunggelenk beim Ballspiel auf dem
Schulhof
• konservative Behandlung über mehrere Monate
• geringfügige Belastung wird nicht toleriert
• 4 mehrwöchige stationäre Behandlungen ohne Erfolg
• zweimalige stationäre psychiatrische Behandlung,
(Abbruch jeweils durch Patientin)
• 11.06. erneute stationäre Untersuchung mit
Verhaltensbeobachtung
• Diagnose: dissoziative Störung der Bewegungs- und
Sinneswahrnehmung (F 44,7)
• Indikation: klärungsorientierte Psychotherapie zur Behandlung
der dissoziativen Störung
• vorher: Abklärung der Therapie- und Änderungsmotivation
Patientin zeigte keine Problemeinsicht!

Psychoanalyse und Schmerz
Im Vordergrund der Betrachtung bei der Schmerzentstehung steht
bei der Psychoanalyse das *Konzept der Hysterischen Somatisierung*
(Konversion). Die Beschreibung der Konversion geht auf S. Freud
(1895) zurück. Seine Fallgeschichte von Elisabeth v. R. diente

seinen Studien zur Hysterie. Die Patientin litt an Schmerzen beider Beine und an Gangstörungen. Freud beschrieb seinerzeit, wie die nachträgliche Verknüpfung von unerträglichen Affekten mit ursprünglich organisch bedingten Muskelschmerzen zum Kristallisierungsprozess für die spätere Konversionsstörung wurde. Der Ausdruckscharakter der Störung, dem gleichzeitig Abwehr und Selbstbestrafung für einen unbewussten Trieb zugrunde lag, erschien Freud so ausgeprägt, dass er daraus weitere Schlüsse für sein Konversionskozept zog.

Als Konversion wird ein komplexer psychischer Vorgang der Symptombildung verstanden, bei dem unterschiedliche Abwehrmechanismen, wie Verschiebung, Verlagerung, Verdrängung oder Verdichtung beteiligt sind. Die Identifizierung mit nahen Bezugspersonen bahnt in der Regel die Übernahme von Krankheitsverhaltensmustern oder der Symptome vor.

Freud interpretierte die Funktion des Konversionsschmerzes auf die Beziehung so, dass der Schmerz an die Stelle tritt, *„woraus seelischer Schmerz hätte werden können"* (Freud 1895).

Diese Patienten entwickeln ihr Schmerzydrom im Bereich vorgeschädigter körperlicher Problemzonen. Diese Phänomene werden heute eher selten beobachtet.

Die psychoanalytische Schmerztherapie spielt im breiten Spektrum der Schmerzbehandlung selten eine gewisse Rolle. Es gibt auch nur wenige Studien über eine, über den Einzelfall hinausgehende, erfolgreiche Behandlung (siehe Egle et al., 2003).

Das gilt auch für die weiteren Modelle der psychoanalytischen Schmerzerklärung:
• *Depressive Somatisierung*
• *Narzistische Somatisierung*

Als psychoanalytisch wird eine Form der Psychotherapie bezeichnet, bei der die Bearbeitung unbewusster Konflikte im Rahmen der Übertragungsbeziehung im Mittelpunkt steht. Das gemeinsame Merkmal der unterschiedlichsten Formen dieser Therapierichtung besteht in der Annahme, dass unbewussten Konflikten in der Entstehung psychischer Störungen und ihrer Bearbeitung in der Übertragung und Bewusstmachung eine zentrale Rolle zukommt.

Psychodynamische Psychotherapie
Wenn wir in den folgenden Ausführungen von psychodynamischer Psychotherapie sprechen, beziehen wir uns auf das Konzept der tiefenpsychologisch fundierten Psychotherapie (Wöller und Kruse, 2010), weil es die am häufigsten praktizierte und am besten untersuchte Therapieform ist (Rudolf et al., 2001) und ein breites therapeutisches Spekturm umfasst.
Tiefenpsychologisch fundierte Psychotherapie ist in den Psychotherapierichtlinien als eine ätiologisch orientierte Therapieform definiert, die auf die unbewusste Psychodynamik aktuell wirksamer neurotischer Konflikte und struktureller Störungen unter Beachtung von Übertragung, Gegenübertragung und Widerstand fokussiert ist. Dabei wird eine *„Konzentration des therapeutischen Prozesses, durch Begrenzung des Behandlungszieles, durch ein vorwiegend konfliktzentriertes Vorgehen und durch Einschränkung regressiver Prozesse angestrebt"* (Psychotherapierichtlinien, 2009).
Auf die aus der Psychoanalyse stammenden Grundannahmen kann in diesem Beitrag nicht vertiefend eingegangen werden.

Anwendung von psychodynamischer Psychotherapie bei chronischen Schmerzen
Bei der Anwendung psychodymamischer Psychotherapie lassen sich die allgemein methodenübergreifenden Ziele für die Behandlung von chronischen Schmerzen u. a. auch bei Patienten mit somatoformen Schmerzen (nach Rief und Hennigsen, 2007) beispielhaft aufzeigen:
• körperliche Missempfindungen von Krankheitszeichen unterscheiden lernen
• ein realistisches Bild von körperlicher Gesundheit entwickeln
• das somatische Erklärungsmodell in psychosomatischer Richtung erweitern
• psychische Begriffe wie Belastung, Überforderung, Stress u. a. in das Krankheitsbild integrieren
• mit körperlichen und psychischen Belastungsgrenzen verantwortlich umgehen
• Aufmerksamkeit für Körpervorgänge reduzieren, das Interesse an Leben und Umwelt fördern
• bestmögliche Lebensqualität erreichen, auch bei Fortbestehen der Symptomatik

• Chronifizierung und Selbstbeschädigung durch unnötige
  Diagnostik und riskante (operative) Therapien verhindern

Den besonderen Anforderungen, die sich bei der Behandlung von
Patienten mit somatoformen Störungen vor allem durch deren Per-
sönlichkeitsauffälligkeiten ergeben, wird die tiefen-psychologisch
fundierte Therapie im besonderen Maße gerecht.

Hier geht es, wie in jedem Falle sonst auch, ganz wesentlich um den
Aufbau einer tragfähigen Arzt-Patienten-Beziehung. Es handelt sich
überwiegend um *„schwierige"* Patienten, die auch durch frustrie-
rende Behandlungserfahrungen (meist selbst gemacht, trotzdem
Vorwürfe gegen Vorbehandler) besonders sensibilisiert und misstrauisch sind. Hinzu kommt, dass sie in der Regel von Haus aus als
Persönlichkeit wenig zugänglich und gegenüber psychotherapeutischen Interventionen vom Grundsatz her eher ablehnend eingestellt sind. Daher ist es in der Anfangsphase notwendig, ganz gezielt
ein festes Arbeitsbündnis aufzubauen.

Symptombezogene Ziele sind in der psychodynamischen Perspekti-
ve nicht nur wegen des Leidensdruckes von primärer Wichtigkeit,
sondern dienen auch der gemeinsamen Orientierung von Therapeut
und Patient. Die Aktivierung von persönlichen Ressourcen im Sinne
von Grave (1998) ist eine der wichtigsten Wirkfaktoren in der
Behandlung von Patienten mit chronischem Schmerz.

Ein bewältigungsorientiertes Vorgehen bestimmt die weitere Strategie der tiefenpsychologisch fundierten Psychotherapie. Dabei geht
es häufig um die innere und äußere Realität des Patienten.

Äußere Realität meint die gesamte Lebensgeschichte des Patienten
mit allen medizinischen und psychosozialen Fakten.

Innere Realität meint die subjektive Bedeutung, die der Kranke vor
dem Hintergrund seiner Lebensgeschichte, dieser zuschreibt. Beides
ist im konkreten Leben immer eng miteinander verwoben.

Ein Fallbericht (nach Senf und Gerlach)

*Eine 55-jährige Patientin wird dem Psychotherapeuten überwiesen,
weil bisherige Therapieversuche nicht zum Erfolg geführt haben.
Psychotherapeutische Vorerfahrungen sind nicht vorhanden. Aus
der biographischen Anamnese geht hervor, dass sie in ihrer Lebens-
entwicklung vor dem Hintergrund gravierender enttäuschender
Beziehungs- und Verlusterfahrungen die Überzeugung entwickelt*

hat, sich am besten nur auf sich selbst verlassen zu können. Der Vater der Patientin war kurz nach ihrer Geburt nach Suizid gestorben, die Mutter war an Krebs erkrankt und veranlasste die Patientin mit 14 Jahren ihre Ausbildung abzubrechen um sie pflegen zu können. Später verlor sie ihren Ehemann nach dessen Unfalltod und versorgte ihre Tochter alleinerziehend.

In der Folge einer schweren Erkrankung (Darmresektion bei perforierender Sigmadivertikulose und nachfolgender Lungenembolie) ist sie seit nunmehr eineinhalb Jahren nur bedingt belastbar. Sie klagt jetzt über „Ganzkörperschmerzen".

Ihre aktiven, teils kämpferisch und gleichzeitig stark verunsichert wirkenden Bewältigungsmaßnahmen drückt sie zu Beginn der Behandlung auch szenisch aus. Ihre eigentliche Hilfsbedürftigkeit wird durch das Gehen an einem Rollator eindrucksvoll deutlich. Außerdem wirkt die Orthese, vom Daumen bis übers Handgelenk zum Unterarm, wie eine „Rüstung" zur Abwehr weiterer Schläge.

Nach 3 Wochen wird folgender Fokus formuliert:

„Ich möchte mehr Selbstwertgefühl haben.

Für mich ist es wichtig, dass ich mit meinem Schmerz umzugehen verstehe.

Ich möchte lernen „nein" zu sagen und dieses „nein" dann auch durchsetzen können.

Meine Schmerzen dürfen für mich nicht mehr vordergründig sein.

Es wäre schön, wenn ich erreichen könnte, mich selbst zu mögen.

Ich möchte es schaffen, nicht mehr am Rollator gehen zu müssen."

Am Ende der Behandlung kann sie tatsächlich den Rollator stehen lassen. Sie berichtet über mehr Selbstakzeptanz und bessere Stimmung.

Hier zeigt es sich wieder einmal, dass nicht die „ewig jammernden" Patienten die größten Schwierigkeiten bereiten, sondern die mit der größten Gegenwehr, durch Misstrauen, Vorurteile, fehlende Einsicht oder mangelnde Motivation.

Hier kann gelegentlich ein *kausal-lösungsorientiertes Vorgehen* hilfreich sein. Es empfiehlt sich besonders bei überwiegend psychisch verursachten Schmerzen. Eine hilfreiche Beziehung wird wesentlich gefördert durch *das Ernstnehmen des Symptoms*, das *Akzeptieren der subjektiven Realität* und durch *die Förderung der Bereitschaft zu einem bio-psycho-sozialem Eigenverständnis:*

Wirksamkeit psychodynamischer Psychotherapieverfahren
Die Wirksamkeit tiefenpsychologischer Psychotherapie ist durch randomisierte kontrollierte Studien gut belegt (Söllner und Schüßler, 2001). Das gilt auch für somatoforme Störungen (Leichsenring, 2010) sowohl in Einzeltherapie als auch in Gruppen, ambulant und stationär. In der stationären Gruppentherapie kommen noch begünstigend die positiven Wirkungen der gegenseitigen Unterstützung in der Gruppe und der therapeutischen Gemeinschaft hinzu.

Klinisch psychologische Diagnostik
Die diagnostische Phase verfolgt mehrere Ziele. In der Anfangsdiagnostik ist eine genaue und möglichst umfassende Beschreibung des aktuellen Schmerzstatus erforderlich. Aus den erhobenen Informationen werden die Therapieziele formuliert. Eingeschätzt werden müssen anfangs auch die Auswirkungen der Schmerzen auf die Lebens- und Verhaltenssituationen. Wichtige Informationen können durch Einbeziehen von Bezugspersonen eingeholt werden.
Um eine realistische Arbeitsgrundlage für die therapeutische Zusammenarbeit aufbauen zu können, werden im ersten Therapiebaustein falsche oder unzutreffende Annahmen korrigiert.
Beispielhaft seien eine kleine Auswahl möglicher Einstellungen erwähnt:
Zum Ziel: „Ich erwarte von der Behandlung völlig schmerzfrei zu werden."
Zum Rollenverständnis: „Mit mir wird da was gemacht, ich werde behandelt."
Zur Herangehensweise: „Man wird in meiner Kindheit nach Ursachen forschen."
Ohne Angleichung der Krankheitsmodelle von Therapeut und Patient kommt es zu Motivations- und Complianceproblemen, die den erfolgreichen Verlauf von vornherein infrage stellen können.
Die patientengerechte Edukation über die bio-psycho-sozialen Ursachen im Schmerzgeschehen wird erfolgreich unterstützt durch diverses Informationsmaterial in Form von Broschüren, Lehrfilmen und Postern sowie in Gruppengesprächen durch gegenseitige Erkenntnisprozesse. Dabei wird ganz besonders Wert gelegt, auf das Erkennen der Zusammenhänge von Schmerz, Stimmung, Lebenssituation, Gedanken, Verhalten sowie physischer und psychischer Belastung.

Kognitiv-behaviorale Therapie
Dem kognitiv-behavioralen Behandlungsansatz liegt bei der Interventionsplanung und -gestaltung das sogenannte *kognitive Modell der Verhaltenstherapie (KVT)* zugrunde.
Basis ist die Annahme, dass Menschen in ihrem Erleben und Handeln bevorzugt von ihrer subjektiven Wahrnehmung und nicht vom objektiven Erleben beeinflusst werden. Das kognitiv-behaviorale Vorgehen nutzt die steuernden Funktionen der Kognition, die entscheidende Einflüsse auf das Verhalten, die Emotionen und das Erleben hat. Verändertes Verhalten führt zu neuen Erfahrungen. Das Verhalten und damit die begleitenden Überzeugungen, Einstellungen und Selbstinstruktionen stellen somit die Basis für die Aufrechterhaltung und Gestaltung einer therapeutischen Veränderung dar.

Die kognitiv-behaviorale Schmerztherapie kann in verschiedenen Phasen ablaufen:
• klinisch-psychologische Diagnostik
• Aufbau & Festigung
- einer multifaktoriellen Sicht des Schmerzes
- kognitiv-behavioraler Bewältigungsmethoden
• anschließende Stabilisierung und Rückfallprophylaxe
Die einzelnen Phasen der KVT und deren inhaltliche Schwerpunkte werden im Folgenden beschrieben:

Klinisch-psychologische Diagnostik
Die diagnostische Phase verfolgt anfangs mehrere Ziele. Es geht um eine möglichst umfassende Beschreibung des aktuellen Schmerzstatus. Neben der Erhebung von Informationen zur Ableitung von Therapiezielen müssen alle Auswirkungen der Schmerzen im Leben des Patienten erfasst werden. Dazu ist eine gründliche Psychodiagnostik notwendig. Zusätzlich zum ausführlichen Anamnesegespräch werden auch psychometrische Instrumente eingesetzt. Als nützlich hat sich auch die Verwendung eines Schmerztagebuches erwiesen. Der Patient lernt so die Variabilität seiner Schmerzen erkennen und kann damit Zusammenhänge von Verhalten, Erleben und Schmerz identifizieren lernen. Bei der Anfangsdiagnostik bringt das Einbeziehen von Bezugspersonen oft Informationszugewinn.

Aufbau und Festigung von Selbstkontrolle und Bewältigungskompetenzen

Ein zentrales Anliegen der kognitiv-behavioralen Schmerztherapie ist der Aufbau und die Erweiterung der vorhandenen Bewältigungsressourcen. Dabei liegt der Schwerpunkt auf Veränderungen von Kognitionen, Emotionen und Verhaltensweisen, die sowohl zur Schmerzauslösung als auch zur Verschlimmerung beigetragen haben. Die Patienten lernen somit auslösende und verstärkende Bedingungen und deren Zusammenhänge zu erkennen. Die wichtigsten Interventionstechniken und- strategien sind:

1. Selbstbeobachtung
2. Entspannung und Imagination
3. Verlagerung der Aufmerksamkeit
4. Analyse und Modifikation schmerzauslösender Faktoren
5. Optimierung der körperlichen und sozialen Aktivität
6. Analyse und Modifikation dysfunktionaler Kognition
7. Modifikation der Medikamenteneinnahme
8. Bearbeitung operanter Aspekte der Schmerzaufrechterhaltung
9. Übergang in den Alltag und Rückfallprophylaxe

1. Selbstbeobachtung

Im Vordergrund der Selbstbeobachtung steht, dass der Patient die Veränderungen vom Schmerz wahrnimmt und die Beziehungen zwischen Schmerz und äußere wie innere Ereignisse aufdecken lernt.

Ziele und Inhalte der Selbstbeobachtung

• Verbesserte Schmerzwahrnehmung im Verlauf und in den Veränderungen der Zeit
• Erkenntnisse über Beziehungen zwischen Schmerz und bestimmten Alltagssituationen
• Erkenntnisse über Beziehungen zwischen innerem Geschehen und Schmerz (Gedanken, Emotionen)
• Konkrete Verhaltensbeobachtung des Schonens und des Vermeidenverhaltens

Methoden und Instrumente der Selbstbeobachtung sind z. B. Schmerztagebuch, Aktivitätslisten oder Situationsanalysen.

2. Entspannung und Imagination

Entspannungsverfahren, die im Einzelnen in gesonderten Kapiteln beschrieben werden sind fester Bestandteil der kognitiv-behavioralen Methoden. Unter den vielen zur Auswahl stehenden Entspannungsverfahren hat sich die *progressive Muskelentspannung nach Jacobson* als bevorzugte Methode etabliert. Deren Effektivität ist deutlich besser belegt als z. B. *autogenes Training* oder *Yoga*. Für die progressive Muskelentspannung spricht auch deren relativ einfache Erlernbarkeit. Bewährt haben sich u. a. auch *biofeedbackgestützte Verfahren* sowie *hypnotische und imaginative Verfahren*.

Ziele und Inhalte der Entspannung:
• vegetative Stabilisierung
• Reizabschirmung
• Verbesserung der Wahrnehmung von Spannungszuständen
• Reduzierung der Stressreagibilität
• Zugewinn körperlichen und seelischen Wohlbefindens

3. Verlagerung der Aufmerksamkeit

Es lassen sich insbesondere zwei Strategien der Aufmerksamkeitslenkung unterscheiden: die nach innen und die nach außen gerichtete Änderung der Aufmerksamkeit.

Die auf das *innere Milieu* gerichtete Aufmerksamkeitsverlagerung umfasst die Strategien der *konzentrativen Entspannung,* d. h. die Hinwendung auf schmerzkompatible Erlebnisinhalte durch bestimmte Meditationstechniken, aber auch Imigination, Hypnose und Autosuggestion.

Die Schmerzdefokussierung nach *außen* ist auf Gegebenheiten der Umwelt gerichtet. Sie zielt auf eine kognitiv-affektive und behaviorale Defokussierung ab, z. B. Ablenken durch Malen, Musik oder soziale Aktivitäten etc., die gleichzeitig eine persönliche Aktivierung des Patienten mit sich bringt. Sie ist besonders hilfreich bei positiver Resonanz.

4. Analyse und Modifikation schmermodulierender Faktoren

Die Analyse von Faktoren, die die Auslösung von Verschlimmerung oder aber auch zu positiver Beeinflussung von Schmerzen beitragen, ist das zentrale Grundprinzip bei der Erarbeitung von Kontroll- und Bewältigungsmöglichkeiten. Das ressourcenorientierte Vorgehen ist in den letzten Jahren zu einem weiteren Grundprinzip geworden, d. h. Interventionen zur Beeinflussung positiver Zielstellungen begünstigen die Selbstwahrnehmung.

5. Optimierung der körperlichen und sozialen Aktivitäten
Personen mit Schmerzen reagieren mit Angst vor weiteren Schmerzen. Das bezieht sich vor allem auf bestimmte Bewegungen, von denen man Verschlimmerung erwartet. Daher ist die Annahme „Ruhe und Schonung bringen Schmerzvermeidung" weit verbreitet. Die daraus resultierende (Bewegungs-) Angst führt zwangsläufig zu Vermeidensverhaltensweisen und Schonung.
Entsprechend der operanten Konditionierung führt Vermeidung von Bewegung möglicherweise zur Reduktion der Angst, zieht aber leider eine fortschreitende Immobilisierung nach sich. Daraus resultiert dann folgerichtig auch ein soziales Rückzugsverhalten mit Fortschreiten der Chronifizierung.
Durch den Aufbau angepasster sozialer und körperlicher Aktivitäten kann oft eine Schmerzwahrnehmung positiv beeinflusst, das Gesamtverhalten gefördert und die Lebenszufriedenheit gebessert werden. Hierbei stellt sich dem Schmerztherapeuten gelegentlich die Frage, wie begrenzend die körperlichen Beeinträchtigungen die Aktivierung tatsächlich einengen. Dann ist eine interdisziplinäre Klarstellung mit Arzt und Physiotherapeuten unerlässlich (auch zur Entlastung des Psychotherapeuten!).
Im Gegensatz dazu gibt es gar nicht selten dysfunktionale „Durchhaltestrategien" mit gezielter Schmerzunterdrückung. Das kann zu Fehleinschätzungen mit fatalen Folgen durch körperliche Überlastung und Schmerzverschlechterung führen. Gerade überaktive Personen haben oft hohe Leistungsansprüche, die jede Ruhephase als Verschwendung betrachten. Dann wird es unvermeidlich, erörtern zu müssen, dass die Dauerüberbeanspruchung zwangsläufig zu verminderter Leistungsfähigkeit und zu Ausfällen durch (an sich nicht nötige) Schmerzattacken führt. Auch das soziale Umfeld kann dann ein besseres Verständnis entwickeln.

6. Analyse und Modifikation dysfunktionaler Kognition
Kognitive Prozesse, die das Schmerzgeschehen wesentlich mitbestimmen, nehmen bei der Bearbeitung dysfunktionaler kognitiver Stile (dichotomes Denken, Katastrophisieren) sowie krankheitsbe-

zogener Grundüberzeugungen und -haltungen einen zentralen Stellenwert ein. Zunächst wird den Patienten vermittelt, dass z. B. Besorgnis, Ärger, Angst, Unsicherheit und wahrgenommener Kontrollverlust durchaus naheliegende Reaktionen darstellen, diese jedoch geeignet sind, die Schmerzwahrnehmung noch zusätzlich zu verstärken.

Vorgenommene Bewertungen wie etwa Zwangsläufigkeit oder Unumstößlichkeit der Tatsachen werden im therapeutischen Prozess hinterfragt und modifiziert. Es werden demgegenüber Verhaltensexperimente angeboten, in denen der Patient seine bisherigen Bewertungen hinterfragen und korrigieren kann. Dazu dienen Methoden der kognitiven Umstrukturierung wie z. B. das Stufenprogramm von Meichenbaum und Turk oder Elemente aus der Rational-Emotiven Therapie nach Beck.

7. Umgang mit dem Medikamenteneinnahmeverhalten

In der Diagnostikphase hat sich der Psychotherapeut ein genaues Bild über das Medikamenteneinnahmeverhalten gemacht. Eine psychologische Behandlung muss in jedem Falle einen Fehlgebrauch, der bei Patienten mit chronischen Schmerzen häufig vorkommt, berücksichtigen. Dazu muss man die psychosozialen Faktoren erkennen, die die innere und äußere Griffnähe bestimmen und damit zu dem Risikoverhalten beitragen. Hier sind besonders Patienten mit chronischem Kopfschmerz gefährdet. Erkennbar wird ein Fehlverhalten auch in den Schmerzttagebüchern oder ist in einer Fremdanamnese zu erfahren.

Liegt gegebenenfalls ein Medikamentenfehlgebrauch oder sogar eine Abhängigkeit vor, sollte ein stationärer Entzug mit begleitender Psychotherapie eingeleitet werden. Das gilt ganz besonders für den Opioidentzug. Sollte lediglich eine Medikamentenreduzierung erforderlich sein, geschieht die Optimierung des Einnahmeverhaltens nur in Abstimmung mit dem behandelnden Arzt. Vorher sind tragfähige alternative Bewältigungsstrategien zu erarbeiten.

8. Bearbeitung von operanten Aspekten der Schmerzaufrechterhaltung

Schmerz kann eine bedeutsame oder sogar unverzichtbare Funktion im Leben des Patienten einnehmen. Daraus kann in der angestrebten Behandlung ein Verharren des Verhaltens resultieren oder sogar ein

Abbruch. Das Vorgehen in einem derartigen Fall konzentriert sich daher auf eine Entkopplung von Schmerz und sekundärem Krankheitsgewinn. Dabei werden dem Patienten Wege aufgezeigt, wie er z. B. Aufmerksamkeit, berufliche Entlastung oder finanzielle Absicherung auch ohne Rückgriff auf die Schmerzerkrankung erreichen kann.

9. Übergang in den Alltag und Rückfallprophylaxe

Besonders nach einer stationären Psychotherapie kann der Sprung in die Bewältigung des Alltages unüberwindlich groß sein. Die Patienten müssen also vorher lernen, wie sie sich den konkreten Alltagssituationen gegenüber verhalten können. Während einer ambulanten Psychotherapie kommen eher Rückmeldungen aus dem täglichen Erleben, auf die dann im Laufe der Behandlung aktuell eingegangen werden kann.

Daher hat es sich als erfolgreich bewiesen, nach einer stationären Behandlung die Patienten anschließend noch ambulant zu betreuen oder „Auffrischungssitzungen" (sogenannte Booster-Sessions) anzubieten. Zur Aufrechterhaltung des Therapieerfolges haben sich vor allem Schmerz-Selbsthilfegruppen bewährt.

Indikationen zur Schmerzpsychotherapie

Die hausärztliche Erfahrung zeigt, dass es leider immer noch sehr häufig vorkommt, dass man sich an die Schmerzpsychotherapie erinnert, wenn man anderenorts nicht weiter gekommen ist. Das muss heute nicht mehr so geschehen. Um allen Aspekten der kompetenten Schmerztherapie gerecht zu werden, sollte der Hausarzt alle diagnostischen und therapeutischen Maßnahmen koordinieren und in ihrem Erfolg überwachen. Nach gründlichen diagnostischen Maßnahmen ist im Team zu entscheiden, in welcher Form, unter anderem auch für die psychische Beteiligung, eine angemessene Indikationsstellung für notwendige psychotherapeutische Behandlungen anzusetzen ist. Unter Umständen ist sogar eine Dauerbetreuung in Erwägung zu ziehen. Eine erforderliche Psychotherapie ist den äußeren und inneren Bedingungen anzupassen. Sie kann nur wenige Betreuungsgespräche durch den Hausarzt erfordern, kann aber auch eine Langzeitbehandlung notwendig machen. Die Durchführung ist im ambulanten, tagesklinischen oder stationären Setting möglich.

Wie für die Psychotherapie im Allgemeinen ausgeführt, gelten für die KVT im Wesentlichen die gleichen vier Subgruppen zur Zuordnung in die Indikationsstellung. Kurz zur Erinnerung:

1. *Schmerzerkrankung ohne psychische Beteiligung*
2. *Schmerzerkrankung mit Defiziten in der Schmerz- und Lebensbewältigung*
3. *zur Schmerzerkrankung parallel bestehende psychische versus psychiatrische Erkrankungen, die die Symptomatik weitgehend beeinflussen oder verschlimmern*
4. *Schmerzen als Teilphänomen einer psychischen Störung (z. B. Depression)*

Entsprechend erfolgt die Indikation zur Zuordnung einer Psychotherapie. Bei 1 nicht erforderlich, bei 2-3 sinnvoll und erfolgreich, bei 4 oft erfolglos oder unzureichend.

Ein Fallbericht (nach Frettlöh und Hermann)
Herr T., (34 J. Kranfahrer, verheiratet, 2 Söhne) zieht sich beim Skilaufen eine Distorsion des linken Sprunggelenkes zu. Nach der Diagnose eines knöchernen Bandausrisses erfolgt für 2 Wochen eine Gipsschiene. Nach weiteren 4 Wochen Rundgips zeigt sich nach Abnahme eine rötlich-livide Verfärbung und ödematöse Schwellung. Der Patient berichtet seither über einen Dauerschmerz (NRS=7). Nach Ausschluss eines „Complexen-Regional-Pain-Syndroms (CRPS) erhält Herr T., mit der Diagnose posttraumatischer Schmerz nach Bänderausriss, 2x200 mg/d Celebrex.
Außerdem erhält er mehrmals wöchentlich ergotherapeutische und krankengymnastische Behandlung. Während der psychologischen Untersuchung berichtet Herr T. über folgende psycho-soziale Beeinträchtigungen:
* *depressive Grundstimmung*
* *deutliche Einschränkung der körperlichen Lebensqualität*
* *ausgeprägte soziale Ängste*
* *dysfunktionale Grundüberzeugungen und Schmerzvorstellungen*
* *Gereiztheit*
* *fehlende Krankheitseinsicht und Überforderungstendenzen auf Grund unzureichender Körperwahrnehmung*
* *gänzlich fehlende Bewältigungskompetenzen*
* *sozialer Rückzug*

Der Patient ist infolge seiner Schmerzerkrankung psychisch und sozial instabil. Es besteht eine Indikation zur speziellen Schmerzpsychotherapie. Unzureichende Bewältigungskompetenzen erfordern in der KVT das Aufzeigen und Lernen von einer besseren Bewältigung der Schmerzen und eine psychosoziale Resozialisierung.

Wirksamkeit der KVT
Kognitiv-verhaltenstherapeutische Verfahren sind wichtige Bausteine der interdisziplinären Schmerztherapie. Sie haben sich in Studien als effektiv erwiesen (z. B. Morley, et al., 1999).
Die erzielten Verbesserungen betreffen sowohl das Schmerzverhalten, die Alltagsbewältigung, die Stimmung und die schmerzbezogene Kognition. Auch bei den direkten Schmerzmesswerten (Intensität, Dauer) gibt es Besserungen. In den Studien ergeben sich Überlegenheiten der KVT gegenüber anderen psychotherapeutischen Methoden in Bezug auf die Verbesserung der Körperfunktionen. Eine Überlegenheit in der Besserung der Schmerzintensität konnte nicht nachgewiesen werden.
Eine deutliche Verbesserung der Lebensqualität bestätigt die Metaanalyse von Hoffmann et al., 2007. Andere Autoren sahen die Behandlung der Angst als Hauptstärke der KVT. Das betrifft vor allem die Schmerzangst bei chronischem Kopfschmerz. Die KVT ist inzwischen auch in Kombination mit somatischen Behandlungen gut evaluiert. Diese Aussage betrifft vor allem Untersuchungen von Rücken- und Kopfschmerz vom Spannungstyp und Migräne.
Für neuropathische Schmerzen liegen nur vereinzelte Studien mit Effektivitätsnachweis vor. Hier bleiben noch für die Zukunft wichtige Fragen zu beantworten. Ansätze für Fortschritte ergeben sich zur Zeit aus der Weiterentwicklung von Achtsamkeitsmethoden.

IV.5 Physikalische Methoden

In der Schmerztherapie nehmen neben den medikamentösen und psychotherapeutischen die physikalischen Methoden eine zentrale Rolle ein.

Definition:
Die physikalische Therapie ist eine befundorientierte Anwendung äußerer Behandlungsmethoden zur Kompensation und Korrektur von Schäden und Funktionsschwächen oder -verlusten, die aus Verletzungen und Krankheiten resultieren.

Es hat sich in der medizinischen Praxis inzwischen eine breite Palette unterschiedlicher Verfahren etabliert, deren Anwendungen teilweise unspezifisch oder auch nur vorübergehend wirken.

Am effektivsten hat sich eine auf den Einzelfall abgestimmte multimodale Langzeittherapie, mit auf die Situation angepassten Verfahren, mit Einbeziehen intensiver täglicher Eigenaktivitäten des Patienten, bewährt:

Im folgenden sollen nur die Methoden dargestellt werden, für die nachweisbare schmerzmodulierende Effekte festgestellt werden konnten.

Schmerzrelevante Therapieverfahren der physikalischen und manuellen Therapie:

1. Therapieverfahren Physiotherapie (Krankengymnastik)
• passive Maßnahmen
• aktive Bewegungstherapie
• Kraft- und Ausdauertraining
• sensomotorische Muskelaktivierung
2. Therapieverfahren der manuellen Therapie
• manuelle Mobilisation ohne Impuls
• Weichteiltechniken (passive Dehnung, Muskelenergietechnik)
• manuelle Mobilisation mit Impuls (Manipulation)
3. Massage
4. Thermo-, Hydro- und Kryotherapie
• Wärmeträgertherapie
• Hydrotherapie
• Kälteträgertherapie
• Ultraschall

- Phototherapie
5. Elektrotherapie
- Gleichstromanwendung
- Niederstromanwendung

IV.5.1 Physiotherapie (Krankengymnastik)

Für die Schmerztherapie ist die Krankengymnastik von besonderer Bedeutung. Sie ermöglicht, vor allem dem Patienten selbst, aktiv mitzuwirken und wird daher in der Praxis bevorzugt angewendet. Sie ist aber auch grundsätzlicher Bestandteil aller Methodenkombinationen. Physiotherapeutische (krankengymnastische) Maßnahmen haben folgende Ziele:
- Verbesserung der Gelenkbeweglichkeit
- Stärkung der Kraft- und Ausdauerbelastung
- Verbesserung der Koordination
- Steigerung der körperlichen Leistungsfähigkeit
- Verbesserung der Köperwahrnehmung
- Harmonisierung von Bewegungsabläufen
sowie Funktionserhaltung, -verbesserung und -anpassung

Bewegungseinschränkungen der Gelenke tragen meistens zur Entstehung von Schmerzen bei, da die geschrumpften Gelenkkapseln, Bänder und Muskeln bei Bewegungen stärker beansprucht werden. Weiter resultieren Gelenkfehlhaltungen und Muskelverspannungen, die wiederum zu Bewegungseinschränkungen führen. Ziel der Bewegungsübungen ist es, möglichst frühzeitig in diesen Teufelskreis einzugreifen.

Schmerzrelevante krankengymnastische Methoden, Techniken und Therapiemittel
1. passive Maßnahmen
- Lagerungen
- Mobilisation
- Dehnungen
2. aktive Bewegungstherapie (mit und ohne Gerät)
- isometrische Anspannungsübungen
- rhythmisch-dynamische Bewegungsübungen
- geführte oder gestützte Bewegungen

IV.5.1 Physiotherapie

• Bewegungen gegen Widerstand
• Bewegungsübungen im Wasser
3. sensomotorische Muskelaktivierung
• Bahnung und Reaktivierung von Bewegungsmustern
• reflektorische Steuerung von Motorik
• Beeinflussung sensorischer und mechanischer Eigenschaften der Gelenkkapsel
• Hemmung und Nutzung spinaler Reflexe
• sensomotorische Schulung
4. Behandlungsprogramme
• Rückenschule*
• multimodale Behandlungsprogramme

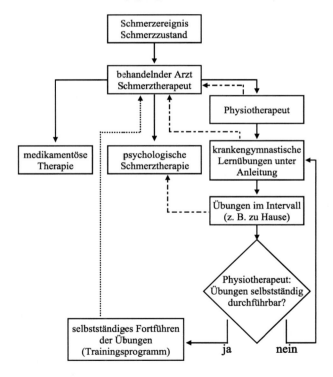

Abb. 38: Idealer Ablauf krankengymnastischer Behandlung, nach P. Schöps, 2011

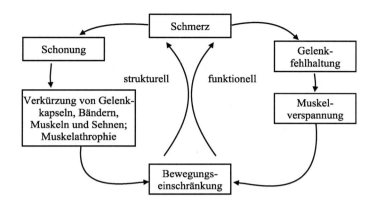

Abb. 39: Beziehungen zwischen Gelenkbewegungseinschränkungen und Schmerz, nach P. Schöps, 2011

Passive Bewegungsübungen
• Lagerung in Gelenkruhe, dient der akuten Schmerzlinderung und erfolgt ohne Dehnung des Kapselapparates und der Muskulatur
• Lagerung in Funktionsstellung, wird vor allem zur Kontrakturprophylaxe angewandt (als Hilfsmittel werden Kissen, Sandsäcke oder Schienen benutzt)

Aktive Bewegungsübungen
Sobald wie möglich müssen die passiven durch aktive Bewegungsübungen abgelöst werden. Ziel ist in erster Linie die Kräftigung und Steigerung der Ausdauerleistung der Muskulatur und Verbesserung der Koordination der Bewegungsabläufe. Vorzugsweise sollen isometrische Übungen durchgeführt werden, z. B. wiederholte An- und Entspannung der Muskeln.

Sensomotorische Muskelaktivierung
Die Gewöhnung an eine durch chronischen Schmerz verursachte Einschränkung der Gelenk- und damit Gesamtbeweglichkeit führt zu einer Abnahme der propriozeptiven Impulsrate. Es entstehen dadurch Haltungsfehler und gestörte Bewegungsabläufe, die sich

wiederum verstärkend auf das Schmerzgeschehen auswirken. Die sensomotorische Muskelaktivierung soll im Gegenzug zum Aufbau leistungsangepasster funktioneller Bewegungsabläufe verhelfen.

Rücken- und Haltungsschulung
Bei einer Rücken- oder Haltungsschulung wird ein Konzept vertreten, das bemüht ist, möglichst viele Aspekte schmerzmodulierender Verfahren zu integrieren. Diese beinhalten auch gezielte Instruktionen zum angepassten Alltagsverhalten, zu krankengymnastischen Übungen und zu Selbstbehandlungstechniken. Benötigt werden zu Hause eine harte Unterlage, ein Hocker oder ein Schaumstoffwürfel mit einer Kantenhöhe einer Unterschenkellänge. Das Programm wird in der Regel in Lektionen gegliedert, mit Informationen über Anatomie und Physiologie des Bewegungsapparates und über Entstehungsursachen der Beschwerden. Besonderer Wert wird auf das Training von Muskelausdauerbelastung gelegt.

Multimodale Behandlungsprogramme
Deren Grundlage ist die Erfahrung, dass chronischer Rückenschmerz, vor allem durch die Beeinflussung und durch Wechselwirkungen biomechanischer Dysfunktionen und physischen Konditionsabbau sowie psychosozialen Stressoren, zu nachhaltigen Beeinträchtigungen führt.
Vordringliches Ziel dieser Behandlungsstrategie ist neben der Wiederaufnahme der körperlichen Aktivität die Wiederherstellung der beruflichen Tätigkeit anzustreben. Dazu gehört auch die psychische Stabilisierung und Reduzierung von schmerzmildernden Medikamenten.
Durch das *„Göttinger Rücken-Intensivprogramm, GRIP, oder das „Münchner Rücken-Intensivprogramm, MÜRIP"* konnte die Effektivität dieses komplexen Vorgehens belegt werden. Hier konnte durchgehend festgestellt werden, dass vor allem die Beeinflussung subjektiver Faktoren Vorrang vor organischen Beschwerden hat.

Indikationen
Am besten belegt ist die Wirkung von Krankengymnastik bei Nacken-, Kreuz- und Rückenschmerz. Hier kann die Indikation recht großzügig gestellt werden. Aber auch bei Schmerzen des Nerven-, Kardiopulmonal- und Gefäßsystems wirkt sich eine allgemeine

Funktionsbesserung positiv aus. Die Krankengymnastik sollte möglichst in Kombination mit medikamentöser, psychologischer und gegebenenfalls komplementären Methoden verordnet werden.

Nebenwirkungen und Kontraindikationen
Bei schonendem Einsatz zeigt Krankengymnastik nur selten Nebenwirkungen. Liegen aktive entzündliche Erkrankungen vor, z. B. Arthritis oder Spondylitis, ist unbedingt Vorsicht geboten. Keine Anwendung ergibt sich bei regionaler Analgesie oder starker medikamentöser Analgesie, z. B. postoperativ.

IV.5.2 Manuelle Therapie

Die manuelle Therapie befasst sich sowohl mit manueller Diagnostik als auch mit manueller Therapie bei Schmerzen und Funktionsstörungen im Halte- und Bewegungsapparat.
Dabei sind Manipulationstechniken in Deutschland ausschließlich den entsprechend ausgebildeten Ärzten vorbehalten.

Manuelle Mobilisation nach Kaltenborn und Evjenth
Bei der Mobilisation nach Kaltenborn und Evjenth werden vor allem passive, meist wiederholte Bewegungen durch Traktionen und /oder Gleitbewegungen mit geringer Geschwindigkeit und zunehmender Amplitude angewandt. Ausgangspunkt ist die noch verbliebene Gelenkbeweglichkeit, die durch Lösen der Gelenkflächen, Dehnen des geschrumpften Gelenkbandapparates und durch Traktion und Parallelverschiebung dieser Gelenkflächen erweitert wird.
Damit wird der Gefahr einer Verlagerung der Drehachse der Gelenke und der damit verbundenen einseitigen Knorpelbelastung begegnet.

Manuelle Mobilisation nach Maitland
Der konzeptionelle Denkansatz bei Maitland basiert auf der Einheit von Therapeut, Theorie und mobilisierender Behandlungsmethode. Dabei ist das Einfühlungsvermögen des Therapeuten die notwendige Voraussetzung für die passiv geführte, fein dosierte, rhythmische Krafteinwirkung zur Förderung der Beweglichkeit unter ständiger Rückmeldung durch den Schmerz.

Manuelle Mobilisation mit Impuls (Manipulation)
Die gezielte Manipulation erzwingt eine Bewegung des betroffenen
Gelenkes oder Gelenksystems, wobei ruckartig das Bewegungsaus-
maß über die physiologische Grenze des Bewegungsradius geführt
wird, ohne jedoch die anatomischen zu überschreiten.
Das Vorgehen erfolgt in fünf Schritten:
• Lagerung des Patienten
• Aufnahme des Tiefenkontaktes
• Mobilisierender Probezug
• Herstellung der Vorspannung
• Manupulativer Impuls
Die einzige Indikation für die manuelle Mobilisation ist die akute,
reversible nicht degenerative Funktionsstörung in einem peripheren
Gelenk oder eines Wirbelsäulengelenkes.

IV.5.3 Massage

*Die Massage ist definiert als topographisch exakte und differen-
zierte Verschiebung und Durcharbeitung verschiedener, der Palpation zugänglicher Gewebearten und/oder Gewebeschichten mittels
spezieller Handgrifftechniken.*

Neben der direkten, mechanischen Einflussnahme auf Haut, Unter-
haut, Muskulatur und tiefer gelegenem Gewebe, wird ihr, in Abhän-
gigkeit der gewälten Massagemethode, auch eine indirekte, nerval-
reflektorische Auswirkung auf die inneren Organe, den Stoffwech-
sel, den Kreislauf und den Lymphstrom zugeschrieben.
Die Veränderung der Dehnbarkeit, der Konsistenz und Flexibilität
sowie Verformbarkeit, bestimmt die Wahl der Massagemethode:
• Streichung
• Knetung
• Friktionen
• Klopfungen
• Vibrationen

Indikationen
Die Zufriedenheit der Patienten nach Massagebehandlung ist in der
Regel relativ hoch (besonders nach wiederholter Anwendung). Der
Langzeiteffekt ist bei einer umschriebenen Serie jedoch gering. Der

Nachteil gegenüber Krankengymnastik und manueller Therapie ist die passive, eher konsumierende Haltung der Patienten und die geringe Motivation zur eigenen Aktivität.
Anwendungsgebiete ergeben sich:
• Muskelschmerzen, -verhärtungen, -verkürzungen
• Rücken- und Nackenschmerzen durch muskulären Hartspann
• schmerzhafte Ödeme und gestaute Gewebeflüssigkeit
• subkutane Verklebungen und Verhärtungen

Nebenwirkungen und Kontraindikationen
Nicht angezeigt ist Massage bei:
• lokalen Entzündungen und fieberhaften Infekten
• Thrombose und Thrombophlebitis
• unklare intraabdominelle Erkrankungen
• maligne Tumoren
• Schwangerschaft
• frische Verletzungen mit Frakturen oder Bänderverletzungen

IV.5.4 Thermo-, Hydro- und Kryotherapie

1. Wämezuführende Anwendungen
Thermische Behandlungsmethoden gehören zu den ältesten und häufigst angewandten Maßnahmen zur Beeinflussung lokaler akuter und chronischer Schmerzen. Dazu bedient man sich unterschiedlicher Techniken und Therapiemittel sowie Temperaturzustände.
Wärmetherapie ist definiert als lokale Temperaturerhöhung oberflächlicher und/oder tiefer gelegener Gewebe.
Therapieverfahren, Therapiemethoden und Therapiemittel wärmezuführender Maßnahmen:
• Wärmetherapie: Peloide, Wickel, heiße Rolle
• Hydrotherapie: Bäder
• Phototherapie: Infrarottherapie
• Ultraschalltherapie

Der Wärmetransport in den Körper erfolgt je nach Methode über Konduktion (Wärmeleitung), Konvektion (Wärmeströmung) oder Radiation (Wärmestrahlung). Die physiologische Wirkung erklärt sich aus der Gefäßdilatation und der verbesserten Dehnbarkeit bindegewebiger Strukturen sowie der muskeldetonisierenden Wirkung.

In der Regel ist eine längerdauernde Erwärmung schwieriger zu erreichen als eine Abkühlung. Das liegt in erster Linie am Wärmeverlust durch die erweiterten Gefäße. Bei Kälteapplikation hingegen erfolgt eine Gefäßkonstriktion und damit Isolierung durch das Fettgewebe als nachhaltigerer Effekt.

Wärmeträger: Die Wärme wird appliziert durch verschiedene Wärmeträger, z. B. Packungen, Wickel oder heiße Rolle in einem Behandlungszug von ca. 15 min.

2. Hydrotherapie
Bei den Bädern unterscheidet man Vollbäder von Extremitätenbädern und Teilbädern. Bei den Vollbädern tritt eine allgemeine Beeinflussung des Kreislaufs ein. Im Wasser werden, begünstigt durch den Auftrieb, viele Bewegungen erleichtert. Wasser dient daher auch in der Krankengymnastik als begünstigendes Medium.

3. Infrarot- und Ultraschalltherapie
Beide Methoden wenden die Wärme indirekt an. Bei der Infrarottherpie wird die elektromagnetische Energie im Gewebe in Wärme umgewandelt. Bei der Ultraschalltherapie werden mechanische Schwingungen von ca. 800 Hz zur Wärmebildung im Gewebe genutzt.

Indikationen
Wärmeanwendung sollte auch im Rahmen eines umfassenden Behandlungskonzeptes Anwendung finden und hat sich am ehesten bewährt bei:
• chronischen Zuständen degenerativer Gelenk- und
  Wirbelerkrankungen
• Tendomyopathien, Tendoperiostosen, Muskelhartspann

Nebenwirkungen und Kontraindikationen
Im hochakuten Zustand ist Wärmeanwendung nicht angebracht.
• akut entzündliche Vorgänge
• Fieberzustände und florierende infektiöse Prozesse
• akute Zustände nach Trauma
• Thrombophlebitiden und Thrombosen
• Schwangerschaft
• mangelnde Kooperation

4. Wärmeentziehende Anwendungen

Unter Kältetherapie (Kryotherapie) versteht man eine lokale, zeitlich begrenzte Senkung der Gewebetemperatur. Es wird dabei zwischen Kurzzeit- und Langzeitkryotherapie unterschieden. Die Kurzzeitanwendung sollte nicht länger als 3-5 min dauern. Die Langzeitbehandlung erfolgt in Intervallen von bis zu 1 Stunde insgesamt. Zur Kälteanwendung wird verwendet:

• Eis, Eiswasser, Eisbeutel
• Kältewickel
• Kältegel und Kältespray

Angestrebt wird eine Reduktion der Temperatur im Gewebe, eine Einschränkung der Mikrozirkulation und eine Aktivierung der Kälterezeptoren.

Indikationen

• bei allen akuten Zuständen von entzündlichen Gelenk- und Wirbelerkrankungen
• Triggerpunktschmerzen
• postoperativen und posttraumatischen Zuständen
• nach stumpfen Verletzungen, Prellungen und Distorsionen

Nebenwirkungen und Kontraindikationen

Bei Eisanwendungen müssen Leinen-, Frottee- oder Papiertücher zwischen Eis und Körper gelegt werden.

Eine absolute Kontraindikation zur Kälteanwendung besteht in einer arteriellen Verschlusskrankheit (Stad III-IV) und beim Raynaud-Phänomen. Beachtet werden muss die erhöhte Erfrierungsgefahr bei der Anwendung von Kältespray im Abstand unter 30 cm.

IV.5.5 Elektrotherapie

Von den vielfältigen elektrotherapeutischen Anwendungen haben nur die Gleichstromtherapie (Galvanisation) und die Anwendung niederfrequenter Impulsströme einen analgetischen Effekt gezeigt. Zur Gleichstromtherapie gehören:

• Galvanisation
• Hydrogalvanische Bäder (Zellenbad, Stangenbad)
• Iontophorese

Zur niederfrequenten Stromtherapie zählen:
• diadynamische Ströme
• transkutane elektrische Nervenstimulation (TENS)
Die Wirkungen des elektrischen Stroms bei der therapeutischen Anwendung bestehen in erster Linie in:
• der Auslösung von Aktionspotentialen mit Muskelkontraktionen (efferente Reizung) oder von sensiblen Empfindungen (afferente Reizung)
• Bewegung von Ladungsträgern (Ionen im Gewebe)
• Verschiebung des Membranpotential, Veränderungen des Elektrolytmilieus
• die bei der Stromtherapie auftretende Wärme ist nur bei Hochfrequenz therapeutisch nutzbar

IV.5.6 Ergotherapie und Spiegeltherapie

Seit 1998 wird die bis dahin als *Arbeits- und Beschäftigungstherapie* bezeichnete Strategie als Ergotherapie bezeichnet und hat unter dieser neuen Bezeichnung enorm an Bedeutung gewonnen.
Ergotherapie unterstützt und begleitet Menschen jeden Alters, die in ihrer Handlungsfähigkeit stark eingeschränkt sind, in der Wiedererlangung der Selbstversorgung, der Arbeits- und Berufsfähigkeit und in der Wiederherstellung von Freizeitgestaltung im persönlichen Umfeld.
Spezielle Aktivitäten, Umweltanpassungen und Beratungen geben den betroffenen Menschen ihre Handlungsfähigkeit im Alltag, ihrer Teilhabe am Gesellschaftsleben und in ihrer Lebensqualität zurück.
Ergotherapie wird in speziellen Arbeitsverfahren in verschiedenen Fachbereichen eingesetzt: Neurologie, Psychiatrie, Psychosomatik und Rehabilitation.

Anwendung in der Schmerztherapie:
Die Anwendung von Ergotherapie bei Schmerzpatienten sollte gemeinsam von Ärzten und Psychotherapeuten festgelegt werden.
Dabei geht es um die Klärung des erreichbaren Zieles:
Ist eine vollständige Wiedererlangung der Handlungsfähigkeit erreichbar und anzustreben oder geht es „ nur " um das Erlernen und Benutzen kompensatorischer und/oder schmerzlindernder Maßnahmen (z. B. in der Rheumatologie)? Oder geht es um eine schrittweise

Verbesserung von sensorischen und motorischen Fertigkeiten, unabhängig davon, ob eine komplette Rekonvaleszenz erreichbar ist? Der Therapeut muss dabei die Schmerzgrenze beachten, die auf keinen Fall überschritten werden darf (z. B. im Falle eines CRPS). Berührungsschmerz muss der Patient allerdings akzeptieren.

Im Idealfall unterbricht Ergotherapie den Teufelskreis von Schmerz, mangelnder sensorischer Performance, kortikaler Malorganisation und sich verschlechternder motorischer Funktion.

Ein Behandlungskonzept beschränkt sich bei bestimmten schmerzhaften Erkrankungen (siehe Indikationen) nicht auf den Einsatz einer einzelnen Methode, sondern setzt verschiedene Verfahren, gestuft, entsprechend der Fortschritte, ein.

Indikationen zur Ergotherapie
• CRPS Typ I und II (in jedem Stadium)
• Phantom- und Stumpfschmerz
• Deafferenzierungsschmerz (Spiegeltechnik)
• Patienten mit Allodynie (taktiler Hyperalgesie), Paresen, Hemisyndrom, Spastik oder Dystonie
• schmerzhafte Bewegungseinschränkungen (z. B. Arthrosen)
• Rücken- und Kreuzschmerzen

Ergotherapeutische Behandlungsmethoden
• Desenbilisierungsverfahren
• taktiles Diskriminationstraining
• propriozeptives Diskriminationstraining
• Imagination
• Lateralisation
• funktionelles Training

Das Einüben von Aktivitäten des täglichen Lebens ist der wichtigste Bestandteil der Ergotherapie. Der Patient soll befähigt werden, alle Verrichtungen des Alltags auszuführen: Essen, Waschen, sich An- und Ausziehen usw. Das geht schrittweise vonstatten.

Die Begleitung durch den Therapeuten ist immer notwendig um Unter- oder Überforderung zu vermeiden. Außerdem müssen „entlastende Ausweichmanöver oder Trickbewegungen" rechtzeitig erkannt und verhindert werden, da diese keine hilfreiche Lösung bieten.

IV.5.6 Ergotherapie und Spiegeltherapie

Die Spiegeltherapie

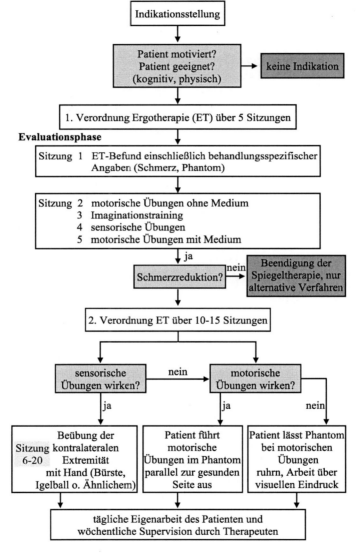

Abb. 40: Ablaufschema der Spiegeltherapie

Die Spiegeltherapie ist auch ein ergotherapeutisches Verfahren, das jedoch auf eine ganz spezielle Zielgruppe (Patienten mit Phantomschmerz) ausgerichtet ist und wegen der besonderen Anwendung hier dargestellt wurde. Der Ablauf erfolgt in angepassten Phasen.

Durch die optische Illusion zweier gesunder Extremitäten, durch den Einsatz eines Spiegels, wird der fehlende afferente taktile und propriozeptive Input in der Vorstellung ersetzt. Damit wird eine verbesserte Kontrolle über die Phantomextremität und damit indirekt Schmerzreduktion erreicht.

Der Indikation zur Spiegeltherapie muss die Beantwortung einiger Fragen vorausgehen:

• *Ist der Patient kognitiv in der Lage, trotz jahrelangem Verlust, sich beide Extremitäten vorzustellen?*
• *Besteht eine ausreichende Motivation zur Behandlung?*
• *Ist der Patient in der Lage, stabil zu sitzen?*
• *Ist die vorhandene Extremität noch so beweglich, dass sie problemlos beübt werden kann?*
• *Ist der Patient psychisch stabil genug?*

Sind ein ausreichendes Konzentrations- und Imaginationsvermögen vorhanden, ist der Patient entsprechend motiviert, die teilweise komplizierte Behandlung schrittweise durchzuführen und die unterschiedlichen Übungen zu trainieren, dann ist die Spiegeltherapie durchaus geeignet, auch schon jahrelang bestehende Phantomschmerzen zu reduzieren. Über die, während der Behandlung ablaufenden zentralen Abläufe, (siehe unter Kapitel II.5.5 Der neuropathische Schmerz und die neuronale Plastizität).

In belegten Studien zeigte die Spiegeltherapie bisher die besten Ergebnisse in der gesamten Behandlung von Phantomschmerz.

IV.6 Entspannung, Hypnose und Meditation

Entspannungsverfahren

Methoden, die einen Entspannugszustand und/oder eine gelassene Aufmerksamkeit herbeiführen, gehören seit langem in der Schmerztherapie zu den *Basisverfahren*. Welches dieser Methoden aktuell eingesetzt wird, hängt nicht allein vom Schmerzbild ab, sondern vor allem von der örtlichen Verfügbarkeit der Methode und des Behandlers. In den psychodynamischen Behandlungssettings, in denen die Entstehung und Aufrechterhaltung chronischer Schmerzen vor allem als durch unbewusste Konflikte verursacht angesehen werden, die es aufzuklären gilt, wurden vor allem die Hypnose, das Autogene Training und imaginative Verfahren eingesetzt. Dieses hat sich jetzt mehr zu Gunsten der progressiven Muskelrelaxation und von Biofeedback verschoben.

Zu den wesentlichen Entspannungsverfahren zählen:

1. Progressive Muskelentspannung
2. Autogenes Training
3. Biofeedback
4. imaginative Verfahren
5. Hypnose
6. Meditation

All diesen Verfahren ist gemeinsam, dass sie über das Herbeiführen einer Alternativreaktion automatisierte oder ungünstige Abläufe unterbrechen und damit neue Handlungsweisen ermöglichen.

Ein tiefer Entspannungszustand ist mit der Situation kurz vor dem Einschlafen vergleichbar und als solcher auch neurophysiologisch nachweisbar. Langfristig ergeben sich aus der Anwendung wiederholter Entspannungsreaktionen Effekte der Förderung der Selbstkontrolle, der Schulung der Aufmerksamkeit und Konzentration über eine allgemeine Beruhigung und eine Steigerung des Wohlbefindens.

1. Progressive Muskelentspannung nach Jacobson

Der amerikanische Arzt und Physiologe Edmund Jacobson entwickelte das Verfahren zunächst aus der Grundlagenforschung heraus und publizierte die Progressive Muskelentspannung erst später für die klinische Anwendung (1932 und 1938). Jacobson hielt *„Ruhe für das vielleicht allgemeinste Heilmittel"*. Da diese nach seinen experimentellen Erfahrungen am stärksten durch eine neuromuskuläre Reduktion des Muskeltonus erreichbar ist, suchte er sie zielgerichtet zu nutzen. Gleichzeitig vermutete Jacobson, damit die Aktivität des zentralen Nervensystems herabsetzen zu können und somit weiter eine allgemeine Entspannung zu erreichen. Das Hauptziel der Methode lag ursprünglich in der Kultivierung der Muskelwahrnehmung. Durch das gezielte und willentliche Anspannen und Lösen verschiedener Muskelgruppen soll der Anwender in die Lage versetzt werden, immer schwächere Muskelkontraktionen wahrzunehmen und selbst minimale Muskelkontraktionen immer wieder selbstständig abzubauen. Ganz bewusst verzichtete Jacobson auf suggestive Elemente und unterschied sich damit von vornherein von J. H. Schulz bei der Entwicklung des Autogenen Training (1932). *Die Originalversion der progressiven Muskelrelaxation nach Jacobson* umfasst ca. 1-2 minütige Kontraktionen einzelner Muskelgruppen, sowohl über direkte Anspannung als auch durch Visualisierung, mit gezielter Wahrnehmunmg der begleitenden Körpersensationen. Anschließend erfolgt die größtmögliche Lösung der Anspannung über 1-4 min. Dabei kommt der Methode zugute, dass physiologisch ein Muskel nach jeder Beanspruchung sowieso zur Entspannung neigt, um sich danach wieder optimal energetisch auf eine neue Leistung einzustellen.

Die Originalversion mit ca. 30 Einzelübungen, die unter Anleitung in 50 Einheiten trainiert werden und pro Muskelgruppe täglich etwa 1 Stunde selbst geübt wird, erwies sich damit für die Praxis als zu aufwendig. In den 1950 Jahren wurde im Rahmen der systematischen Desensibilisierung bei Angsterkrankungen eine *veränderte Version* eingeführt. Entspannung wurde damit als angstinkompatible Reaktion im Rahmen der Gegenkonditionierung gezielt dafür eingesetzt. Dazu wurde das Jacobsonsche Verfahren deutlich gekürzt und durch suggestive Formeln ergänzt. Außerdem wurde auf eine maximale Kontraktion der Muskulatur Wert gelegt, um einen größtmöglichen Kontrasteffekt zur Muskellösung zu erzielen.

Mit der Einbeziehung kognitiver Faktoren in die Schmerztherapie wurden Entspannungsverfahren zunehmend als Methoden des Selbstmanagments eingesetzt und bekamen sowohl als eigenständiges Element als auch als Grundlage für die Einbeziehung weiterer Übungen (Imagination, Stressbewältigung) einen festen Platz in der psychologischen Schmerztherapie.

Beispiel (nach Lüking und Martin)
„Setzen Sie sich so bequem wie möglich zurecht, wenn Sie möchten, schließen Sie die Augen oder Sie schauen auf einen bestimmten Punkt auf dem Boden. Lassen Sie ihre Muskeln so locker wie möglich. Der Atem fließt seinen eigenen Rhythmus. Ballen Sie die Muskulatur der rechten Hand zur Faust, gerade so, dass sie die Anspannung etwas spüren können. Achten Sie jetzt einmal darauf, wie sich die angespannten Muskeln der Hand anfühlen und wohin die Anspannung ausstrahlt. Versuchen Sie die anderen Muskeln des Körpers so locker wie möglich zu halten und nur die Muskeln der Hand anzuspannen. Halten sie die Anspannung 1-2 Minuten. Mit der nächsten Ausatmung bitte gut entspannen! Lassen Sie ganz locker! Spüren Sie einmal in die rechte Hand hinein und versuchen Sie zu beschreiben, wie sie sich jetzt anfühlt. Achten Sie auf jeden einzelnen Finger und versuchen Sie dort, wo Sie noch eine leichte Anspannung fühlen, noch lockerer zu werden."

Studien zur Wirksamkeit der progressiven Muskelrelaxation
Diese Methode ist z. Zt. das häufigste Entspannungsverfahren bei der Behandlung chronischer Schmerzen. Eine Vielzahl von Studien hat ihre Wirksamkeit bestätigt. Unterschiedlich sind die verwendeten Instruktionen (mit oder ohne Imagination), Zahl der Sitzungen und Verwendung von CD. Zudem kommen die Entspannungsverfahren in der klinischen Anwendung selten isoliert zum Einsatz, sondern sind in den modernen verhaltensmedizinisch orientierten oder multimodalen Schmerzprogrammen mit einer Vielzahl anderer Techniken fest integriert, so dass der Nutzen einer einzelnen Komponente schwierig zu bestimmen ist (Turk et al., 2008). Ein großer Nutzen liegt unbestritten in der Funktion als „Türöffner" für weitere spezielle psychotherapeutische Interventionen.

2. Autogenes Training nach J. H. Schulz
Das Autogene Training ist zwar in Deutschland die bekannteste Entspannungsmethode, spielt jedoch weltweit keine dominante Rolle. Auf Grund der guten Verfügbarkeit (Angebote durch „Krankenkassen und Volkshochschulen), hat das Autogene Training als Zusatzverfahren in der Schmerzbehandlung in Deutschland durchaus seine Bedeutung. Johannes Heinrich Schulz, ein Berliner

Neurologe, beobachtete während seiner Studien zur Hypnose, dass Patienten in der Lage sind, sich durch Selbstsuggestion in einen Ruhezustand zu versetzen, der sie erfrischt, und dass Verspannungen und Kopfschmerzen danach nachlassen.

J. H. Schulz entwickelte ganz systematisch ein Trainingsprogramm mit ganz gezielten Autosuggestionen. Dabei konzentrierte er sich auf körperliche Zustände, die einen Entspannungszustand kennzeichnen, z. B. Schwere als Zeichen der Muskelentspannung oder Wärme als Zeichen der Gefäßentspannung.

Die gezielten Suggestionen erfolgen schrittweise, im abgestuften Trainingsprogramm, z. B.: „Mein rechter Arm ist ganz schwer".

Die Übungen erfolgen in körperlich entspannter Haltung oder Lage (Kutschersitz). Es gibt 3 Übungskomplexe, wobei in der Regel nur die Unterstufe mit den Grundelementen vermittelt wird.

Bei Patienten mit chronischen Schmerzen können die klassischen Übungen mit speziellen Elementen erweitert werden. Das wiederholte Üben zu Hause, in ungestörter Atmosphäre, gehört mit zu den Vorraussetzungen zum Erlernen und dann fortgeführtem Anwenden dieser Methode.

Studien zur Wirksamkeit

Zur Wirksamkeit des Autogenen Trainings bei chronischem Schmerz existieren international, auf Grund der geringen Verbreitung, kaum kontrollierte Studien.

In einer Metaanalyse von Stetter und Kupper (2002) wird festgestellt, dass bei verschiedenen klinischen Patientengruppen, sowohl bei Kopfschmerz vom Spannungstyp als auch bei Migräne, das Autogene Training einen guten Effekt erzielt hat, jedoch gegenüber anderen Entspannungsmethoden (Biofeedback und progressiver Muskelrelaxation) keine Überlegenheit zeigt. In der gleichen Metaanalyse konnten auch positive Effekte bei Fibromyalgie nachgewiesen werden. Gegenüber Hypnose erwies sich das Verfahren als deutlich unterlegen.

3. Biofeedback

Biofeedback ist eine in der Verhaltenstherapie häufig angewandte Methode zur Schmerzbehandlung mit Hilfe von psychophysiologischen Erscheinungen (Ray et al., 1979). Das Grundprinzip besteht in der Erfassung von physischen Vorgängen mit geeigneten Messfühlern und deren unmittelbare Rückmeldung in Form von optischen oder akustischen Signalen. Auf diese Weise kann auch eine Entspannungsreaktion sicht- oder hörbar gemacht werden. In der Schmerztherapie angewandt, kann somit ein Patient mittel- oder unmittelbar eine Entspannungsreaktion wahrnehmen und evtl. Beeinflussen.

Zielsetzungen von Biofeedback in der Schmerztherapie (nach Lüning und Martin)
• Verbesserung der Kontrolle über körpereigene Vorgänge
• Verbesserung der Wahrnehmung von körpereigenen Vorgängen
• Verbesserung der Kontrolle, Überzeugung durch Erfolgserfahrung
• Identifikation der Faktoren die aktuell das körperliche Geschehen beeinflussen

Wirkmechanismen von Biofeedback
Obwohl sich Biofeedback auf Grund von klinischen Erfahrungen als wirksam erwiesen hat, ist über den eigentlichen Wirkmechanismus wenig bekannt. Diskutiert wird u. a. eine operante Konditionierung auf Grund der Erfolgsrückmeldung durch Signale. Da das Setting überall verschieden ist, sind Vergleiche schwierig. In der Regel werden 4-12 Sitzungen durchgeführt.

Wirkungsnachweis in Studien
Martin und Rief (2009) fassten die Evidenz beim Einsatz bei Schmerzpatienten zusammen:
Positiver Wirknachweis in mindestens 2 Studien bei Kopfschmerz (KST und Migräne).

• bei Rückenschmerz
• bei Gesichtsschmerz und temporomandibulär Dysfunktion
• positiver Nachweis bei mindestens einer Studie
• multiple somatoforme Störungen
• Vulvodynie
• Dyspareunie
• Fibromyalgie
• rheumatische Arthritis

4. Imaginative Verfahren

Imagination findet schon über 1000 Jahre in der Heilkunst statt. Wie früher bei den Schamanen wird durch bildhafte Vorstellung die Verbindung von Körper und Geist gesucht. Wärend der Patient sich intensiv ein inneres Bild vorstellt, erfolgt dadurch ein dynamischer psychophysiologischer Prozess. Klinisch laufen wärenddessen nachweislich charakteristische Emotionen ab. Deshalb wird Imagination gezielt eingesetzt, um dadurch Selbstbilder, körperliche (Fehl)leistungen und Verhalten zu verändern (Manzies et al., 2006). Bildgebende Verfahren konnten zeigen, dass es direkte Zusammenhänge zwischen Vorstellungen und der Aktivierung der korrespondierenden zentralen Areale gibt.

In der Psychotherapie haben sich als imaginative Verfahren bewährt:
• katathymes Bilderleben nach Leuner
• aktive Imagination nach Jung
• emotionale Imagination nach Lang

In der Schmerztherapie wird keine der drei Methoden besonders bevorzugt. Imagination ist meist ein integraler Teil einer Methodenkopplung zur Ablenkung vom Schmerz oder um Schmerz zu transformieren.

Formen der Imagination

Grundsätzlich lassen sich (nach Kuicken, 2004) vier Formen der Imagination unterscheiden.

• In der *angenehmen Imagination* sollen sich die Patienten in eine angenehme Situation versetzen, z. B. eine Strandsituation oder auf einer grünen Wiese. Es geht um eine Vorstellung einer Situation in Zufriedenheit und Wohlbefinden.
• In der *Imagination mit physiologischem Fokus* stellen sich die Patienten Körperprozesse vor, die für die Besserung erforderlich sind, z. B. Rückenmuskeln erschlaffen.
• Beim *mentalen Üben* wird aus einem entspannten Zustand heraus eine bestimmte, anzustrebende Aktivität in der Vorstellung vorweggenommen, z. B. ein aus Angst nicht mehr erfolgtes Treppensteigen.
• Die *rezeptive Imagination* bezieht sich auf bestimmte Körperwahrnehmungen, z. B. welche Farbe, welchen Ton hätte jetzt wohl der Schmerz?

Beispiel unterschiedlicher Szenen
Die Vorstellung ist ein Strandbild mit angenehmer Bewegung z. B.
Ballspiel:
• Schmerz wird im Bild nicht erwähnt
• Schmerz wird im Bild „als Rucksack" abgelegt
• Schmerz wird im Bild mit integriert

Wirksamkeit der Imagination
Ein Vergleich fällt aufgrund der verschiedenen Techniken, der
individuellen Handhabung von Fall zu Fall und unterschiedlichen
Interpretationen allgemein sehr schwer.
Daher gibt es kaum vergleichbare Studien. Baird und Sands (2004)
legten eine Studie an älteren Patienten mit chronischem Schmerz
vor, in der die Effektivität der Schmerzmilderung durch Imagination
nachgewiesen wurde.

5. Hypnose
Die Hypnose gehört zu den ältesten Methoden der psychologischen
Schmerzbehandlung. Hypnotische Suggestibilität ist ein normales
Persönlichkeitsmerkmal. Eine befriedigende Anästhesie mit hypno-
tischen Mitteln ist bei etwa 1/3 der Patienten nicht möglich.
Hypnotische Trance ist ein durch hypnotische Rituale ausgelöster
Bewusstseinszustand, dessen psychologisches Hauptmerkmal die
Dissoziation ist (Hilgard, 1989). Üblicherweise zusammengehörige
Bewusstseinsinhalte, sind dadurch mehr oder weniger deutlich ge-
trennt. Hirnphysiologisch wird das neuerdings *Diskonnektion*
genannt.
Bestehende Schmerznetzwerke, z. B. zwischen somatosensorischem
und anteriorem zingulären Kortex werden aufgelöst.
Hypnotische Analgesie ist eine negative sensorisch affektive Illu-
sion, die durch gezielte Suggestion erzielt wird.
Indikation, Kontraindikation und Nichtindikation
Für akute Schmerzen, z. B. bei operativen Eingriffen in Medizin und
Zahnmedizin, ist Hypnose dann indiziert, wenn Analgetika versagen
oder es andere Gründe gegen deren Einsatz gibt, z. B. Unverträg-
lichkeit. Vorraussetzung ist die absolute Überzeugung zur Methode,
Motivation und Suggestibilität. Es gibt in der Praxis viele Beweise,
dass in der Akutmedizin die Dosis der gebrauchten Analgetika
deutlich reduziert werden kann oder deren Verzicht möglich ist.

In der chronischen Schmerztherapie findet die Hypnose ihr Hauptanwendungsgebiet. *Kontraindikationen* bestehen vor allem für alle jene Personen mit strukturellen Störungen, die nicht zwischen *realer* und *imaginativer* Wirklichkeit unterscheiden können und die erhebliche Kommunikationsstörungen haben.

Es ist ein Mindestmaß an Hypnotisierbarkeit und eine vertrauensvolle Zuwendung erforderlich. Einigkeit zwischen Patient und Behandler muss darüber bestehen, dass die hypnotische Behandlung für die konkrete Situation geeignet ist.

Techniken der hypnotischen Schmerzkontrolle
Die klassische Einteilung der Techniken in der hypnotischen Schmerzbehandlung:

1. Dissoziative Techniken
2. Assoziative Techniken
   wurden neuerdings durch ein 3. Modell ergänzt
3. Psychodynamisches Vorgehen (Peter,1998)

1. Dissoziative Techniken
Alle dissoziativen Techniken haben das Ziel, eine gegebene kinästhetische „*Schmerzgestalt*" aufzulösen, in ihren Grenzen und Proportionen, in ihrer Lokalisation und ihrer Sinnesmodalität und -qualität zu verändern. Dies ist nur möglich, wenn als Voraussetzung gegeben ist:
• genügend Suggestibilität
• keine psychodynamischen oder systemischen Funktionen des Schmerzes
• ein primärer oder sekundärer Krankheitsgewinn (Peter, 2011)
Ein klassisches Hypnoseritual ist von Vorteil. Dissoziative Techniken sind indiziert für ein symptomorientiertes Vorgehen.

2. Assoziative Techniken
Assoziative Techniken zielen dementgegen auf eine Konstruktion und Modifikation der „*Schmerzgestalt*" ab.
Das ist sinnvoll:
• bei manchen psychosomatischen Schmerzen als Voraussetzung für eine sinnvolle Bedeutungsgebung

• wenn dissoziative Techniken z. B. wegen mangelnder
  Hypnotisierbarkeit nicht möglich sind
Assoziative Techniken erfordern aktive Mitarbeit und hohe Motivation von Seiten des Patienten. Sie haben allerdings auch manchmal
kurzfristig schmerzverstäkende Wirkung und eignen sich daher
nicht für starke Schmerzen (Phantom- oder Kopfschmerz).
Assoziative Techniken eignen sich vor allem für symptom- und
problemorientierte Behandlung von Schmerzen.

3. Psychodynamisches Vorgehen
Dieses ist angezeigt wenn:
• symptom- und problemorientiertes Vorgehen versagt
• der Patient sowohl von lebensgeschichtlichen Zusammenhängen
  mit den Schmerzen berichtet oder diese in einer Exploration
  deutlich werden

Ablauf der Hypnose
Üblicherweise erfolgt der Ablauf der Hypnose in 4 Phasen:
1. Induktionsphase
Sie dient der Einleitung in einen veränderten Bewusstseinszustand.
Es können direkte und indirekte Induktionsformen (z. B. Augenfixa-
tion, Farbkontrastmethode oder reine Verbalisierung) angewandt
werden. In der Praxis findet man häufig Mischformen.
2. Phase der Vertiefung und Stabilisierung
Hier wird durch das einfühlsame Eingehen auf physiologische Veränderungen (Atmung, Bewegungen) der Trancezustand zuverlässig
und für den Patienten überzeugend vertieft.
3. Phase der Utilisation
Sie ist die eigentliche Arbeits- und Veränderungsphase, in der die
Schmerzkontrolle entwickelt wird. Hier kann das Vorgehen individuell sehr unterschiedlich sein.
Der Patient wird im entspannten Zustand zu neuen Erfahrungen
angeregt. In der Schmerzbehandlung geht man in der Regel sehr
gezielt vor, z. B. mit direkten Suggestionen, die das belastende
Schmerzerleben oder -verhalten symptombezogen verändern.
Dabei werden positive Lebenserfahrungen und Ressourcen des Pati-
enten therapeutisch genutzt.

4. Phase der Beendigung

Vor der Beendigung wird das erarbeitete Ergebnis in Form eines posthypnotischen Auftrags definiert und für den Übergang in den Alltag lebensgerecht vorbereitet. Die Rücknahme der Hypnose erfolgt meist direktiv in Form eines eingeübten Rituals.

Studien zur hypnotischen Schmerzkontrolle

1. Laboruntersuchungen

Die systematische Erforschung der hypnotischen Schmerzkontrolle wurde seit den 1960er Jahren angeregt. Vor allem der Lerntheoretiker Ernest R. Hilgard (Stanford, 1975) veröffentlichte das Ergebnis der bis heute durchgeführten Laboruntersuchungen:

- Hypnose ist nicht gleich Entspannung,
  es bedarf einer spezifischen analgetischen Suggestion
- Hypnose ist nicht gleich Placebo,
  kann nicht durch Naloxon aufgehoben werden
- Hypnose beeinflusst die affektive und sensorische
  Schmerzkomponente
- Hypnotisierbarkeit beeinflusst den Erfolg
- wenig hypnotisierbare Patienten benutzen als kognitive Strategie
  eher Aufmerksamkeitsablenkung und
  hochhypnotisierbare eher Dissoziation

2. Metaanalyse zur Effektivität hypnotischer Schmerzkontrolle

Montgomery et al. (2000) haben in einer Metaanalyse von 18 Arbeiten bei insgesamt 933 Patienten eine gute durchschnittliche Effektivitätsstärke durch Hypnose nachgewiesen. Bemerkenswert ist hier der erhebliche Unterschied zwischen Hoch- und Niedrighypnotisierbaren.

Eine große Anzahl von Studien belegt die Wirksamkeit der Anwendung von Hypnose in der Akutschmerztherapie, die häufig als Ergänzung zu anderen medizinischen Maßnahmen eingesetzt wird, z. B. in der Zahnmedizin (Bongartz et al., 2002).

6. Meditation

Meditation ist Bestandteil fast aller großer Religionen. Sie wird schon seit fast 2000 Jahren und teilweise noch länger in der menschlichen Kultur nachgewiesen. In einigen außereuropäischen Religionen wird Meditation besonders gepflegt und kultiviert. In den letzten 30 Jahren wurden auch in Europa einzelne Elemente, Verfahren oder Techniken vom religiösen Hintergrund gelöst. Durch Meditation wird ein Zugang zu großer geistiger Durchdringung gesucht und eine Möglichkeit zur Verbesserung körperlicher und seelischer Zustände.

Eine Zuordnung der unterschiedlichen Bemühungen, Strömungen und Richtungen in eine bestimmte Kategorie ist bisher noch nicht gelungen. Wooton (2008) schlägt daher vor, zum besseren wissenschaftlichen Vergleich, nicht nach ihrer praktischen Anwendung, die verschiedenen etablierten Techniken nach ihrer Aufmerksamkeitsausrichtung einzuteilen:

1. Meditationstechniken mit Fokussierung auf den Hintergrund der Wahrnehmung und Erfahrung, d. h., der Meditierende wird zum passiven Beoachter seiner selbst.

2. Meditationstechniken mit Fokussierung auf ein ausgewähltes spezifisches Objekt (z. B. einen Klang oder Mantra).

3. Meditationstechniken, die ihre Fokussierung zwischen Feld und Objekt wechseln.

Meditationstechniken sind dabei entsprechend ihrer operationalen Definition (Cardoso, 2009) durch folgende Eigenschaften gekennzeichnet. Meditationstechniken müssen:

- über einen spezifischen Ablauf verfügen, der konstant vermittelt werden kann
- zum Nachlassen überflüssiger Muskelanspannung führen
- die Tendenz des gedanklichen Analysierens, Bewertens oder Erwartens psychischer und körperlicher Effekte unterbrechen oder lösen
- selbstständig durchführbar sein
- die Fähigkeit zur Selbstfokussierung
  (Lenkung der Aufmerksamkeit auf ein Feld oder Objekt)
  beinhalten und durch dauerhafte Ablenkung durch gedankliches Abschweifen, Schlaf, Dissoziation oder innere Erstarrung vermeiden

In der westlichen Medizin sind in Bezug auf den chronischen Schmerz im Wesentlichen zwei Meditationstechniken mit ihrer westlichen Weiterentwicklung von Bedeutung.

1. Transzendentale Meditation

Die transzendentale Meditation stammt aus der vedischen Tradition in Indien. Sie wurde in den 70er Jahren des vorigen Jahrhunderts über *Maharishi Mahesh Yogi* in die USA gebracht. Hier wird ein Mantra, ein Wort, ein Ton oder ein kurzer Satz, still wiederholt, um die Aufmerksamkeit nicht analysierend zu fokussieren und Grübeln sowie gedankliches Abschweifen zu verhindern.

Der amerikanische Kardiologe Herbert Benson entwickelte aus der tranzendentalen Meditation eine eigene Methode *„Relaxation Response"*, in der das Mantra aus dem Wort „one" besteht. Diese Methode konnte in Studien zu ihrer Wirksamkeit, mittlere Effektstärken bei der Behandlung von Kopfschmerzen vom Spannungstyp nachweisen.

2. Achtsamkeitsmeditation

Die Achtsamkeitsmeditation stammt aus der Tradition des Theravada-Buddhismus. Der Aufmerksamkeitsfokus liegt hier nicht auf einem Konzentrationsobjekt, sondern auf dem Wahrnehmungsfeld. Zentral ist die akzeptierende und nicht bewertende Wahrnehmung des Augenblicks, z. B. die innere Wahrnehmung des Atmens, das ständige Fließen von Bildern, Gedanken, Gefühlen, Körperwahrnehmungen oder Handlungsimpulsen aber auch von äußeren Wahrnehmungen wie Geräusche, visuelle Eindrücke etc.

Achtsamkeit bedeutet also, ganz bewusst, von Moment zu Moment wahrzunehmen, was ist, zu beoachten, was entsteht und wieder vergeht. Achtsamkeit bedeutet das Beobachten aus einer bestimmten Haltung heraus, wohlwollend zu akzeptieren, nicht zu bewerten, es nicht anders haben zu wollen oder verändern zu müssen.

Gerade diese beiden Elemente, das Verweilen im Augenblick anstelle von Grübeleien über die Vergangenheit oder Sorgen über die Zukunft sowie das Akzeptieren von dem, was im Augenblick ist, haben die achtsamkeitsbasierte Methode der Meditation für die Schmerz-Therapie interessant gemacht.

Bei den achtsamkeitorientierten Verfahren haben sich vor allem zwei Ansätze in der Therapie chronischer Schmerzen etabliert.

1. *die Mindful Based Stress Reduction (MBSR)*
   von Kabat-Zinn (1982)
2. *die Akzeptanz- und Commitment-Therapie (ACT)*

von Hayes (1999) bzw. deren schmerzspezifische Ableitung die *Contexual-Cognitive Behavorial Therapy (CCBT)* nach Mc Cracken, 2005)

Bei der MBSR wird das Verfahren als direktes strukturiertes manualisiertes Therapie-Programm ohne spirituellen Kontext vermittelt. Das erfolgt in Form eines Gruppenprogramms mit 8 Sitzungen von 2,5 Stunden im wöchentlichen Abstand mit einem *„Tag der Achtsamkeit"*. Selbstständiges Üben von 45 min an mindestens 6 Tagen pro Woche wird vorausgesetzt.
Therapieziele sind die Entwicklung emotionaler Stabilität und die Auflösung dysfunktionaler Einstellungen und Verhaltensweisen über die Integration der Achtsamkeit in den Alltag.
Bei der ACT bzw. CCBT stellt Achtsamkeit einen zentralen Behandlungsbaustein neben anderen therapeutischen Elementen dar. Hier wird dem Patienten die Möglichkeit gegeben, die aufgrund der Schmerzen erstarrten Lebenbedingungen zu überprüfen und ihre Handlungen flexibler an die tatsächlichen Möglichkeiten anzupassen. Ungültige Verhaltensmuster werden bewusst und damit auch hilfreichen Veränderungen zugänglich gemacht.
Die Patienten sollen in die Lage versetzt werden, sich bewusst für ein gesundes angepasstes Verhalten zu entscheiden.

Wirksamkeit aufmerksamkeitsorientierter Meditationsverfahren
In einer Metaanalyse zur Wirksamkeit der MBSR bei unterschiedlichen chronischen Schmerzzuständen konnten Koch et al. (2008) mittlere Effekte für verschiedene gesundheitliche Parameter nachweisen.
Zahlreiche Studien haben die Wirksamkeit bei der Behandlung von chronischem Schmerz mit CCBT oder ACT in Bezug auf eine Besserung schmerzassoziierter Parameter (Depressivität, Ängstlichkeit, Lebensqualität) nachgewiesen (z. B. Mc Cracken, 2006, 2007 und Vovels et al., 2009). Der spezifische Effekt der Achtsamkeitselemente lässt sich jedoch in den überprüften mehrdimensionalen Behandlungssettings schwer voneinander trennen und getrennt beurteilen.

IV.7 Traditionelle Chinesische Medizin, Ayurveda und Yoga

Die Traditionelle Chinesische Medizin stellt, wie auch das Ayurveda und das Yoga, eine klassische medizinische Vorgehensweise der östlichen Kulturformen dar. Auf der Suche nach einer „sanften Medizin", ist das Interesse der Menschen der westlichen Welt in den letzten Jahrzehnten, für diese Behandlungsform, als Ergänzung oder gar als Alternative zur modernen Schulmedizin, wesentlich gewachsen. Wir sprechen hier aber ganz bewusst nicht von einer oder der „Alternativmedizin" sondern verstehen diese altbewährten Therapien als durchaus willkommene Möglichkeiten, die Palette unserer modernen wissenschaftlichen Behandlungformen noch zu ergänzen (ergänzen = complementare, daher werden einige Methoden oder Vorgehensweisen als Komplementär-Medizin bezeichnet).

Die Traditionelle Chinesische Medizin (TCM) versteht sich, wie auch das Ayurveda, als Syndromlehre, im Gegensatz zur westlichen Medizin als Symptomlehre.

Das Erkennen von Disharmoniemustern steht hier an erster Stelle. Ursachen und Hauptsymptome spielen daher eine untergeordnete Rolle. Wir finden auf diese Weise hier die ältesten multimodalen Therapieformen mit allen Möglichkeiten der medizinischen Versorgung. Ihr fester Bestandteil ist daher u. a. die Prävention, Früherkennung, akute Behandlung, Rehabilitation und Aufrechterhaltung der Gesundheit und umfasst vergleichbar mit uns ganzheitliche chirurgische, internistische und psychologische Anteile.

Sehr deutlich bringt die wörtliche Übersetzung von Ayurveda dieses Anliegen zum Ausdruck. Der Begriff stammt aus dem Sanskrit und setzt sich aus den Worten Ayus=Leben und Veda=Wissen/Weisheit zusammen und bedeutet damit soviel wie Lebensweisheit oder *das Wissen um das Leben.*

Die Ursprünge der Chinesischen Medizin sollen auf eine Sammlung von Texten des „Huangdi Neijing" aus der Zeit des „Gelben Fürsten, 200 Jahre vor unserer Zeitrechnung" zurückgehen. Sie wurden im Laufe der Zeit ständig ergänzt.

Die zugrunde liegenden Schriften bestehen heute aus 2 Teilen:
Das **Su Wen** (elementare Fragen), die sich hauptsächlich mit Medizintheorie (Physiologie, Pathologie, Innere Therapie und Arzneibehandlung) befassen und das **Ling Shu** (als Angelpunkt der

Strukturierkräfte), bei denen es u. a. auch um Akupunktur, Leitbahnen und Manipulationstechniken geht.
Die Akupunktur ist die aus der TCM kommende bekannteste und am weitesten verbreitete medizinische Methode. Sie wird in China so gut wie nie alleinständig angewandt, sondern meistens mit Qigong, Phytotherapie, Diätik oder manuellen Methoden (Tuina-Massage) kombiniert. Die Behandlung ist in der TCM auf die gesamte Person gerichtet, um das *Qi*, die Lebensenergie wieder ins Gleichgewicht und ins Fließen zu bringen.

Yin und Yang

Das Konzept von Yin und Yang ist der bekannteste Teil der chinesischen Physiologie. Die Begriffe haben im Laufe der Zeit ihre eigentliche Bedeutung *„ Yang = die Sonne, Yin = die Schattenseite des Hügels "*, verloren und werden mehr abstrakt für die Polaritäten verwendet. Dabei werden die Vereinbarkeit dieser Polaritäten und die dynamischen Beziehungen untereinander als mögliche Einheit dargestellt. Zum Beispiel kann demnach Bewegung nur durch Zusammenwirken der gegensätzlichen Kräfte (Beuger-Strecker) entstehen, Yin und Yang können sich sogar ineinander verwandeln, hängen jedoch immer voneinander ab.

Qi

Qi ist der Atem des Lebens, die Bewegung aller Dinge, das Potential jeder Aktivität. *Qi* hat im Körper mehrere Funktionen zu erfüllen. Es ist die Quelle der Bewegung (körperlich und seelisch), erzeugt Wärme im Körper, schützt den Körper vor dem Eindringen pathogener Einflüsse, hält die Organe und Körpersäfte auf ihrem Platz, sorgt für die Umwandlung der Nahrung in sogenannte Körpersäfte (Xue) und unterstützt die Absonderung giftiger Abfallprodukte. Das *Qi* ist ständig entlang der Leitbahnen in Bewegung, solange der Körper gesund ist. Durch Stagnation oder Mangel kann es zu Krankheiten oder Mangelerscheinungen kommen. Es ist von Geburt eines Lebewesens an vorhanden (Yuan Qi), regeneriert durch Aufnahme mit der Atmung (Jing Qi) sowie durch die Nahrung (Fu Qi) und verbraucht sich täglich.

Die Lehre von den Funktionskreisen (Zang Fu)
Die Funktionskreise spielen in der chinesischen Medizin eine zentrale Rolle. Die Speicherorgane (Zang) und die Hohlorgane (Fu) sind nicht mit der Organvorstellung der westlichen Medizin vergleichbar. Es handelt sich um eine empirische Betrachtung einer Funktion und das Miteinander von Energien, die von den Organen ausgehen. Sie werden nie isoliert, sondern stets im Kontext mit anderen Organen, Geweben und Emotionen betrachtet. Zusammen mit der genauen Anschauung der Körperoberfläche, des Pulses, der Zunge und den Sekreten, ist ein Rückschluss auf den Zustand der inneren Organe sowie deren Beziehungen untereinander möglich.

Pathogene Faktoren
Als pathogene Faktoren werden 6 äußere und 7 innere Faktoren betrachtet. Die Erfassung dieser Faktoren ist die Voraussetzung jeder therapeutischen Maßnahme (z. B. Diät, Bewegung, Akupunktur usw., aber meistens wird eine Kombination mehrerer Methoden angewandt). Zu den äußeren Einflüssen gehören Wind, Sommerhitze, Kälte, Feuchtigkeit und Trockenheit. Die emotionalen Faktoren sind Zorn/Wut, Freude/Begierde, Sorge, Grübeln, Trauer, Angst und Schock. Über die Beeinflussung des Qi-Flusses kommt es zur Schädigung der Zang-Organe. Zu den sonstigen Ursachen zählen die Konstitution, Trauma, epidemische Erkrankungen, Parasiten, Ernährung, Erschöpfung (körperlich und mental), Vergiftung sowie falsche medizinische Behandlung.

Die acht diagnostischen Leitkriterien
sind im 17. Jahrhundert formuliert worden, finden sich jedoch in Ansätzen schon in den Huang Di Nei Jing-Schriften. Hier ist man bemüht, die zusammengetragenen Symptome und Krankheitszeichen in acht Grundmuster oder vier Gegenpaare einzuordnen.
• Innen (Li) - Außen (Biao)
• Leere (Xu) - Fülle (Shi)
• Kälte (Han) - Hitze (Re)
• Yin - Yang
So kann die differenzierte Symptombeschreibung und das Disharmoniemuster besonders bei akuten Erkrankungen zu einer chinesischen Diagnose zusammengeführt werden, in der das Behandlungskonzept enthalten ist.

IV.7.1 Akupunktur

Die Akupunktur (lat. acus=Nadel, pungere=stechen) ist eine der wichtigsten Methoden im multimodalen Therapiekonzept der Traditionellen Chinesischen Medizin, TCM.
Der ursprüngliche chinesische Begriff Zhen-Jiu, wörtlich übersetzt, bedeutet *stechen und brennen*. Damit ist die Stimulation von Reizpunkten der Haut durch unterschiedliche Nadeln und das Aufbringen von Wärme (*Abglühen von Moxa Ai Ye, Artemisia vulgaris var. indica, chinesischer Beifuß*) gemeint.
Eine Variation der Nadeltechnik kann auch durch Verwendung von Laser oder elektrischem Strom erfolgen.

Geschichtliche Entwicklung

Die Ursprünge der Akupunktur liegen über zwei Jahrtausende zurück. Historiker vermuten, dass sie in in der Zeit des zweiten Jahrhunderts vor Christi zu suchen sind. Die erste schriftliche Erwähnung stammt aus dem Jahr 90 v. Chr. in dem Werk Shij von Sima Qian. Im Laufe des 19. Jahrhunderts gewann die westliche Medizin in China sehr an Einfluss und verdrängte die Traditionelle Chinesische Medizin im eigenen Land. Erst nach 1950 wurde die TCM in China wieder reanimiert und in vereinfachten Formen weit verbreitet. Die Akupunktur erlebte auch in Europa Mitte des 20. Jahrhunderts den Anfang der jetzigen Blüte. Sie begann mit Soulié de Morant (1879-1955), der in China längere Zeit als Diplomat tätig war und von 1939 bis 1955 in Frankreich das mehrbändige Werk *"L'acu-puncture chinoise"* veröffentlichte. Bezüglich der Indikation betonte Morant, dass diese Behandlung im Frühstadium einer Krankheit zu empfehlen sei. Denn die Akupunktur zeige sich besonders bei funktionellen Beschwerden, jedoch weniger bei anatomischen Veränderungen als wirksam, wobei sich Schmerzen in solchen Fällen dennoch lindern ließen. Die Kompetenz von de Morant ist heute als Nichtarzt teilweise umstritten.
1951 gründete Gerhard Bachmann (1895-1967) die derzeit größte ärztliche Gesellschaft für Akupunktur in Deutschland, die *Deutsche Ärztegesellschaft für Akupunktur (DÄGfA)*. Drei Jahre später gründete J. Bischko die Österreichische Gesellschaft für Akupunktur (ÖGA). Beide Gesellschaften geben seit 1957 gemeinsam die *„Deutsche Zeitschrift für Akupunktur"* heraus. (DDR-DGfAN).

Das Wirkprinzip

Die Suche nach einem einheitlichen morphologischen Korrelat der Akupunktur ist inzwischen überholt. Es gilt heute als gesichert, dass es entsprechend der unterschiedlichen Akupunkturwirkungen sehr vielschichtig ist.

Die genaue Wirkweise der Akupunktur ist bisher nicht ausreichend erklärt. Es gibt heute aber kaum noch Zweifel daran, dass sie bei bestimmten Erkrankungen, wie z. B. beim chronischen Schmerz, aber auch bei Allergien, psychosomatischen und funktionellen Erkrankungen sowohl analgetische als auch antiphlogistische und vegetativ regulierende Effekte auslöst.

Die Wirkung wird empirisch auf drei Ebenen erwartet:
• epidermal
• medullär
• zerebral

Auch eine gewisse Placebowirkung ist anzunehmen und ist nicht unerwünscht.

Die unterschiedlichsten Techniken der Akupunktur erbrachten in einer Metaanalyse von 33 Akupunkturstudien keine relevanten Unterschiede in ihrer Wirkung. Bestätigt werden konnte ihre Effektivität bei Gonarthrose und bei Lumbalgien, gegenüber einer Behandlung mit NSAR. Diese beiden Indikationen wurden vom Bundesausschuss Ärzte und Krankenkassen als erstattungspflichtig angesehen.

Als eine wesentliche Wirkung der Akupunktur wird u. a. auch die Regulation des vegetativen Nervensystems gesehen. Neben der Reizung lokaler Rezeptoren, wirkt sie sich auch auf zentrale Systeme aus (Wu, 1999). Zum Beispiel wird über die Stimulierung des Hypothalamus die Steuerung vegetativer und endokriner Systeme beeinflusst. Das wurde auch für den Nucleus accumbens, einem Bindeglied zwischen den Basalganglien und dem limbischen System nachgewiesen.

Triggerpunkte

Triggerpunkte sind hyperreagible und überempfindliche Bereiche der Skelettmuskulatur (im Gegensatz zu den Tenderpunkten, die nicht zwingend in der Muskulatur liegen). Diagnostisch findet sich eine Druckdolenz innerhalb eines Hartspanns im Skelettmuskel. Bei Reizung der Druckdolenz findet sich oftmals eine lokale Zuckung (local twitch response) sowie die Ausbreitung eines übertragenen Schmerzes (Referred Pain). Hierdurch lässt sich der eigentliche Schmerz reproduzieren, darüber hinaus findet sich eine eingeschränkte Beweglichkeit und Muskelschwäche.

Behandlung nach neurophysiologischen Überlegungen

Mittels lokaler Reiztherapie sollen segmentale schmerzhemmende Mechanismen auf das Rückenmark aktiviert werden. Dazu werden empfindliche Punkte, in den der Schmerzverstärkung zugehörigen Segmenten, genadelt.

Die Erfahrung, über lokale Reizung eine ortsübergreifende Schmerzhemmung zu erreichen, entstammt schon den Frühformen der Akupunktur. Diese empfindlichen Punkte können klassische Akupunkturpunkte sein, aber auch in einiger Entfernung von diesen liegen. Daraus erklärt sich auch das überraschende Ergebnis der GERAC-Studie (German Acupuncture Trials), die bei arthrosebedingten Schmerzen, bei der Nadelung klassischer Akupunkturpunkte und von Placebopunkten, gleichwertige Ergebnisse erzielte.

Eine Beeinflussung der Schmerzen kann auch durch Behandlung von Fernpunkten auf der Leitbahn erfolgen. Das sind distale Punkte auf der Leitbahn zum betreffenden Segment, die gelegentlich relativ weit vom Schmerzort entfernt liegen können.

Ein weiterer Schritt in der Behandlung schmerzhafter Störungen erfolgt nach dem Achsenschema. Hierbei wird die Leitbahn genutzt, die im Rahmen einer oben-unten-Kopplung mit derjenigen, in der sich die primäre Störung befindet, verbunden ist (z. B. Lungen- oder Dickdarm-Leitbahn). Nach westlichen Vorstellungen handelt es sich dabei um eine Aktivierung hetereosegmentaler Hemmmechanismen.

Behandlung nach den Prinzipien der Chinesischen Medizin

Ein bewährtes Modell zur Behandlung von chronischen Schmerzen des Bewegungsapparates besteht in der Vorgehensweise in vier Schritten. Anamnese und Untersuchung (nach E. Peuker).

Schmerzbild	**1. Schritt**	Reizstärke
Schmerzdauer	Fülle-Leere	ableiten-auffüllen
Patientenkondition		Reizort
		Fern- Nahpunkte

Schmerzort	2. Schritt	Reizort
Muskulatur	Leitbahn-Achse	Fern- Nahpunkte
	Funktionsgestörte	Triggerpunkte
	Muskeln	
Schmerzen	3. Schritt	Reizort
Qualitäten	pathogene klimatische	spezifische Punkte
Modalitäten	Faktoren	Reizart
der Schmerz-		z. B. Schröpfen,
Beeinflussung		Moxibustion
Pathogene	4. Schritt	Reizart
Psychische	pathogene psychische	Zang-Fu
Faktoren, innere	Störungen	Basistherapie
Störungen		

1. Untersuchung von Leere und Fülle
Die Unterscheidung hat Einfluss auf die Wahl des Reizortes, der
Reizstärke, der Behandlungsfrequenz und der Behandlungsdauer.
  • Fülle-Schmerzzustände sind Schmerzen
    von starker bis sehr starker Qualität
  • Leere-Schmerzzustände sind Schmerzen
    von geringer bis mittlerer Stärke
Bei Fülle-Schmerzen werden vorzugsweise Punkte fern des
Schmerzareals benutzt. Diese werden ableitend mit stark stimulie-
render Nadeltechnik, mit kurzer Reizdauer von 10-15 min und
mehrmals in der Woche behandelt.
Bei Leere-Schmerzen werden Nah- und Fernpunkte entsprechend
den Leitbahnen und dem Achsensysteme genutzt. Dabei werden die
Nadeln nur schwach stimuliert mit einer Behandlungsdauer von
20-30 min und 1-2 mal pro Woche.

Schmerzort
Hierüber wird der Einsatz der Nah- und Fernpunkte definiert. Nah-
punkte finden sich segmental zugeordnet in der unmittelbaren Nähe
des Schmerzpunktes. Hierbei kann es sich um klassische Akupunkturpunkte oder auch um *Ashi-* oder *Trigger-Punkte* handeln. Fernpunkte liegen entweder auf der Leitbahn oder Leitachse.

IV.7.1 Akupunktur

Pathogene klimatische Faktoren
Die TCM kennt 5 klimatische Faktoren der Schmerzbeeinflussung:
- Trockenheit
- Wind
- Hitze
- Feuchtigkeit
- Kälte

In der Schmerztherapie spielen vor allem Wind, Hitze, Feuchtigkeit und Kälte eine Rolle. Die Schmerzcharakteristik ähnelt sehr den entsprechenden klimatischen Erscheinungen:
- *„Wind-Schmerzen"* stark, wechselhaft, plötzlich beginnend
- *„Hitze-Schmerzen"* stark brennend oder stechend
- *„Feuchtigkeitsschmerzen"* bedingt eher Schwere- und Spannungsgefühl
- *„Kälteschmerz"* stechend, schneidend

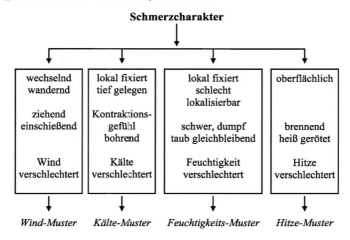

Abb. 41: Schmerzcharakter, nach E. Peuker

Pathogene psychische Faktoren
Als psychogene Einflussfaktoren werden verstanden:
- Zorn und Aggression
- Hektik
- Sorge
- Trauer und Angst

Behandelt wird der zugeordnete Funktionskreis über dem Quell-punkt und dem zugehörigen Rücken-Shu-Punkt.

Indikationen

Grundsätzlich ist Akupunktur bei chronisch-schmerzhaften Erkrankungen sowie funktionellen und psychosomatischen Störungen möglich, die in der westlichen Medizin oft nur schwer einzuordnen sind und in der TCM mit der Syndromklassifizierung klassifizierbar und zu behandeln sind. Das Verfahren kann durchaus kombiniert werden mit klassischen Behandlungsmethoden der Schulmedizin und damit eine Komplettierung des multimodalen Konzepts darstellen.

Kontraindikationen

Bei lebensbedrohlichen Erkrankungen und bei vordringlich notwendigen operativen Eingriffen werden diese selbstverständlich vorrangig berücksichtigt. Vorsicht ist bei Akupunktur geboten bei Blutungsneigung, der Nadelung von Punkten in verletzten Bereichen sowie bei Entzündungen und Verbrennungen.

Ausführung der Akupunktur

Nach diagnostischen Erhebungen kann sich evtl. eine Indikation für eine Akupunkturbehandlung ergeben. Diese wird entweder durch Nadelung oder durch Druck (Akupressur) oder Wärmeanwendung (Moxibustion) durchgeführt.

Nadeln

Es müssen sterile Einmalnadeln verwendet werden, die vom Hersteller in unterschiedlichem Material angeboten werden (vorrangig Gold und Silber). Kurze Nadeln werden im Gesicht, Ohr oder bei Kindern verwendet. Die langen, dicken Nadeln finden vor allem in muskelreichen Bereichen Anwendung. Dauernadeln sind kurz und durch Pflaster fixierbar. Diese werden vor allem bei chronischen Erkrankungen eingesetzt und verbleiben evtl. 2-7 Tage vor Ort (Cave: Infektionszeichen!).

Technik

Vor einer Behandlung sollte der Patient ausgeruht sein, weder Durst noch Hunger haben und nicht frieren. Während der Behandlung nimmt der Patient eine bequeme Sitz- oder Liegeposition ein. Der Arzt muss für alle Fälle eine Notfallversorgung vorhalten können (Überwachung der Vitalfunktion, Beatmungsmöglichkeit, iv-Zugang für mögliche Infusionen und Notfallmedikamente.

Stichwinkel und Tiefe
Je nach Körperregion wird die Stichtiefe nach klassischen Vorgaben gewählt. Diese werden in „cun", einem chinesischem Daumenmaß angegeben.

Nadelposition
Die korrekte Nadelposition wird durch das Auftreten des sogenannten De-Qi-Gefühls verifiziert. Dieses wird vom Patienten als Taubheits-Schwere-Druck-Kribbel-Wärme- oder seltener als Kälte-Gefühl empfunden, unabhängig vom oberflächlichen Hautschmerz durch das Eindringen der Nadel in die Haut und breitet sich für gewöhnlich entlang der Leitbahnen aus.
Das Gefühl wird traditionell als prognostisch günstiges Zeichen gewertet. Ein Stimulieren der Nadel erfolgt ebenfalls nach den Kriterien der TCM. Den Stimulationsverfahren (Klopfen = Ta-Fa, Heben-Senken = Ti-Cha-Fa, Drehen = Nien-Zhuan-Fa, Strecken = Qua-Fa) werden unterschiedliche Effekte zugeschrieben.

Lokalisation
Die Lokalisation der Punkte erfolgt nach anatomischen Grundlagen. Inzwischen sind sogenannte elektrische Hautwiderstandsmesser, die den über den Akupunkturpunkten erniedrigten Hautwiderstand zur Lokalisation verwenden, einsetzbar.

Unerwünschte Wirkungen und Komplikationen
1. Nadelkollaps
Unter der Nadelung kann es bei sensiblen Personen zu einer reversiblen Bewusstlosigkeit kommen.
2. Blutung, Hämatom Es können versehentlich Blutgefäße durch die Nadelung verletzt werden. Daher dürfen Patienten mit Gerinnungsstörungen nicht mit Akupunktur behandelt werden.
3. Infektion
Eine Infektion der Haut ist bei mangelnder Reinigung vor der Akupunktur möglich. Eine Desinfektion ist nicht bei allen Tech-

niken zwangsläufig gefordert, sollte aber neben der Händedesinfektion auch für das Nadelmaterial Standard sein. Die Dauernadeln erfordern zusätzlich eine entsprechende Überwachung.

4. Verletzungen
Verletzungen sind relativ selten, können aber vor allem bei reflexartigen Abwehrhandlungen der Patienten vorkommen

5. Schmerzen
Das Einstechen der Nadel ist selbstverständlich ein lokaler Reiz, den die meisten Patienten spüren und akzeptieren. Ist keine Überempfindlichkeit vorhanden, ist dieser durchaus erträglich. Durch schnelles Einstechen und/oder Massage kann der Einstichschmerz noch reduziert werden. Eine liegende Nadel sollte keinen Schmerz bereiten. Falls es dazu kommt, muss die Plazierung geändert werden. Schmerzen während der Behandlung mindern durchaus den Erfolg. Eine Beschwerdenzunahme durch die Behandlung kann im Einzelfall durchaus auftreten. Das erklärt sich u. U. durch eine Aktivierung bisher blockierter Bewegung von Gelenken oder der Wirbelsäule, bis die Adaptation an die neue Beweglichkeit erfolgt.

Mikrosysteme
Nach wie vor wird die Wirksamkeit der klassischen Form der Akupunktur am höchsten eingeschätzt. Parallel entwickelten sich noch weitere Formen der lokalen Anwendung. Ein Teil dieser Systeme beruht auf anatomischen Repräsentationsarealen der Organe auf der Körperoberfläche. Diese werden *Somatotope* oder *Mikrosysteme* genannt (Penfield und Rasmussen, 1947).
Die Effekte der Akupunktur in den Mikrosystemen können mit denen der Körperakupunktur kombiniert werden.

Ohrakupunktur
Schon im alten Standardwerk der TCM „Huang Di Nei Jing" wird der Zusammenhang vom Ohr zu bestimmten Organfunktionen beschrieben. Der französische Arzt Paul Nogier 1947 entwickelte aus dem Somatotop Ohr die sogenannte Ohrakupunktur. Sie ist heute die häufigste Form der vielschichtigen Mikrosysteme.

Weitere Mikrosysteme sind u. a.:
• Gesichts- und Nasenakupunktur
• Mundakupunktur

• Koreanische Handakupunktur
• Neue Schädelakupunktur nach Yamamoto

Qualifikation und Liquidation
Generell darf jeder Arzt mit gültiger Approbation Patienten behandeln, unabhängig von Methode und Qualifikation.
Der akademische Grad des *Master of Traditional Chinese Medicine* mit Vollausbildung in TCM kann in 2 Jahren berufsbegleitend auch in Deutschland erworben werden. Für die Zusatzbezeichnung Akupunktur ist lediglich eine Ausbildung über 200 Stunden mit Abschlussprüfung durch die Ärztekammer erforderlich. Sie gründet im Wesentlichen auf die Konzepte der westlich schematisierten Akupunktur.
Unter bestimmten Voraussetzungen kann die Akupunktur bei chronischen Lumbalgien und bei Gonarthrose als kassenärztliche Leistung abgerechnet werden.
Für alle anderen Bereiche können IGeL-Leistungen abgerechnet werden oder die Liquidation erfolgt nach GOÄ.

IV.7.2 Qigong

Qigong ist ein Sammelbegriff für verschiedene konzentrative bewegungstherapeutische Übungen.
Es kann als *„Meditation in Bewegung"* interpretiert werden.
Qigong wird einzeln oder in Gruppen durchgeführt.
Es umfasst das Üben von bestimmten Körperhaltungen und Bewegungsabläufen in Kombination mit Atemtraining. Voraussetzung für das Erlernen von Qigong ist das Vermitteln durch einen erfahrenen Lehrer. Die Übungen können den körperlichen Voraussetzungen entsprechend angepasst werden. Sie eignen sich damit für alle Altersgruppen und sind damit auch bei eingeschränktem Gesundheitszustand einsetzbar.
Voraussetzung für den Erfolg ist fleißiges Üben, etwa 20-30 min pro Tag!

Indikationen
Positive Erfahrung bestehen von Schmerzbehandlungen mit unbestimmten Schmerzen, Behandlungen von schmerzhaften Verspannungen, von Fibromyalgie und CRPS.

Qigong hat im Spektrum therapeutischer Optionen eine günstige Stellung, da durch die Aktivität der Patienten eine Veränderung herbeigeführt wird, die ohne zugeführte Substanz auskommt. Ziel ist in jedem Fall eine positive Umkonditionierung. Erstaunlich gute Ergebnisse gibt es bei Fibromyalgiepatienten, vor allem bei Behandlung in Gruppen.

Wirkungsnachweis
In einer systemischen Studie aus dem Jahre 2007 wurde festgestellt, dass die klinische Evidenz von Qigong in der Schmerztherapie gut, und damit empfehlenswert ist.
Die vorliegenden randomisierten, kontrollierten Studien wiesen eine deutliche Schmerzreduktion gegenüber den nichtbehandelten Kontrollgruppen nach.

IV.7.3 Tuina-Massage

Wie in anderen Verfahren der TCM, wird auch bei der Tuina-Massage angestrebt, dass die Lebensenergie Qi in seinen Energiebahnen wieder ungestört fließt. Tuina ist eine Kombinationstherapie aus unterschiedlichen Massagetechniken in Verbindung mit manueller Therapie und Akupressur. Sie unterscheidet sich von den westlichen Massagen durch bestimmte Grifftechniken. Die Massage besteht aus einer Lockerung der Muskulatur, der Bänder und der Sehnen. Nach einer muskulären Lockerung durch rollende Bewegungen mit der Handkante, werden durch spezielle Griffe die muskulären Verspannungen gelöst. Hierbei werden Akupunkturpunkte manuell stimuliert und manuelle Manipulationen entlang der Meridiane ausgeführt. Zum Abschluss werden durch rollende Bewegung mit der Handkante oder durch streichende Bewegungen die fließenden Bewegungen wiederhergestellt.

Indikationen
Zu den Indikationsgebieten gehören u. a. akute und chronische Rückenschmerzen, aber auch postoperativer Schmerz und Kopfschmerzen. Tuina-Massage ist eine ärztliche Behandlungsmethode, die in China ein fünfjähriges Studium in TCM erfordert.

Kontraindikationen
Bei Erkrankungen, die mit gerinnungshemmenden Medikamenten behandelt werden und bei Hauterkrankungen bestehen Kontraindikationen für Tuina-Massagen.

IV.7.4 Gua Sha

Gua Sha ist eine in Asien weit verbreitete Behandlungsmethode, die vor allem in der Volksmedizin Anwendung findet. Gua Sha ist eine Hautschabetechnik, bei der die Haut durch streichende Bewegungen mit abgerundetem Instrument stimuliert wird. Dabei entstehen in der Regel kleine Petechien, die nach 2-3 Tagen wieder abklingen. Durch diese Technik wird nach den Vorstellungen der TCM Blutstagnation beseitigt.
Die Behandlung erfolgt in der Regel auf dem Rücken und im Nacken, durch streichende Bewegungen des Instruments im Winkel von 30 Grad zur Hautoberfläche. Die vorgesehenen Hautareale werden vorher mit dickflüssigen Ölen oder Vaseline eingerieben. Wegen der auftretenden Petechien ist eine entsprechende Aufklärung über deren Unbedenklichkeit erforderlich.

Indikationen
Die Anwendung der Schabetechnik hat sich bei chronischen Schmerzen im Nacken und Rücken sowie bei Migräne bewährt.

Kontraindikationen
Entstehen durch Verletzungen und Entzündungen der Haut sowie bei Blutungsgefahr.

Wirksamkeit
Das Verfahren ist bei professioneller Anwendung durchaus effektiv. In der Regel reichen nur wenige Behandlungen aus. Oft erfolgt die Anwendung in Kombination mit Akupunktur.

IV.7.5 Diätik

Die Nahrung gehört neben der Atmung zu den wichtigsten Energiequellen des Menschen, um das Qi zu erhalten und zu erneuern. Das setzt optimaler Weise voraus, dass sowohl die Nahrung als auch die Atemluft frei von chemischen Zusätzen oder Einflüssen ist.
Die Ernährung und die Auswahl der Lebensmittel, einschließlich der Getränke, die energetisch nach Temperatur, Geschmack, Funktionskreis und Wirkrichtung eingeordnet werden, erfolgt ganz speziell nach persönlicher Konstitution, Alter, Jahres- und Tageszeit, Umfeld sowie körperlicher, geistiger und emotionaler Verfassung, entsprechend der Wandlungsphase.
Werden die Vorgaben befolgt, besteht die Möglichkeit die Gesundheit zu erhalten oder Mangel- Fehl- und Überernährung zu vermeiden.

IV.7.6 Chinesische Arzneimitteltherapie

Etwa zwei Drittel aller Therapiemaßnahmen in der TCM nimmt die Kräutertherapie ein. In Deutschland sind chinesische Kräuter über Apotheken zu beziehen, da diese nach behördlichen Auffassungen als apothekenpflichtige Arzneimittel eingestuft werden. Allerdings sind nicht alle Kräuter zu erhalten, da sie nicht den Reinheitstandards entsprechen, weil sie teilweise mit Schwermetallen und anderen Stoffen in unzulässiger Menge belastet sind.
In jedem Fall ist es ratsam, sich nur an Apotheken zu wenden, die über ausreichende Fachkenntnisse und Kontrollmöglichkeiten verfügen. Die Auswahl der Substanzen, die Zubereitungsform und Anwendungshäufigkeit sollte sich streng an die Vorschriften der TCM halten.

IV.7.7 Ayurveda

Bei Ayurveda handelt es sich um die traditionelle Medizin aus Indien. Sie ist seit 5000 Jahren bekannt. Den Ursprung findet man in den heiligen Schriften der Veden. Der Begriff Ayurveda stammt aus dem Sanskrit und setzt sich aus den Worten: *„Ayus = Leben und „Veda = Wissen oder Weisheit"* zusammen und bedeutet soviel wie *„Lebensweisheit"* oder *„das Wissen um das Leben"*.

Durch viele unterschiedliche Ergänzungen und Interpretationen der alten Schriften und dem Wandel der Sprache bestehen heute mehrere Variationen, wobei die grundlegenden Aussagen, Thesen und Erfahrungen erhalten geblieben sind. Die alles bestimmende Aussage besteht in der Überzeugung:

Der Mensch wird durch sein „Inneres Selbst" (Jeewatma) gesteuert, das seine Bestimmung hat und den Körper als Werkzeug nutzt. Es existiert in jedem Lebewesen und ist unsterblich. Es wird nach dem Tod in einem anderen Körper wiedergeboren.

Pathogene Faktoren

Das Ayurveda versteht Gesundheit als dynamischen Zustand, bei dem normalerweise die Organe in Harmonie funktionieren, der Stoffwechsel ausgeglichen ist und Körper und Seele sich im Einklang befinden. Umwelteinflüsse können diesen Zustand stufenweise bis zur Erkrankung verändern. Vorerst wird der Körper durch die äußeren Einflüsse nur geschwächt. Gegenmaßnahmen können dann eine Erkrankung noch verhindern. Pathogene Einflüsse suchen sich immer den *„locus minoris resistentiae"* um dort eventuell manifest Symptome auszulösen. In letzter Instanz kommt es dann zu Komplikationen.

Es werden acht verschiedene medizinische Disziplinen unterschieden: Innere Medizin, Chirurgie, HNO, Augenheilkunde, Kinderheilkunde, Toxikologie, Psychiatrie und Andrologie.

Die Therapie fußt immer auf mehreren Säulen gleichzeitig, z. B. beim Schmerz auf Chirurgie, Phytotherapie, Ernährung, Yoga/Gymnastik/Massagen, ausleitende Verfahren, Ölguss und Prävention.

Diagnostik

Während der Diagnostik werden verschiedene Faktoren untersucht und beschrieben. Dazu gehören als grundlegende Zuordnungen die:

Fünf Elemente: Äther/Raum, Wind, Feuer, Wasser, Erde.

Diese sind nicht identisch mit der moderneren Elementenlehre und sind mehr symbolisch zu verstehen.

Sieben Gewebe: rase (Körpersäfte, z. B. Plasma, Lymphe Gewebsflüssigkeit), rakta (Blut), mamsa (Fleisch), meda (Fett), asthi (Knochen, Zähne, Knorpel), maja (Knochenmark und Gehirn), shukra (Samen, Eizelle, Menstruation).

Drei Wirkkräfte (Tridosha) kommen in den Elementen Vata/Vayu (Wind/Raum), Pitta (Feuer und Wasser) und Kapha (Erde, Wasser) in drei Formen vor, im gesunden Zustand als erhaltende Kräfte, bei Krankheiten als pathogene Faktoren und nach getaner Arbeit verlassen sie den Körper als Ausscheidungen. Sie sind in jeder Zelle enthalten und im Krankheitsfalle zuerst zerstört.

Neben Anamnese werden auch Pulsdiagnostik, Urindiagnostik, Stimme, Abtasten und der Gesamteindruck (Konstitution) untersucht und eingeschätzt.

Ayurveda und Schmerz

Der Altmeister des Ayurveda setzte Schmerz (Duhkha) einer Krankheit gleich. Dadurch nimmt dieses Symptom auch eine zentrale Stellung im Ayurveda ein.

Physiologisch werden alle Transportsysteme im Körper durch Vata geregelt: Da auch das Empfinden von Schmerz transportiert wird, entsteht dieser also durch eine Störung von Vata. Wenn auch die beiden anderen Wirkkräfte (Pitta und Kapha) gestört sind, wird der Schmerz sehr komplex.

Therapie

Die Therapie hat das Ziel, die schädigenden Einflüsse zu beheben. Besonderer Wert wird dabei auf die Ernährung gelegt. Sehr wesentlich ist auch die *„Ordnungstherapie"*, d. h. der Tagesablauf und die Aufgaben des Menschen werden auf dessen Belastbarkeit hin abgestimmt (bei uns *„Krankschreibung"*).

Yoga und Meditation dienen dem Stressabbau und der Entspannung. Alle Behandlungsformen werden stets kombiniert mit physikalischen Maßnahmen, wie Öl-, Kräuter-, Bäder- und Bewegungstherapie. Die Heilpflanzen werden in der Regel sehr individuell verordnet, stets ganz auf die Person und seine Situation hin ausgerichtet. Bei Therapieresistenz wird gelegentlich eine gründliche Entschlackung durchgeführt (über 2-3 Wochen).

Ayurveda findet zunehmend auch in der westlichen Welt Verbreitung. Es kann erfolgreich in die modernen multimodalen Therapiekonzepte, auch in der Schmerzbehandlung, integriert werden und trägt dabei wesentlich zur mentalen Besserung des Befindens bei. In der Regel werden zurzeit aber nur Teilsegmente (z. B.) Yoga übernommen.

IV.7.8 Yoga

Swami Vishnu Devananda, einer der bekanntesten Yogalehrer der westlichen Welt, namentlich in den USA, beschreibt in seinem Vorwort zu einem wichtigen Yogalehrbuch folgendes:

„ Yoga ist die älteste Wissenschaft vom Leben, lehrt, wie Sie Stress kontrollieren können - nicht nur körperlich, sondern auch auf geistig-seelischer Ebene. Man kann den menschlichen Körper mit einem Auto vergleichen. Fünf Dinge sind es, die jeder Wagen braucht, um reibungslos zu laufen - sei es ein Rolls Royce oder ein altes rostiges Vehikel: Schmierung, Kühlung, Elektrizität, Treibstoff und einen einfühlsamen Fahrzeuglenker. "

Im Yoga sind es die Asanas oder Stellungen, die den Körper „schmieren", sie halten Muskeln und Gelenke geschmeidig, kräftigen die inneren Organe und stärken den Kreislauf, ohne Müdigkeit zu verursachen.

„Gekühlt" wird der Körper durch die vollständige Entspannung, während Pranayama, die Yoga-Atmung - das Prana, den energetischen Strom verstärkt.

„Treibstoff" bezieht der Körper aus Nahrung, Wasser und Luft und die Meditation ist es, die den Geist beruhigt, den „Lenker des Körpers".

Durch Meditation lernen Sie, den Körper, ihr physisches Instrument, zu kontrollieren und schließlich zu transzendieren. Jeder kann Yoga ausüben, gleichgültig, wie alt er ist und welche Kondition, welche Religion er hat. Jung oder alt, krank oder gesund - allen Menschen hilft diese Disziplin. Schließlich muss jeder von uns atmen, wie auch immer er sein Leben gestaltet.

Sie können auf eine Blume, den Davidstern oder das Kreuz meditieren, wie auf Krishna oder Rama. Der Gegenstand der Konzentration kann unterschiedlich sein, die Technik aber bleibt dieselbe.

Die ersten Yogi suchten zwei fundamentale Fragen zu beantworten: Wie kann ich Schmerzen loswerden? und:

Wie kann ich den Tod besiegen?

Sie entdeckten, dass durch Asanas physischer Schmerz bezwungen werden kann, Pranayama seelische Schmerzen bezwingt und Meditation zu einem wahren Verständnis des eigenen Selbst führt. Zusammenfassend möchte ich sagen, dass Yoga keine Theorie ist, sondern ein praktischer Lebensweg. Wenn Sie niemals Honig ge-

kostet haben, kann ich ihnen noch so oft von seinem guten Geschmack erzählen. Sie werden so lange nicht wirklich wissen, wie er schmeckt, bis Sie ihn selbst probiert haben, praktizieren Sie Yoga und Sie werden es für sich entdecken!
Damit ist im Grunde schon alles Wesentliche über Yoga gesagt und wir könnten damit dieses Kapitel schon wieder schließen.
Aber, Sie wollen ja erst „den Honig probieren" und deshalb müssen wir noch einige Ihrer Fragen zum Yoga beantworten.

Zur Geschichte des Yoga
Die Ursprünge des Yoga liegen in der indischen Kultur, einige Jahrtausende zurück. Ganz Genaues ist darüber nicht bekannt. Das Wort Yoga kommt aus dem Sanskrit und heißt soviel wie *„anschirren, anspannen"*.
Yoga ist jedoch mehr, als nur in bestimmten Haltungen zu verharren, es will Geist und Körper in Einklang bringen. Praktiziert werden sowohl mehr meditative als auch körperbetonte Formen. Bekannt ist in Deutschland besonders „Hatha-Yoga".
Hatha-Form kommt ebenfalls aus dem Sanskrit und bedeutet soviel wie „Kraft, Hartnäckigkeit". Einheit entsteht nach ihrer Philosophie aus der Verbindung entgegengesetzter Energien. Den ältesten verbindlichen Nachweis über das praktizierte Yoga in langer Vorzeit liefern archäologische Funde in Form von Steinsiegel mit Figuren von Yoga-Positionen, die im Industal ausgegraben wurden und in eine Zeit von vor etwa 3000 Jahren vor Christus datiert werden. Schriftlich wird Yoga erstmals nachgewiesen in der großen Schriftensammlung der Vedas. Diese gehen mindesten auf 2500 Jahre vor Christus zurück.
Die Hauptgrundlage der Yogalehre und der als „Vedanta" bekannten Philosophie kommt aus den Upanishaden, den abschliessenden Teil der Veden, Mittelpunkt der Vedanta und ist die Idee von einer absoluten Realität oder eines absoluten Seins oder Bewusstseins, „Brahma" genannt, das dem gesamten Universum zugrunde liegt. Etwa um das 6. Jahrhundert vor Christus erschienen zwei große Epen, das „Pranayama", verfasst von Valniki und das „Mahabharata" von Vyasa, das die Bhagavad Gita enthält, die bekannteste aller Yoga-Schriften: Gott oder Brahman, in der Verkörperung von Krishna unterweist den Krieger Ajuna in Yoga. Der klassische Hatha-Yoga Text ist die Hatha-Yoga Pradipika, in der die

verschiedensten Asanas und Atemtechniken als Grundlage der modernen Yoga-Praxis beschrieben werden.

Die acht Glieder des Raja-Yoga

Zusammengefasst in den Yoga-Sutren des Weisen Patanjala stellen die acht Glieder eine fortlaufende Reihe von Schritten dar, die den Körper und Geist reinigen und endlich den Yogi zur Erleuchtung führen. Diese Stufen sind im Einzelnen: • Yama • Niyama • Asana • Pranayama • Pratyahara • Dharana • Dhyana und • Samadhi.

Die Stufen bauen aufeinander auf, bedingen einander und sind eng miteinander verbunden.

Die *Yamas* oder Einschränkungen sind in fünf moralische Gebote gegliedert, die die niedere Natur in uns zerstören sollen:
Gewaltlosigkeit, Wahrhaftigkeit in Gedanken, Worten und in Taten, Nicht-Stehlen, Mäßigung in allen Dingen und Besitzlosigkeit.

Die *Nivamas* oder Gebote sind in fünf Weisungen unterteilt. Sie betonen die positiven Eigenschaften und lauten:
Reinheit, Zufriedenheit, Genügsamkeit, Studium der heiligen Schriften und ständig im Bewusstsein göttlicher Gegenwart leben.

Die *Asanas* oder Stellungen sind die unterschiedlichen Haltungen als Voraussetzung für die körperliche Entspannung.

Mit *Pranayama* wird die gewollte Steuerung der Atmung beschrieben. Zusammen mit den Asanas ist sie eine Bedingung für das Raja-Yoga, modern als Hatha-Yoga bekannt.

Pratyahara bedeutet das Zurückziehen der Sinne vom Objekt nach innen um den Geist zu beruhigen und ihn für *Dharana* oder Konzentration vorzubereiten. Sie führt zu Dhyana oder Meditation und gipfelt in *Samadhi* oder Überbewusstsein.

Yoga heute

Yoga hat sich über die Jahrtausende als sehr dynamisch gezeigt und sich im Laufe der Zeit an die Bedürfnisse der Menschen angepasst. Heute wird Yoga weltweit unabhängig von den Kulturformen und Religionen angewandt. Im Grunde werden überwiegend die entspannenden Haltungen (Asanas) und die gezielte Atmung (Pranayama), wie z. B. bei dem Hatha-Yoga, als Grundlage durchgeführt. Darüber hinaus sollten jedoch fünf bestimmende Prinzipien bei der Yoga Ausübung gelten:
• richtige Entspannung

- richtige Übungen
- richtige Atmung
- richtige Ernährung
- positives Denken und Meditation

Seit Beginn des vorigen Jahrhunderts führt die Beschäftigung mit Yoga in den westlichen Ländern zu einer erstaunlichen Verbreitung und deren Ausübung. Dadurch ist es zu tiefen-psychologischen Betrachtungen und Vergleichen gekommen.

J. H. Schultz z. B. entnahm in den 30er Jahren dem Yoga einige Anregungen zur Entwicklung des Autogenen Trainings. Die Aufmerksamkeitszuwendung und die Absicht physiologische Zustände selbst beeinflussen zu können, sind wichtige übernommene Yogaerkenntnisse.

Im Laufe der Zeit hat sich Yoga als Methode etabliert, die durch die Möglichkeit zur körperlichen und geistigen Entspannung beizutragen, zu einer möglichen Ergänzung in der modernen interdisziplinären Schmerztherapie geworden ist. Die Frage nach dem Nutzen von Yoga hat sich auch das US-amerikanische Gesundheitsministerium gestellt. Es gab deshalb den Auftrag zu einer Analyse der Evidenz von Yoga im Vergleich zu anderen Body-Mind-Methoden.

Deshalb wurden 813 Studien aus den Jahren 1957-2005 verglichen. Facit war, dass noch mehr Untersuchungen nötig seien. Man bemängelte die ungenaue Beschreibung der Übungen, Konzepte und Perspektiven.

Was geschieht beim Yoga?

Was geschieht denn nun eigentlich beim Yoga auf dem sensorischen und motorischen Niveau und in Bezug auf Aufmerksamkeit und Intention? Von vornherein sei ausdrücklich betont, dass die (oft akrobatisch anmutenden) Ruhehaltungen (Asanas) nur Voraussetzung, aber nicht ausschließlich Bedingung für den Erfolg darstellen. Die Asanas ermöglichen nur, etwas zu tun, um sich körperlich zu entspannen. Dabei spielen natürlich auch Aktionen im Nervensystem eine Rolle. Sie verstärken, durch wiederholte Reizungen, die postsynaptische Antwort, angestrebt wird die gezielte Ruhighaltung der peripheren Motorik und fördern absichtlich die Anstrengung der Haltemuskulatur.

Nach einer kurzen isotonischen Anfangsphase beim Hineinbewegen in die Position, folgt eine länger (1-2 Minuten) dauernde Phase des

Anhaltens mit Dauerkontraktion der Muskeln, gefolgt von einer kurzen entspannenden Aktion des Hinausbewegens in die Ausgangsposition. Yoga widmet damit dem Körperbewusstsein und dem Körpergefühl einen großen Teil der Aufmerksamkeit.

Dabei sind die körperlichen Anstrengungen, je nach Alter und Gesundheitszustand, anpassungsfähig und stellen für den Anfänger keine unüberwindliche Hürde dar. Aufmerksamkeit wird aber auch beispielhaft den Organen (viscerale Sensibilität) und speziell der Atmung gewidmet. Insbesondere die aufmerksame Beobachtung der Atmung ohne willkürliche Beeinflussung wird geübt (das ist die yogisch - freie Atmung = Pranayama). Ein weiteres Lernziel ist es, die Aufmerksamkeit so zu lenken, dass bestimmte Prozesse beobachtet werden können: Erinnerungen, Ideen, Trauer, Traumen u.s.f. sind im Zusammenhang mit den Lebensereignissen zu sehen und zu verstehen.

Häufig gehen angenehme, gelassene Stimmungs- und Gefühlszustände mit entspannter Aufmerksamkeit einher. Die Anpassung der Aufmerksamkeit selbst und die Effekte, die in der Aufmerksamkeit und in der Atmung durch Konzentration erreicht werden, sind ebenfalls ein besonderes Spezifikum des Yoga. Das ist eine *„sich selbst schärfende Kompetenz"* für das Gewinnen der erwünschten lockeren Aufmerksamkeitszustände.

Moderne Begriffe aus den Neurowissenschaften wie Intention, Regulation und Feedback dienen heute vielfach dazu, die Vorgänge im Yoga wissenschaftlich zu verstehen und zu interpretieren .

Aktionen des ZNS bei Yoga

Die selektive Aufmerksamkeit wird vom dorsolateralen präfrontalen Kortex kontrolliert. Neuere Forschungen haben ergeben, dass ein Zentrum im rechten präfrontalen Kortex für die Unterbrechung habitueller Reaktionen zuständig ist. Die emotionale Beteiligung der Aufmerksamkeit ist Selbstreferenz und wurde in einer Studie mit fMRT belegt (Davidson, 2003). Auch wurde in diesem Zusammenhang eine Erhöhung des entspannungsauslösenden Transmitters GABA festgestellt (Streter, 2007).

Wie die Angst- und Schmerzreduktion durch die Muskelentspannung genau funktioniert, ist noch ungeklärt. Es wird vermutet, dass jene als „Citta Vritti Nirodha" beschriebene wache Ruhe (Bögle et al., 2010) verantwortlich ist. Die kortikale Repräsentation im primären, sensorischen und motorischen Kortex dürfte hier, wie bei Geigern und im Tierexperiment bewiesen, aktualisiert werden (Spitzer, 2002). Spitzer hat auch die Bedeutung der Hinwendung der Aufmerksamkeit beim Lernen für die erfahrungsabhängige Veränderung kortikaler Repräsentation sowie emotionaler Beteiligung beim Lernen hervorgehoben. Indem die Neuroplastizität des Gehirns genutzt wird, bieten sich neue Voraussetzungen zum Lernen und Gelegenheiten zur Autoregulation.

„Die Tore der Aufmerksamkeit können die eigene Körperwahrnehmung durchlassen (Manas), ein Ichbezug kann entstehen und die Aufmerksamkeit kann sich mit dem Gegenwärtigen beschäftigen". Das führt aus Yoga-Sicht zur Beruhigung, Entspannung und Versöhnung und entwickelt das Verständnis aus eigener Anschauung. Durch die Konzentration auf sich selbst, wird das Umschalten erleichtert.

Im Yoga wird das Umschalten in Portionen von etwa 3 Sekunden (ksama) gemessen. Interessanterweise haben Forschungen ergeben, dass das Gehirn, *das Jetzt*, die Gegenwart im 3-Sekunden-Rhythmus der Aufmerksamkeit (Pöppel, 2010) erzeugt. Ein Atemzug dauert ebenfalls 3 Sekunden! Dieses *Jetzt* wird im Yoga auch zum Inhalt der Aufmerksamkeit. Da jeder Atemzug als neu und anders beobachtet werden kann, ist es möglich die nicht automatische Aufmerksamkeit zu erkennen (siehe Citta Vritti Nirodha).

Dies gilt als Wendepunkt im yogischen Lernprozess.

Perspektiven

Eine gute Operationalisierung in Zukunft wird auch von Bögle et al., 2010, zur Verbesserung der wissenschaftlichen Akzeptanz gefordert. Als Voraussetzung dafür haben die Autoren die „Starnberger Muskeltonusskalen" entwickelt.

Klassischer Weise spielt im Yoga das Lehr- und Lern-Gespräch, in Kursen, eine wichtige Rolle, bei dem der Lehrer die persönlichen Aufgaben, Vorgehensweisen und Lösungen bespricht, damit der Schüler auch auf diese Weise die Sinnzusammenhänge erkennen kann.

In klinischen Fallstudien wurde deutlich, dass Yoga-Interventionen einen positiven Einfluss auf das Wohlbefinden, die Gesundung, die Lebensbewältigung, Schmerzerträglichkeit und Stressbewältigung nehmen können. Die Asanas erlauben „umkehrende" Zugänge in der Behandlung psychosomatischer Erkrankungen und von Schmerzzuständen. Sie bemühen sich vor allem, gesunde Anteile (Ressourcen) zu aktivieren oder zu reaktivieren. Yoga wird mehr und mehr ganzheitlich gesehen und umfasst daher in der Anwendung alle Lebensbereiche des Menschen. Yoga nimmt positiven Einfluss auf die körperliche und seelische Gesundheit und strebt eine weitgehende wohltuende Übereinstimmung von Körper und Seele an, mit dem Ziel einer stabilen und belastbaren Allgemeinverfassung. So ist die Hoffnung berechtigt, dass speziell Somatisierungsstörungen, aber auch bei anderen psychosomatischen Erkrankungen und Schmerzzuständen, „Fehlleistungen" korrigiert werden können.

Damit erwächst dem Yoga auch weiterhin eine Zukunft und weitverbreitete Anwendung in der allgemeinen Gesundheitspflege wie als Bestandteil im Gesamtkonzept der Psychotherapie und damit auch als Instrument in der multimodalen interdisziplinären Schmerztherapie als zielgerichtete Methode.

IV.8 Naturheilkunde und Komplementärmedizin
IV.8.1 Phytotherapie

Besonders in der ambulanten Versorgung ist der zunehmende Trend zu beobachten, dass sich mehr und mehr Patienten natürlichen Heilverfahren zuwenden. Sie fürchten ganz einfach die Nebenwirkungen der *„Chemie"*.

Auch in der Schmerzbehandlung werden Naturheilverfahren und komplementäre Methoden immer häufiger angewandt. Diese sind Gegenstand des folgenden Kapitels.

Grundlagen

Die Phytotherapie ist definiert als Behandlung mit Pflanzen, Pflanzenteilen oder deren Bestandteile (z. B. ätherische Öle) und/oder deren Zubereitung in pharmazeutischer Qualität.

Unter pharmazeutischer Qualität wird die Reinheit, Identität und Schadstofffreiheit verstanden. Diese kann bei Bezug über eine Apotheke vorausgesetzt werden. Überwiegend ist in Deutschland die Verordnung in der Schmerztherapie im Rahmen der gesetzlichen Versicherung zu sehen. 72 Millionen Menschen sind in diesem System versichert. Die Rahmenbedingungen der vertragsärztlichen

Versorgung haben daher einen großen Einfluss auf die Wahl der Behandlungsmethoden. Phytotherapie ist darin einbezogen. Bei ihrer Verordnung ist ihrer besonderen Wirkweise Rechnung zu tragen (AMR v 31.8.93 und ergänzt am 23.4.96).

Zu beachten ist, dass die Besonderheit der Phytotherapie darin besteht, dass es sich um eine Behandlung mit Vielstoffgemischen handelt. Das kommt u. a. auch bei der Anwendung von Multi-Drug oder der Multi-Target-Therapie zum Ausdruck. Positive Studienergebnisse beruhen vorzugsweise auf standardisierten Fertigpräparaten. Diese sind bei Tees und Tinkturen, wegen der schwankenden Menge der Inhaltsstoffe, so nicht zu erbringen.

Für zahlreiche Pflanzeninhaltsstoffe sind tatsächlich pharmakologische Wirkungen nachgewiesen worden und können daher auch in der Schmerztherapie durchaus indiziert sein. Die derzeit noch geringe Verordnungsmenge von pflanzlichen Arzneimitteln in der Schmerztherapie gründet sich auf der allgemeinen Einschätzung, dass für die Behandlung von akuten Schmerzen, akuten Arthritiden und Schüben entzündlich-rheumatischer Erkrankungen, keine ausreichende Wirksamkeit nachweisbar ist.

Jederzeit begründet ist jedoch eine Anwendung zur Dosisreduktion von NSAR und Glukokortikoiden.

1. Weidenrinde (Salicis cortex)

Anwendung findet ein Weidenrindenextrakt zur Behandlung von Schmerzen. Die Wirkstoffe der getrockneten Rinde wurden schon von Hippokrates und Galen bei fieberhaften Infekten und bei Schmerzen angewandt.

Chemische Analysen der Inhaltsstoffe führten Ende des letzten Jahrhunderts zur Isolierung von Salicylsäure, aus der erstmals 1899 Acetylsalicylsäure synthetisiert wurde. Die heute noch vorkommende Anwendung von Weidenrindenextrakt erfolgt z. B. als Assalix-Drag., Assplant-Drg. oder Rheumacaps. Ihre Wirkung wird auf Salicin bezogen. Dessen möglicher Vorteil gegenüber ASS ist, dass die mukoprotektive Zyklogenase I nicht gehemmt wird. Das ist ein Wirkmechanismus ähnlich der Cox2-Hemmer und kann ein Grund sein, warum bei der Anwendung von Salicin kaum eine Blutungsgefahr zu befürchten ist.

Die Anwendung erfolgt in erster Linie in Form von Fertigpräparaten (z. B. Assalix 2x1/d). Die Indikation wurde bestätigt für fieberhafte

Infekte, Kopfschmerz und chronischem Rückenschmerz sowie Arthroseschmerzen.

2. Teufelskralle (Harpagophyti radfix)

Der Trockenextrakt wird aus den Knollen der Teufelskralle, einer in Afrika beheimateten Pflanze, gewonnen. Als Wirkstoffe werden Iridoide und Iridoidglycoside angesehen, denen nach pharmakologischen Untersuchungen antiphlogistische, analgetische und antiproliferative Effekte nachgewiesen wurden. In den bislang vorliegenden Studien, die nur in der Minderheit placebokontrolliert sind, werden uneinheitliche Werte vorgelegt. Bei chronischen Gelenkentzündungen wurden durchaus Besserungen nachgewiesen. Aus den bisherigen Erkenntnissen heraus, wurden daher Indikationen „für eine unterstützende Therapie bei Verschleißerkrankungen des Bewegungsapparates" abgeleitet (Glaeske, 2003).

Zur Anwendung bei chronischen Rückenschmerzen oder bei Arthrosebeschwerden kommen Monopräparate (z. B. Cefatec 480 mg 2x1/d oder Dok-Arthrosetten-H-Kapseln 1500 mg).

3. Externe Wirkstoffe

Arnika

Bei Prellungen oder Verstauchungen als Umschläge mit Arnikaessenz (2-3 mal/d) oder als Arnikasalbe (30 %, z. B. Weleda) mehrmals täglich.

Beinwell

Als Traumaplant-Salbe oder Kyta-Salbe bei Prellungen oder Schürfwunden, auch als Salbenverband anwendbar.

Pfefferminzöl

10 %iges Pfefferminzöl (z. B. Eumint), bei Kopfschmerzen auf die Stirn auftragen. Auch bei Bauchschmerzen hat sich Pfefferminze als Tee bewährt sowie bei Reizdarmsyndrom als Enteroplant-Kapseln.

Capsaicin

In randomisierten, doppelblind und placebokontrollierten Studien zeigten sich gute Effekte mit der Anwendung von Capsaicin-Creme (0,075 %) bei schmerzhafter diabetischer Neuropathie und bei postherpetischer Neuralgie. Zu beachten ist, dass Capsaicin aus Paprika gewonnen wird und bisweilen starke Reizerscheinungen zeigt. 1990 wurde eine Monographie veröffentlicht, der zufolge Capsaicin als Anwendungsmöglichkeit bei schmerzhaften Muskelverspannungen infrage kommt. Als Präparate kommen z. B. Thermo-Bürger-Salbe, Delenon-Liniment oder Kneipp-Rheuma-Salbe zur Anwendung.

IV.8.2 Schmerz und Ernährung

Noch vor 50 Jahren verstanden lediglich die Hausfrauen oder Köche etwas von Ernährung. Inzwischen hat ein gewaltiger Gesinnungswandel stattgefunden. Die Ernährungswissenschaften haben sich zu einem wichtigen Fach in der Medizin entwickelt und sprechen bei den Überlegungen zu Ursachen und Folgen der Ernährung für die Gesundheit respektive Krankheit ein wichtiges Wort mit. Es ist daher nicht verwunderlich, dass sich auch in der Schmerztherapie ein Paradigmenwechsel vollzogen hat.

Das Thema Ernährung ist für die Entstehung, Chronifizierung und Behandlung von Schmerz wesentlich bedeutender, als es hier, durch die Platzierung des Kapitels schon fast am Ende des Buches, zum Ausdruck kommen kann. Wir können hier leider nicht auf die umfangreichen Grundlagen der modernen Ernährungswissenschaften eingehen und verweisen auf die umfängliche Literatur, denn wir müssen uns hier auf den Schmerz konzentrieren.

Im Rahmen einer allgemeinen Lebensstilmodifikation können hier Empfehlungen zur Ernährung bei der multifaktoriellen Schmerzbehandlung durchaus einige Facetten beitragen. Das gilt vor allem bei der Behandlung von chronischem Schmerz.

Das Schmerzempfinden als subjektive Wahrnehmung ist in seinem Ausmaß durchaus abhängig von der persönlichen Verfassung des Patienten. Mit einer angepassten Ernährung und gutem Stoffwechsel besteht eine direkte Einflussnahme auf das Wohlbefinden der Persönlichkeit und das ermöglicht auf diese Weise eine Einflussnahme auf die Lebensqualität. Gerade Menschen mit chronischen Schmerzen profitieren von einer Ernährungsweise unter Beachtung der angepassten Energiezufuhr.

Grundsätze der Vollwerternährung

Heute ist der Anspruch der Naturheilkunde, die Ernährung nicht nur zur Primärprevention anzuwenden, sondern die Ernährungstherapie gezielt in das umfassende Behandlungskonzept mit einzubeziehen.

Bei der Vollwerternährung folgt man heute 7 Grundsätzen:
• genussvolle und bekömmliche Speisen
• Bevorzugung pflanzlicher Lebensmittel (laktovegetabile Kost)
• Bevorzugung gering verarbeiteter Lebensmittel,
  reichlich Frischkost
• ökologisch angebaute Lebensmittel
• regionale und saisonale Erzeugnisse
• umweltfreundliche Verpackung
• fair gehandelte Lebensmittel

Entsprechend den Empfehlungen der Deutschen Gesellschaft für Ernährung e. V. sollte die Grundlage der Ernährungstherapie eine bedarfsgerechte Energieversorgung sein, d. h. eine vielseitige und angepasste Ernährung ist die Voraussetzung für Gesundheit, Wohlbefinden und Genesung in jedem Lebensalter.
Eine einseitige Nahrungsauswahl kann Nährstoffmangel bedeuten und eventuell Genuss und Freude am Essen mindern. Für Menschen mit chronischen Schmerzen ist eine ausreichende und angepasste Ernährungsweise sehr wichtig. Diese sollte sehr kohlehydratbetont sein (ca. 60 %). Das gelingt u. a., wenn man Vollkornprodukte bevorzugt. Der Eiweißkonsum muss bewusst hochwertig gestaltet werden. Dabei ist anzustreben, dass etwa die Hälfte durch pflanzliche Proteine abgedeckt wird. Die Fettzufuhr sollte nicht über 25-30 Energieprozente betragen. Hier sind dann ein ausgewogenes Fettsäureverhältnis und eine gute Fettqualität sehr wichtig. Der hohe Kohlehydratanteil sichert zudem noch die Serotoninsynthese im Gehirn. An pflanzlichen Eiweißträgern bieten sich vorzugsweise Hülsenfrüchte - inklusive Soja und Sojaprodukte an. Tierische Produkte können das reichliche pflanzliche Angebot durchaus in Grenzen erweitern.
Schmerzpatienten profitieren vor allem von Omega-3-Fettsäuren vom Fisch. Optimal sind 1-2 Fischmahlzeiten pro Woche, besonders Lachs, Makrele und Hering. Bei pflanzlichen Ölen ist dem Oliven- und dem Rapsöl der Vorzug zu geben. Wichtig sind alle Fette und Öle für die Aufnahme der fettlöslichen Vitamine A, D und E.

Empfehlungen bzw Richtlinien zur Energiezufuhr
Bei den Empfehlungen für die Energiezufuhr handelt es sich lediglich um Richtwerte. Als Grundlage dient der Grundumsatz. Die

Richtwerte gelten so für Personen mit einem BMI (Body-Mass-Index) im Normbereich mit entsprechender körperlicher Aktivität. Bei Übergewicht und geringer körperlicher Aktivität müssen entsprechende Korrekturen vorgenommen werden. Ausnahmen bilden dann lediglich Schwangerschaft, Stillzeit und Wachstum.

Energielieferanten sind die Hauptnährstoffe Protein/Eiweiß, Fett und Kohlehydrate. Dabei liefern 1 g Protein/Eiweiß und 1 g Kohlehydrate 4 kcal und 1 g Fett immerhin 9 kcal.

Auch Alkohol sollte wegen seiner hohen Energiedichte (7 kcal/g) berücksichtigt werden.

Bei Fett gilt die Qualität mehr als die Quantität. Der Verzehr gesättigter Fettsäuren sollte zugunsten der ungesättigten eingeschränkt werden. Als Richtwert gilt ein Verhältnis von 1:2. Für gesättigte Fettsäuren sind 10 % der Energiezufuhr anzustreben. Für die mehrfach ungesättigten Fettsäuren wird ein Anteil an der Energieversorgung von ca 7 % empfohlen.

Das Verhältnis von Omega-6-Fettsäuren zur Omega-3-Fettsäuren gilt bei 5:1 als ideal (zur Zeit liegt es im Durchnitt bei 20:1). Die entzündungshemmenden Eigenschaften der Omega-3-Fettsäuren machen diese zu einem wichtigen Nahrungsbestandteil für Schmerzpatienten.

Übergewichtigkeit
Überernährung bedeutet ein großes und weit verbreitetes Problem. Es belastet in erheblichem Maße den Stütz- und Halteapparat und verursacht somit Schmerzen und degenerative Veränderungen, die Beschwerden verursachen oder unterhalten.

Nebenwirkungen von Schmerzmitteln
Wirken sich indirekt durch eine Beeinflussung auf Appetit und Verdauung aus, die bei der Ernährung von Schmerzpatienten mit berücksichtigt werden müssen.

Mahlzeiten
Als ideal wird die Verteilung der Gesamtnahrungsmenge auf 5-6 kleinere Mahlzeiten, gleichmäßig über den Tag verstanden.

Dadurch ist auch eine eventuell erforderliche Gewichtskontrolle besser möglich. Dabei sollten 3 Mahlzeiten Gemüse und 2 Mahlzeiten Obst enthalten. Eine ausreichende Kaliumzufuhr ist durch

Milchprodukte zu gewährleisten, aber auch durch Mineralwasser bei einer Mindesttrinkmenge von 1,5 l pro Tag.
Bitte nicht vergessen:
Freude und Genuss am Essen und Trinken gehören zum Leben.

**Hinweise zur Ernährungstherapie
bei bestimmten Erkrankungen**

1. Arthrose
• Gewichtsreduktion:
Schon einige Kilo an Gewichtsminderung entlasten die Gelenke und mindern damit die arthrosebedingten Beschwerden.
• Antioxydantien:
Bei Arthrosebeschwerden sind die Antioxydantien zu berücksichtigen, da diese Einfluss auf den Knorpelstoffwechsel nehmen.
• Der Nutzen von hochdosiertem Vitamin C ist kritisch zu betrachten, er konnte nicht nachgewiesen werden.
• Fastentherapie wird als Einstieg in eine gesundheitsbewusste Verhaltensänderung mit evtl. Gewichtsreduzierung bei entsprechender Konstitution empfohlen.

2. Fibromyalgiesyndrom
• Vollwertkost:
Über den Einfluss auf die Eicosanoidsynthese und durch Antioxydantien können positive Effekte erzielt werden.
• Fastentherapie:
Wenn keine Kontraindikationen vorliegen ist eine Fastentherapie zur initialen Verhaltensänderung durchaus sinnvoll. Gleichzeitig führen die komplexen vegetativen, metabolischen, immunologischen und psychischen Entschlackungsvorgänge zur Verbesserung der Entspannungsfähigkeit und damit eventuell zur Schmerzlinderung. Einige Patienten beschreiben ein Wohlbefinden und ein „neues Lebensgefühl".

3. Kopfschmerzen und Migräne
• Serotoningehalt:
Ein verminderter Serotoningehalt im Gehirn führt zur geringeren Schmerztoleranz. Entsprechend führen Stoffe, z. B. Kohlenhydrate, die die Serotoninproduktion fördern, eventuell auch zur Linderung

der Kopfschmerzen.

• Nahrungsbestandteile:
Zu häufigen Auslösern von Kopfschmerzen gehören gelegentlich Schokolade, Käse oder Rotwein, seltener noch Bananen, Zitrusfrüchte und Tomaten.

• Geschmacksverstärker, vor allem Natriumglutamat, zeigen kopfschmerzinduzierende Wirkung. Beachten sollte man ihr Vorkommen in Fertiggerichten (bes. aus Asien!).

• Alkohol sollte möglichst vermieden werden.

• Omega-3-Fettsäuren können sich positiv auswirken. Ein Kopfschmerz- und Ernährungsbuch hilft eventuelle „Störenfriede" zu entdecken

4. Rheumatische Erkrankungen

• Lebensmittelunverträglichkeit gilt gelegentlich als Auslöser. Bei entzündlichen Reaktionen in den Gelenken sind Eicosanoide und Zytokinine als Entzündungsmediatoren mit verantwortlich. Der Verlauf der Erkrankung kann daher durchaus durch die Ernährungsform mit beeinflusst werden.

• Fettsäuren:
Der positive Effekt von Omega-3-Fettsäuren konnte insbesondere für Eicosapentaensäure (EPA) nachgewiesen werden. EPA hemmt kompetetiv die Umwandlung der Arachidonsäure in die entzündungsfördernden Eicosanoide. Der gleiche Effekt kann z. B. durch Fischölkapseln (1000 md/d) erreicht werden.

• Antioxydantien:
Durch optimale Versorgung mit antioxydativen Vitaminen A, E und C sowie den Spurenelementen Selen und Zink kann die Bildung von Entzündungsmediatoren gemindert werden.

• Fastentherapie zeigt eindeutige Effekte. Infolge der fehlenden Zufuhr u. a. auch von Arachidonsäure kommt es zur Reduzierung des Entzündungsgeschehens.

• Vegetarische Kost:
Da sich Arachidonsäure fast ausschließlich in Lebensmitteln tierischen Ursprungs befindet, ergibt sich durch vegetarische Ernährung eine Minderung des Entzündungsgeschehens.

IV.8.3 Homöopathie

Der Begriff Homöopathie geht auf den deutschen Arzt und medizinische Schriftsteller Samuel Hahnemann (1755-1843) zurück. (Homoios pathos = ähnliches Leiden).
Die therapeutische Intervention beruht auf dem „Simile-Prinzip" (Gleiches mit Gleichem heilen). Das bedeutet, dass dem Patienten individuelle Einzelmittel verschrieben werden, die bei Gesunden, bei voller Konzentration, die gleichen Symptome auslösen würden. Es wird immer die Gesamtheit der Symptome betrachtet und nicht nur die, die den Schmerz auslösen. Das bedeutet, es gibt kein spezifisches Schmerzmittel in der Homöopathie.
Homöopathie soll die körpereigene Selbstheilungsfähigkeit stärken. Die eingesetzten Substanzen haben sowohl mineralische, als auch pflanzliche oder tierische Ursprünge. Die stufenweise Verdünnung der für geeignet befundenen Substanz soll deren Wirksamkeit potenzieren. Die unverdünnte Substanz ist die „Urtinktur".
Die Verdünnungsstufen werden nach dem Dezimalsystem hergestellt. D1 bis D6 enthalten die Substanzen in einem Verhältnis von 1:10 bis 1:1 Mill. (sog. Potenzen oder Tiefenpotenzen).

Indikationen

Das homöopathische Behandlungsverfahren orientiert sich an der phänomenologischen Beschreibung der Erkrankung und des Erkrankten und erst sekundär an der spezifischen Indikation. In der Behandlungspraxis nehmen daher akuter und chronischer Schmerz einen großen Raum ein. Für Kopf-, Rücken-, Gelenk- und Muskelschmerz liegen entsprechende Studien vor. Dabei ist die eigentliche Wirkung noch unklar. Da es aber kaum zu Nebenwirkungen kommen kann, gilt die Behandlung auf homöopathischer Basis mehr oder weniger als Möglichkeit der Selbsthilfe und als supportive Therapieform für unterschiedliche Schmerzgeschehen.

Anwendung

Die Gesamtheit der Symptome und Befunde des Patienten werden zunächst, anhand katalogisierter Symptomverzeichnisse, Repertorium genannt, in Buchform oder im PC und den vorhandenen Arzneimitteln mit den vorgesehenen Arzneistoffen, Arzneibildern, verglichen und in optimale Übereinstimmung gebracht. Das

Arzneimittel mit der sich ergebenden größten Übereinstimmung (Ähnlichkeitsprinzip = Similia similibus curantur) wird dann verordnet. Die ausgewählte Dosierung ist je nach Erfahrung und Schule sehr unterschiedlich.

Nebenwirkungen und Kosten-Nutzen-Abwägung

Allergische Reaktionen sind je nach Konzentration durchaus möglich. Zwischenfälle wurden jedoch noch nicht beobachtet. Bei unkritischer Selbstmedikation sind toxische Reaktionen z. B. bei Atropa belladonna oder Acidum arsenicosum möglich. Für die Kosten-Nutzen-Abwägung liegen keine spezifischen Untersuchungen vor. Insgesamt sind die Kosten von dem Patienten persönlich zu tragen. Berücksichtigt werden, dürfen nicht nur die relativ geringen Kosten der Mittel, sondern auch der hohe Aufwand des Behandlers.

Kontraindikationen

Werden gesehen in Allergien gegen Arzneimittel insgesamt oder bei eingeschränkter Autoregulationsfähigkeit, wie z. B. unter Corticoidbehandlung oder Schwersterkrankungen.

Weitere Behandlungsformen

Über die klassische Homöopathie von S. Hahnemann hinaus, gibt es weitere Entwicklungen, die in der Zubereitung vom Homöopathischen Arzneibuch (HAB) abweichen.
In der Schmerztherapie werden z. B. die sog. „Schüssler-Salze" eingesetzt, das sind mineralische Arzneimittel mit fixen Kombinationen in zumeist geringer Verdünnungsstufe.

Wissenschaftliche Bewertung

Insgesamt wird die Wirksamkeit der Homöopathie weiterhin kontrovers diskutiert. In der bislang umfangreichsten Metaanalyse von über 100 vorliegenden randomisierten kontrollierten Studien, bei verschiedenen Indikationen, sind leicht signifikante Vorteile für die homöopathische Behandlung gegenüber Placebo nachgewiesen (Linde, 1997). Die Datenlage für die postoperative Schmerztherapie und bei Kopf- und Gesichtsschmerzen speziell mit Arnika ist uneinheitlich (Astrup et al., 1976).

IV 8.4 Anthroposophische Medizin

Die anthroposophische Medizin geht zurück auf Rudolf Steiner und Ita Wegmann. Sie versteht sich als Erweiterung der Schulmedizin in geisteswissenschaftlicher Hinsicht und bietet damit ein eigenständiges Denk- und Behandlungssystem, in dem chronobiologische Prozesse eine besondere Rolle spielen.

Indikationen

Studien mit eingeschränkter Methodik, die die Anwendung der Anthroposphie positiv beurteilen, liegen für die Indikationen Gesichtsschmerz, Gonarthrose und Tumorschmerz vor. Nach ihrem Selbstverständnis kann jedoch die anthroposophische Heilkunst bei allen Schmerzformen angewandt werden.

Zur Therapie

Zur Anwendung kommen Arzneimittel pflanzlichen, mineralischen oder tierischen Ursprungs sowohl als Einzelsubstanz als auch als Kombinationsmittel. Deren Herstellung folgt homöopathischen Grundsätzen. Die Anwendung geschieht nach der Konzeption des anthroposophischen Menschenbildes auf der Basis eines eigenständigen Diagnosesystems.

Nebenwirkungen und Kosten-Nutzen-Abwägung

Bei sachgerechter Anwendung sind nur geringe Nebenwirkungen zu erwarten. Allergische Reaktionen sind allerdings möglich, ebenso wie toxische Folgen bei unkritischem Gebrauch.
Eine Kosten-Nutzen-Abwägung liegt derzeit nicht vor.

Kontraindikationen

Arzneimittelbedingte Allergien gelten als Kontraindikationen. Hohes Fieber, Hyperthyreose und bestimmte immunologische Erkrankungen gelten als relative Kontraindikationen, speziell für die Misteltherapie.

Wissenschaftliche Bewertung

Einige Dokumentationen für verschiedene Schmerzleiden liegen vor (Glöckner et al., 1991). Weitere Hinweise auf eine Wirksamkeit bestehen bei Gesichtsschmerz, speziell für die Trigeminus-Neuralgie. Eine lokale Mistelinjektion zeigte in einer kontrollierten Studie schmerzlindernde Wirkung bei Gonarthrose. Erschwert wird die generelle Beurteilung eines Wirkfaktors durch die Multimodalität des Gesamtansatzes.

IV.8.5 Ausleitende Verfahren
IV.8.5.1 Das Schröpfen

Die Schröpftherapie hat eine lange Tradition. Aus China stammen Hinweise für eine Anwendung aus dem Jahre 220 v. Chr. und aus Ägypten sogar aus dem Jahr 1500 v. Chr.
Auch Hippokrates (450-377 v. Chr.) und Galen (129 -199 n. Chr.) erwähnen das Schröpfen als Behandlungsmethode.
Mit Beginn des 20. Jahrhunderts ging die Anwendung stark zurück, erlebt jedoch jetzt mit dem wachsenden Interesse an komplementären Verfahren eine Renaissance. Moderne Glasschröpfköpfe lassen heute sowohl eine Desinfektion als eine visuelle Kontrolle zu. Es wird blutiges und unblutiges Schröpfen unterschieden.

Nebenwirkungen
Es können, je nach Stärke des Schröpfens, starke Einblutungen entstehen oder sich Hämatome bilden. Vorsicht gilt besonders über Akupunkturpunkten, da dadurch die Stichtiefe zunimmt (Cave Pneumothorax). Es sind auch die Kautelen der Sterilität einzuhalten, da sonst eine Infizierung möglich ist.

Kontraindikationen
Obwohl das Schröpfen an sich ein mildes Verfahren ist, gelten unbedingte Kontraindikationen über akuten Hautschäden und Verbrennungen der Haut sowie Gerinnungsstörungen und reduzierter Allgemeinzustand.

IV.8.5.2 Epi- und transdermale Therapiesysteme

Unter *epidermaler Therapie* werden Anwendungen zur Kühlung oder Erwärmung der Haut verstanden, die *in Form von Wickel oder Umschläge* z. B. als Halswickel bei Erkältungskrankheiten oder als Wickel bei Schmerzen im Gelenk oder Muskel angewendet werden.

Transdermale Therapiesysteme, TTS

TTS werden neuerdings häufiger angewendet. Besonders bekannt ist z. B. das Nikotinpflaster zur Raucherentwöhnung oder auch das Scopolamin-Pflaster bei Beschwerden auf hoher See oder auf Flugreisen. Auch Hormone und Nitroverbindungen werden transdermal appliziert. In der Schmerztherapie werden besonders Opioide, z. B. das Fentanyl oder das Buprenorphin, über transdermale Formen appliziert. Zur Anwendung kommen aber auch lidocainhaltige Pflaster zur Behandlung von Neuralgien, besonders nach Herpes Zoster. Besondere Beachtung erfordern capsaicinhaltige Externa, wegen der Gefahr der lokalen Überwärmung und dem Auftreten brennender Schmerzen.

IV.8.5.3 Moderne Tapingverfahren

Mit der Erfindung des Leucoplast durch Paul Beiersdorf 1899 begann die Geschichte des Pflasters, besonders in der Wundversorgung.

In den 1970er Jahren entwickelte der japanische Kinesiologe und Chirotherapeut Kenzo Kase (geb. 1942) ein spezielles Tape. Dabei wird ein elastisches Tape über die Muskulatur geklebt. Die therapeutische Wirkung ergibt sich aus der stabilisierten, aber ungehinderten Bewegung des Patienten. Daraus entwickelten sich in den folgenden Jahren verschiedene moderne Tapingverfahren, z. B. das Aku-Taping oder Medical-Taping.

Indikationen

Das Indikationsspektrum umfasst in erster Linie Beschwerden des Bewegungsapparates.

Wirkmechanismen des Taping nach Kenzo Kase
- Stärkung relativ schwacher Muskulatur mit Korrektur muskulärer Dysbalance
- Verbesserung der Blut- und Lymphzirkulation
- Schmerzhemmung durch Aktivierung schmerzhemmender Mechanismen
- Reposition subluxierter Gelenke über Normalisierung der Muskelspannung

Zu beachten ist, dass die Tapes in Richtung der Fascien geklebt werden. Das fasciale System ist nach Erkenntnissen der manualen Medizin entscheidend in der Spannungsregulierung der Muskulatur. Durch Detonisierung und Schmerzhemmung wird insgesamt eine Verbesserung der Trainierbarkeit der Muskulatur erreicht.

Kontraindikationen
Absolute Kontraindikationen existieren nicht. Als relative Kontraindikationen sind Gerinnungsstörungen und Pflasterempfindlichkeiten zu beachten.

IV.9 Palliativmedizin

Sinn und Zweck der Palliativmedizin ist im Wesentlichen die Verbesserung der Lebensqualität durch Symptomkontrolle bei einer infausten Erkrankung. Da Schmerzen ein wesentliches Symptom bei palliativen Erkrankungen darstellt, hat die Schmerztherapie einen hohen Stellenwert in der Palliativmedizin. Grundsätzlich sollte, soweit möglich, eine ursächliche Therapie der Schmerzen erfolgen. Ist das nicht möglich, beginnt der palliative Charakter der Behandlung.

Generell eignen sich alle Schmerzmedikamente zum Einsatz in der Palliativmedizin. Resultieren z. B. aufgrund einer Tumorinfiltration in das Nervengewebe neuropathische Schmerzen, ist auch eine entsprechende Schmerzmedikation mit Antikonvulsiva und Antidepressiva empfehlenswert.

In Abhängigkeit vom Stadium der Erkrankung gibt es insbesondere bei Opioiden kaum Dosisbegrenzungen. Auf hohe Tagesdosen sollte mit Opioidrotation auf einen stärkeren Wirkstoff reagiert werden. Vorbehalte bzgl. einer möglichen psychischen oder physischen Abhängigkeit sind in der Palliativsituation unbegründet. Zudem relativieren sich im fortgeschrittenem Krankheitsstadium die Kontraindikationen.

Ein wesentlicher Aspekt ist die adäquate Therapie von Durchbruchsschmerzen bei Tumorerkrankungen. Dazu eignen sich hervorragend innovative schnell freisetzende Opioide in Kombination mit einer retardierten Freisetzung.

Bei Patienten mit PEG oder PEJ-Sonde können die Opioid-Kapseln teilweise eröffnet und direkt appliziert werden. Auch transdermale

Applikationsformen, wie z. B. Fentanyl-Pflaster, eignen sich hervorragend durch stabile Wirkstoffspiegel und hohen Patientenkomfort, z. B. bei Patienten mit Schluckproblemen.

Praxis-Tipp
Körperliche Entzugssymptome kurz vor Ende des Klebeintervalls des Pflasters können durch eine Clonidin-Medikation kompensiert werden (z. B. Catapresan® 0-0-75 µg; Erhöhung auf 3x75 µg möglich; Cave: Hypotonieneigung, Bradykardie).
Clonidin wirkt zudem analgetisch bei sympathisch unterhaltenen neuropathischen Schmerzen.

Morphium
Morphium hat auch heutzutage noch einen hohen Stellenwert in der palliativen Versorgung. Einerseits ist das Präparat in vielen Darreichungsformen erhältlich und im Vergleich zu zahlreichen Innovationen auch kostengünstiger.
Von Vorteil ist der oftmals anxiolytische Effekt. Als einfacher Applikationsweg ist neben der oralen, z. B. die kontinuierliche subcutane Gabe mit einer Spritzenpumpe bekannt. Diese Variante hat sich auch in der Häuslichkeit im Rahmen der SAPV als einfach zu realisierende Variante erwiesen. Dabei sollte die Flussrate auf etwa 5 ml/h begrenzt werden. Im Vergleich zur oralen Dosierung ist das Verhätnis 2:1 (oral : sc.). Auch intravenöse Morphin-Gaben über ein Portsystem sind üblich, wobei auch dort wieder eine Dosisanpassung notwendig ist (3:1) (oral : i.v.).
Spezielle Verfahren, in Abhängigkeit vom Grundleiden sind auch die periduale oder intrathekale Applikation. Vorteilhaft ist die mögliche Kombination von Opioiden mit Clonidin. Eine sehr gute Schmerzreduktion ist auch durch die Gabe von Lokalanästhetika möglich.
Für alle Opioide gilt die unbedingte Therapie von Nebenwirkungen wie Obstipation oder Übelkeit und Erbrechen, da dies die Lebensqualität erheblich einschränken kann.Bei adäquater Therapie und regelmäßiger Dosisanpassung ist auch nicht mit einer Beschleunigung des Sterbevorganges zu rechnen. Viele Mediziner dosieren Opiode aus Angst vor einer etwaigen aktiven Sterbehilfe zu niedrig. Auch die befürchtete palliative Sedierung ist bei adäquater Medikation und Optimierung der Komedikation unwahrscheinlich.

Im Folgenden sollen einige Darreichungsformen zusammengefasst werden:

Fentanyl Lutscher
Actiq® (200/ 400/600/800/1200/1600 µg)
Dosierung: in Abhängigkeit von Opioid-Vormedikation und Anzahl der Schmerzattacken pro Tag titrieren; sollten mehr als 4-6 Lutscher am Tag nötig sein, sollte das retardierte Opioid in der Dosis erhöht werden, reduziert sich die Schmerzstärke bei einer Attacke nur geringfügig, muss die Dosis erhöht werden.
Besonderheit: langfristiger Einsatz nicht empfehlenswert, da hohes Abhängigkeitspotenzial,
Lutscher dürfen allerdings nicht „gelutscht" werden, sondern werden an der Schleimhaut gerieben, Anwendung auch durch Angehörige möglich, Wirkung nach wenigen Minuten.

Fentanyl-Buccaltablette
z. B. Effentora® (100 / 200 / 400 / 600 / 800 µg)
Anwendung: nur bei kontinuierlicher Opioiddauertherapie (Anhaltspunkte: mindestens 25 µg Fentanyl pro Stunde oder 30 mg Oxycodon pro Tag oder 8 mg Hydromorphon pro Tag).
Besonderheit: Tablette soll nicht gelutscht, gekaut oder geschluckt werden, Belassen der Tablette in Wangenschleimhaut, Wirkung nach wenigen Minuten.

Fentanyl Nasenspray
z. B. Instanyl® (50, 100, 200 µg)
Dosierung: unter der Voraussetzung einer bestehenden Opioid-Basistherapie, Beginn mit der niedrigsten Dosis, bei nicht ausreichender Durchbruchsschmerz-Attacke: Erhöhung der Dosierung; bei zu häufig notwendiger Anwendung: Erhöhung der Basis-Opioidtherapie.
Nasenspray: Anwendung falls orale Anwendung nicht möglich oder nicht toleriert wird, Anwendung auch durch Angehörige möglich, Wirkung nach ca. 5 Minuten.

Kortikosterioide
In der Palliativmedizin haben Kortikoide einen hohen Stellenwert. Aufgrund der abschwellenden und antientzündlichen Wirkung kön-

nen gerade bei tumorbedingten Kompressionen nervaler Strukturen rasche und deutliche Beschwerdelinderungen erzielt werden. Zudem können gleichzeitig stimmungsaufhellende und antiemetische Effekte erwartet werden. Aufgrund der antiödematösen Wirkung werden oftmals bei Patienten mit zerebralen Raumforderungen temporäre Vigilanzverbesserungen und rückläufige zentralnervöse Symptome erzielt. Bei langfristiger Anwendung muss allerdings mit Nebenwirkungen wie gastrointestinalen Symptomen, aber auch Blutzuckerentgleisungen, psychischen Symptomen, Soor, Osteoporose und Cushingsyndrom gerechnet werden. Zum Schutz der Magenschleimhaut ist eine Protonenpumpenhemmer-Gabe notwendig.

z. B. Fortecortin®
Dosierung: initial 8 bis im Höchstfall 32 mg
Dosisreduktion nach 4-6 Tagen mit Langzeitdosierung von 2-4 mg
Besonderheit: lange Wirkdauer, keine natriumretinierenden Nebenwirkungen.

Spasmolytika
Zahlreiche Tumorerkrankungen sind verbunden mit kolikartigen Schmerzen. Als geeignete Akuttherapeutika stehen sowohl Butylscopolamin (Buscopan®) aber auch Metamizol (z. B. Novalgin®) zur Verfügung.
Bei Langzeitanwendung des Anticholinergikums Butylscopolamin muss mit Tachykardien, Mundtrockenheit und Blasenentleerungsstörungen gerechnet werden.

Ein Fallbericht:
Bei einer 78-jährigen Patientin mit Ovarialkarzinom besteht eine zunehmende inoperable Ileusymptomatik bei Peritonealkarzinose. Eine analgetische Abschirmung konnte mit einer Tagesdosis von 60 mg Targin® erzielt werden. Die zusätzliche antiobstipative Wirkung des Kombinationspräparates führte gezielt zum Einsatz von Targin®. Die attackenartig auftretenden kolikartigen Schmerzen wurden erfolgreich durch 120 mg Buscopan®i. v. sowie 5 g Novalgin® (5 g auf 50 ml NaCl; 2,1 ml/h) therapiert.

IV.10 Multimodale interdisziplinäre Schmerztherapie

Eine Beschreibung der schmerztherapeutischen Versorgung für Deutschland insgesamt ist mit derzeitigem Kenntnisstand (nach Abfrage der KVen) im vollen Umfang nicht möglich. Obwohl es bindende Vorgaben für die Ausbildung zur Führung der Zusatzbezeichnung „Spezielle Schmerztherapie" gibt, fehlen bundesweit einheitliche Konzepte in der Versorgung. Das betrifft in erster Linie den ambulanten Bereich, siehe auch dazu Kapitel III.1 „Der Schmerzkranke in der Allgemeimedizin", für den es seit dem 1.4.2005 die „Qualitätssicherheitsvereinbarung für schmerzkranke Patienten" gibt.

Für den teilstationären und stationären Versorgungssektor werden hinsichtlich integrativer Teamstrukturen klare Vorgaben über Prozedurenziffern zur multimodalen Schmerztherapie gemacht. Diese enthalten sowohl Vorgaben zur Struktur als auch zur Prozessqualität. Insbesondere die OPS-Ziffern 8-91 xx „Teilstationäre Multimodale Schmerztherapie" sind differenziert ausformuliert. Diese Festlegungen ermöglichen es, hochintensive konservative Schmerztherapie, entsprechend der Definition der Deutschen Gesellschaft zum Studium von Schmerz (DGSS) zu erbringen.

Definition

*Als **multimodale interdisziplinäre Schmerztherapie** wird die gleichzeitige, inhaltlich, zeitlich und in der Vorgehensweise aufeinander abgestimmte umfassende Behandlung von Patienten mit chronifizierten Schmerzsyndromen bezeichnet, in die, verschiedene somatische, körperlich übende und psychotherapeutisch übende Verfahren nach vorgegebenem Behandlungsplan mit identischen, unter den Therapeuten abgesprochenem Therapieziel eingebunden sind.*

Die Behandlung wird von einem Therapeutenteam mit einem Schmerztherapeuten und mehreren Ärzten unterschiedlicher Fachrichtungen (Orthopäden, Neurologen, Neurochirurgen, Internisten, Allgemeinmediziner, Psychologen, Psychotherapeuten) und anderen Mitarbeitern im Team (Physiotherapeuten, Ergotherapeuten, Sporttherapeuten und Sozialarbeitern) in Kleingruppen bis zu 8 Patienten erbracht. Unter ärztlicher Leitung stehen die beteiligten Therapieformen und -disziplinen gleich berechtigt nebeneinander.

Obligat ist eine gemeinsame Beurteilung des Behandlungsverlaufes innerhalb regelmäßiger vorgeplanter Teambesprechungen unter Einbindung aller Therapeuten (nach Arnold, 2009).

Die Eingliederung teilstationärer Schmerztherapieabteilungen wird immer noch in den einzelnen Bundesländern sehr unterschiedlich gehandhabt und ist durchaus nicht flächendeckend gewährleistet, obwohl teilweise die Aufnahme in den Krankenhausbedarfplan gesetzlich möglich gemacht wurde.

Gerade die teilstationären Therapieprogramme haben den Nachweis hoher und langanhaltender Therapieeffizienz führen können. Das gilt neben subjektiven Parametern vor allem für Schmerzintensität, schmerzbedingte Behinderung und für die Lebensqualität.

Außerdem konnte trotz zeit- und personalintensiver Vorgaben eine günstige Kosteneffizienz nachgewiesen werden. Das müsste Grund genug für die Kostenträger sein, diese moderne Form der umfassenden Schmerzbehandlung umsichtiger zu fördern.

Weniger geschlossen und effektiv stellt sich derzeit noch die multimodale Schmerztherapie im vollstationären Sektor dar. Leider wird auch nur eine siebentägige Behandlung mit niedriger Behandlungsintensität zugrunde gelegt, was den geforderten Bedingungen nicht gerecht werden kann (besonders nicht bei Tumorschmerzpatienten). 2008 haben laut Statistik lediglich 441 Kliniken die Leistungen nachgewiesen, berücksichtigt man die teilweise geringen Fallzahlen, verblieben zu diesem Zeitpunkt nur ca. 200 Kliniken, die den OPS-Ziffern gerecht wurden.

Hier sind noch deutliche Entwicklungen notwendig, um die modernen Forderungen nach optimaler Schmerztherapie zu erfüllen.

Auch in weiten Teilen der Rehabilitation wurden die Entwicklungen nicht den Erfordernissen gerecht. Der weitaus größte Teil der Schmerzpatienten wird früher oder später, im Verlauf der Erkrankung im Rahmen der Rehabilitation, behandelt. Daher ist es verwunderlich, dass gerade hier so wenig auf die modernen Erkenntnisse der Schmerztherapie reagiert wird. Besonders in den Bereichen der Rehabilitation bestehen außerordentlich viele Möglichkeiten auf die vielschichtigen Probleme der Schmerzpatienten einzugehen, mit dem Ziel, eine Wiedereingliederung in das Privat- und Berufsleben zu erreichen. Greitemann forderte deshalb 2012 auf dem 21. Rehawissenschaftlichen Kolloquium 2012, statt der noch teilweise rein passiven orthopädischen Strategien, die Übernahme multimodaler interdisziplinärer Behandlungsformen unter Einbeziehung psychosozialer Faktoren, einschließlich der Berücksichtigung von Arbeitsplatzproblemen.

Sein integriertes orthopädisch-psychosomatisches Konzept (IopKo) konnte „mittlere bis starke Effekte" auf Schmerz, Funktion und Minderung der Krankheitstage nachweisen.

Folgende Erfolgsfaktoren konnten ermittelt werden:
• multimodales interdisziplinär zusammenarbeitendes Team
• hohe Intensität und Umfang der Interventionen
• Orientierung an individueller funktioneller Problemlage
• Bewegungstherapie zum Abbau von Bewegungsangst
• berufsbezogenes Training
• kognitiv-behaviorale und edukative Inhalte zur Rekonditionierung
• Stressmanagement

In den schon etablierten Behandlungsteams wird hervorragende Arbeit geleistet! Hier sind die Bedingungen, die idealerweise bei der multimodalen interdisziplinären Schmerztherapie erwartet werden, absolut erfüllt.

Die Wirksamkeit dieser Vorgehensweise wird u. a. in einer Metaanalyse von Devine und Westlake (1995) auf der Basis von 116 Studien belegt. Sie weisen u. a. nach, dass auch psychosoziale Interventionen zu einer signifikanten Reduktion von Schmerz, Ängstlichkeit, depressiver Stimmung und zur Verbesserung der Lebensqualität führen. Ein wesentlicher Aspekt der Gesamtwirkung liegt besonders in der Verbesserung der Selbstständigkeit und der Bewältigungsstrategien. Die Patienten haben wieder mehr das Gefühl, nicht allein gelassen zu werden. Meerwein (1998) weist u. a. darauf hin, dass die ganz persönliche Begleitung der Patienten, auf allen Ebenen des Lebens, von einer einzelnen Person, wie dem Hausarzt, nicht mehr zu leisten ist. Das Team bedeutet eine geballte Konzentration von Kompetenz. Es bietet auch den einzelnen Mitarbeitern (besonders wichtig z. B. bei Patienten mit Tumorschmerzen) mittels Supervision oder in der Balintarbeit persönlichen Schutz. Diesen allseitigen Schutz u. a. auch vor nicht mehr zu tragender Betroffenheit, verdienen selbstverständlich alle Mitarbeiter, d. h. auch das Pflegepersonal und die Physiotherapeuten.

Interdisziplinäre Konsequenzen
Die in den verschiedenen Kapiteln dargelegten Ursachen für die Schmerzentstehung, die Schmerzchronifizierung und deren unterschiedlichen Verläufe, aber auch die verschiedenen Schmerzarten und psychosozialen Einflüsse, lassen die Komplexität der Schmerztherapie durchaus erahnen. Eine der Grundvoraussetzungen in der Therapie chronischer Schmerzen ist daher die Multimodalität.
Diese interdisziplinäre Diagnostik- und Therapiestruktur lässt sich aus logistischen Gründen optimal, besonders in der multimodalen stationären oder teilstationären Schmerztherapie realisieren. Hier sind demzufolge zahlreiche Fachgebiete beteiligt.
Dazu gehören selbstverständlich, neben dem Schmerztherapeuten, im Idealfall folgende Fachgebiete:
Orthopäden, Neurologen, Neurochirurgen, Chirurgen, Internisten, Allgemeinmediziner, Psychologen, Psychiater, Physiotherapeuten, Ergotherapeuten, Sporttherapeuten und Sozialarbeiter.
Grundsätzlich werden mit allen Beteiligten regelmäßig strukturierte Team-Gespräche durchgeführt und Therapieziel sowie Therapieverlauf analysiert. Bereits im Aufnahmeprozedere werden durch die verschiedenen Beteiligten alle spezifischen Informationen zusammengetragen, interdisziplinär ausgewertet und diskutiert. Als allgemeines Behandlungsziel wird die Wiederherstellung der objektiven und subjektiven Funktionsfähigkeit mit Steigerung der Kontrollfähigkeit und des Kompetenzgefühls der Betroffenen genannt.
„Die Vorgehensweise ist ressourcenorientiert" (Arnold, 2009).
Im Abschlussgespräch werden alle relevanten Fakten mit dem Patienten analysiert und erwünschtes und erreichtes Therapieziel miteinander verglichen.
Chronischer Schmerz führt zu Vermeidung und Rückzug. Beide Aspekte beeinflussen sich wechselseitig. Bei vielen Schmerzpatienten resultiert im Laufe der *„Krankheitskarriere"* einerseits eine zunehmende schmerzbedingte Vermeidenshaltung.
Andererseits nimmt auch die in unserer Gesellschaft ohnehin ausgeprägte Passivität zu und führt damit zu Gewichtzunahme, Muskelatrophie und im weiteren Verlauf dadurch zu weiteren Schmerzen.
Unabdingbare Voraussetzungen als Bestandteil des multimodalen Therapieansatzes sind somit begleitende physiotherapeutische, ergotherapeutische und sportmedizinische Maßnahmen unter schmerzmedizinischer Abschirmung.

In Abhängigkeit von der Schmerzerkrankung und ggf. dem vorliegenden Verletzungsmuster werden die Patienten durch diese Maßnahmen individuell aktiviert. Gruppentherapien fördern darüber hinaus das Verständnis und die Akzeptanz des eigenen Krankheitsbildes, da direkte Vergleiche untereinander mit den Mitpatienten möglich sind.

Ein wichtiges Ziel ist es, durch eine im Verlauf der multimodalen Schmerztherapie erzielten Schmerzreduktion, eine an den Patienten adaptierte Trainingssituation zu finden. Neben Aktivierung, Muskelaufbau etc. gehören dazu aber z. B. auch das Prothesentraining bei Amputierten einschließlich Gangschule, aber auch im Rahmen der ergotherapeutischen Maßnahmen, die Verbesserung der Koordination von feinmotorischen Bewegungsabläufen. Hilfreich ist auch die Teilnahme eines Sozialarbeiters. Ein großer Teil der Patienten leidet neben der Schmerzerkrankung unter sozialen Problemen, wie z. B. Verlust des Arbeitsplatzes. Dazu kommen Schwierigkeiten durch Beantragung oder Ablehnung von Rente, finanzielle Sorgen, Hartz IV usw. Damit sind viele Patienten vollkommen überfordert und benötigen Anleitung und Hilfe zur Bewältigung zahlreicher bürokratischer Hürden. Die durch diesen Druck bestehenden psychischen Belastungen führen oftmals zu einer Verschlechterung der körperlichen und psychischen Symptome. Eine Unterstützung diesbezüglich kann zu einer Verbesserung der Gesamtsituation führen.

Bei Bewilligung einer EU-Rente sind oftmals, wie vom Patienten zunächst erhofft, nicht alle Probleme gelöst. Denn der soziale Rückzug durch Verlust des Arbeitsplatzes führt u. U. zu einer Isolierung. Durch Integration der Patienten, z. B. in gemeinnützige Tätigkeiten, kann gelegentlich Abhilfe geschaffen werden.

In Abhängigkeit vom Befund und bei einer entsprechenden Infrastruktur können einige Patienten auch Angebote der tagesstationären Therapie nutzen und hier von der multimodalen interdisziplinären Schmerztherapie sehr gut profitieren.

IV.11 Gastbeitrag von Prof. Günter Baust

Ärztliches Handeln und Entscheiden im Spannungsfeld von Ethik, Recht, Wirtschaft und Politik

Ärztliche Ethik ist die Wissenschaft von den moralischen Werten und dem Verhalten des Arztes in seinem Handeln und Entscheiden. Vereinfacht interpretiert entscheidet die Ethik über „richtig und falsch", die Moral über „gut und böse". Den rechtlichen Schutz garantieren das Grundgesetz und unsere staatliche Rechtsordnung. Sie schützen den Patienten und den Arzt vor möglichen Gefahren. In der modernen Medizin sind unsere traditionellen berufsständigen Codices, der über zweieinhalb Jahrtausend alte Hippokratische Eid bis hin zu dem aus unserer Zeit stammenden Genfer Ärztegelöbnis, oft überfordert. Die in ihrer Vielfalt möglich gewordenen, wirksamen Behandlungsmöglichkeiten erschweren dann eine optimale ethische Entscheidungsfindung, ohne die Normen der Humanität zu verletzen. Doch die ärztliche Ethik unserer Zeit darf auch nicht zu einer Sammlung von Vorschriften und Verboten mutieren. Ständig notwendig gewordene Ergänzungen in unserer Berufsordnung, neue staatliche Richtlinien und Empfehlungen sowie die Schaffung von Ethikkommissionen zeugen davon. Die zunehmende Verrechtlichung der gesellschaftlichen Verhältnisse und Strukturen hat auch die Medizin einbezogen und erschwert die Entscheidungsfindung für die Behandlung sowie Fürsorge der Patienten.

Doch jeder Patient hat das uneingeschränkte Recht auf eine adäquate medizinische Behandlung und Versorgung. Erschwerend für die Realisierung dieses Rechts, haben sich die, im Rahmen der staatlich verordneten Sparpolitik belastenden und aufwendigen Kosten-Nutzen-Rechnungen ausgewirkt, da sie den Arzt in seinem freien Beruf und seiner individuellen Patientenbehandlung einschränken. Generell gilt die Solidarität mit den kranken und schwachen Menschen schon immer als Gradmesser für die Menschlichkeit einer Gesellschaft. Ihr Leben lässt sich weder wirtschaftlich noch im Vergleich gegen andere Güter aufrechnen. In diesem Zusammenhang kann das Recht auf Gesundheit mit dem Recht auf freie Selbstbestimmung in Konflikt geraten. Damit besteht die Gefahr, dass die Medizin in ihrer Vielfalt, durch die Übermacht tradierter Gesetze und staatlicher Vorschriften immer mehr belastet und von ihren ursprünglichen Aufgaben verdrängt wird. Die Erfahrung lehrt, dass der ethische Maßstab für ärztliches Handeln und Entscheiden stets anspruchsvoller und sensibler ist, als der rechtliche. Er sollte deshalb für den Arzt, mit seiner Kompetenz, bei der Entscheidungsfindung für eine individuelle Behandlung des Patienten, stets dominierend sein.

Grundrechte gelten für gesunde und kranke Menschen gleichermaßen. Doch da sich der kranke Mensch für die Erhaltung dieser Rechtssicherheit weniger einzusetzen vermag, besteht die Gefahr für ihn, zum Objekt fremden Handelns zu werden. Ein Patient leidet nicht nur an seiner Krankheit, an seinen Schmerzen und den damit unterschiedlichen Belastungen seiner Psyche. Viele leiden zusätzlich an begleitenden sozialbedingten Erschwernissen, an einer spürbaren Anonymität des Gesundheitswesens und seiner Institutionen. Insbesondere die rasante Technisierung der Medizin scheint die so wichtige Arzt-Patientenbeziehung in ihrer Qualität und Quantität unterschiedlich zu verdrängen. Die Patienten fühlen sich häufiger einer Diagnostik und Therapie ausgesetzt, über die sie nur kurz informiert worden sind, deren Zusammenhänge sie nicht verstanden haben und auf die sie keinerlei Einfluss haben. Konkret, das eigentliche Ziel, dass Patient und Arzt von einer im gegenseitigen Vertrauen getragenen Partnerschaft im Heilungsprozess fungieren sollten, weist unterschiedliche Mängel auf, die den Patienten verunsichern. In den letzten Jahrzehnten ist eine Verobjektivierung des Patienten und eine unangemessene staatliche Reglementierung der Wahl von Behandlungsmethoden eingetreten. Es ist die staatlich vorgegebene Normung der Kosten pro Patient, die zu einer qualitätsmindernden Einschränkung der Therapiefreiheit vieler Ärzte geführt hat. Sie wird von den Patienten mit Unverständnis registriert, da sie bewährte ärztlich-ethische Entscheidungsfindungen verdrängt. Nicht die für die Krankheit und für die Individualität des Erkrankten bestmögliche Therapie ist vorgesehen, sondern die nach staatlichen Vorgaben, Budgetierungen, Rationalisierungen bis hin zu Rationierungen vorgeschriebenen schematischen Richtlinien gelten als verbindlich für den Behandlungsprozess. Überschreitet ein Arzt diese festgelegten Maßnahmen, wird dies mit Regressdrohungen geahndet. Hinzu kommt eine schleichende Kommerzialisierung des Gesundheitswesens.

Die großen Kliniken, einschließlich einiger Universitätskliniken, werden von Krankenhaus-Konzernen geleitet und verlieren ihren bewährten Status einer traditionellen Gesundheitseinrichtung, in der die Behandlung, Fürsorge, Betreuung und Geborgenheit des Patienten bestimmend sind.

Nunmehr dominieren wirtschaftliche Interessen.

Die neuen Strukturen mit ihren profitorientierten Zielstellungen sowie einem angepassten, meist reduzierten Personalbestand nach dem gewinnorientierten Profil eines ertragreichen, technischen Produktionsbetriebs, wirken sich belastend auf die Fürsorge der Patienten und das Betriebsklima einer medizinischen Einrichtung aus. Dieser anhaltende Trend löst tagtäglich Konfliktsituationen in der Versorgung der Patienten aus. Sie sind die Folge, weil bewährte ethische Prinzipien der Medizin durch ökonomische Gesetzmäßigkeiten verdrängt werden. Der Patient wird zum Kunden und der Arzt zum Unternehmer, zum Leistungserbringer des medizinischen Konzerns. Zu einem gefährlichen Übel kann die weitere Kommerzialisierung in der Medizin führen, wenn die Ökonomie auch noch die Berufung zu unserem traditionellen Arztsein endgültig zum bloßen Beruf degradieren sollte (H. J. Hofmann, 2012). Das ist eine durchaus berechtigte Warnung, die wir ernst nehmen müssen.

Diese neue Konstellation, die sich gegen bewährte ethische Prinzipien der Medizin richtet, bedroht nicht nur das Subjektsein des Patienten, sondern schränkt auch das des Arztes, seinen freien Beruf ein, wenn er sich derart medizinisch - ethisch fremden Denkens und Handelns unterwerfen muss (U. Fiebig, 1985).

Doch im Sinne des ärztlichen Ethos und unserer Berufsordnung dürfen weder der Patient noch der Arzt von irgendeiner Form der Fremdbestimmung beeinflusst werden. Das gilt in Besonderem für einschränkende politische und ökonomische Maßnahmen, die staatlicherseits oder von den Gesetzlichen Krankenkassen gefordert werden. Sie behindern die Ärzte in der Ausübung ihres freien Berufs und schmälern damit die Qualität der individuellen Behandlung unserer Patienten. Besonders gravierend hat sich der, mit angeblicher Rationalität begründete, auf ein Minimum reduzierte, Zeitfond auf die so wichtige Arzt-Patientenbeziehung, besonders auf das ärztliche Gespräch und die körperliche Untersuchung des Patienten ausgewirkt. Damit verliert unser Beruf zunehmend eine wichtige ethische und menschliche Eigenschaft, die vertrauensfördernde

Arzt-Patientenbeziehung. Gesundheit kann weder gefordert oder angeordnet, noch durch einen verordneten Gehorsam oder durch Disziplinierung unserer Patienten gefördert werden. Dafür bedarf es Vertrauen und einer geduldigen, gegenseitigen, aufklärenden Verständigung. Praktiken aus der Politik, in denen mangelnde Kompetenz und Kommunikation die notwendig Transparenz für das Gemeinsame an der eigentlichen politischen Zielstellung verschleierten, haben zu der bekannten Politikverdrossenheit vieler Menschen geführt. Dies wäre für unseren freien Beruf und damit für unsere Patienten eine gefährliche Entwicklung. Wir Ärzte sollten und dürfen unsere Identität auf der Grundlage wichtiger traditioneller und bewährter ethischer Positionen nicht weiter preisgeben. Das sind wir unseren Patienten und nicht zuletzt unserem Gewissen schuldig. Dieser Herausforderung müssen wir uns immer wieder offensiv mit fachlicher Kompetenz der Gesellschaft stellen und unsere bewährte Tradition verteidigen. Die im Gesundheitswesen gebotene Sparsamkeit, zu der wir uns im Denken, Entscheiden und Handeln stets bekennen und sie auch praktizieren, war und ist die Basis unseres bewährten solidarischen Prinzips in der Gesellschaft. Dazu gehört die Pflicht, dass jedes Mitglied der Solidargemeinschaft selbst alles Machbare einsetzt, um seine eigene Gesundheit zu erhalten. Als ein wichtiger ethischer Aspekt gehört zu dem Selbstbestimmungsrecht des Patienten, auch die oft verdrängte Selbstbestimmungspflicht. Das heißt u. a., dass der Patient die Verordnungen und die von seinem Arzt empfohlenen Verhaltensweisen *freiwillig* befolgt, sie nicht als Zwang betrachtet oder gar ignoriert, sondern als kompetente Hilfe zur Selbsthilfe verwirklicht.

Erschwerend wirkt sich weiterhin aus, dass in den letzten Jahrzehnten ein überzogenes Anspruchsdenken im Zusammenhang mit medizinischen Leistungen, ja Forderungen, bei vielen Menschen eingetreten ist. Gleichzeitig wird die Vermeidung bekannter Risikofaktoren wie Überernährung, Nikotin- und Alkoholabusus, Bewegungsmangel u. a., die jeder Mensch selbst beeinflussen kann, von vielen Menschen mit einer naiven Gleichgültigkeit ignoriert. Die damit vorprogrammierten, gefährlichen krankmachenden Folgen für die Betroffenen, richten sich letztlich gegen ihre Lebensqualität sowie das Prinzip der Solidargemeinschaft und belasten uns alle. Hinzu kommen schädliche Umwelteinflüsse, gesundheitsgefährdende Arbeitsbedingungen und soziale Probleme, die sich bisher, trotz der Bemühungen verantwortlicher Politiker, als ein resistentes, gesellschaftliches Problem unserer Zeit zu behaupten scheinen. Das löst Unsicherheit und Ängste bei vielen Menschen aus und belastet jeden Krankheitsprozess zusätzlich. Alles in allem eine Herausforderung an den Staat, die aber nur in enger Kooperation mit der Ärzteschaft einer praktikablen Lösung zugeführt werden kann.

Gesundheit kann generell, selbst als „ökonomische Ware", nicht beliebig vermehrt werden. Besinnung und Verständnis für die Notwendigkeit und Achtung bestimmter Gesetzmäßigkeiten des Lebens und der Natur wären in unserem globalen Denken und Handeln verlässliche Empfehlungen, um mit der Vernunft der Menschen wieder zur Normalität zurück zu finden.

Welchen Beitrag können oder besser, müssen wir leisten, wenn wir einen weiteren Verlust traditioneller ethischer Grundsätze in der Medizin unserer Zeit vermeiden wollen?
Eine von Vertrauen getragene, offene Arzt-Patientenbeziehung, muss weiter die unverzichtbare Grundlage unseres ärztlich-ethischen Handelns und Entscheidens bilden. Das so wichtige und vertrauenschaffende ärztliche Gespräch mit dem Patienten, sollte in bewährter Weise, ohne Zeitdruck, auf gleicher Augenhöhe und mit verständlichen Worten weiter bestimmend sein. Der Patient muss über die Ursachen seiner Erkrankung so viel erfahren, dass er sich aktiv an dem Heilungsprozess beteiligen kann. Das Selbstbestimmungsrecht setzt Kommunikation und Information voraus und dies wiederum die Pflicht des Arztes zu einer klaren Verständigung bei ausreichendem Zeitaufwand. Gerade in der Schmerztherapie, besonders bei chronischen Schmerzpatienten, werden diagnostische Begriffe bevorzugt von bildgebenden Verfahren abgeleitet und dem Patienten vermittelt. Das ist nicht immer angemessen und kann für den Patienten als eine weitere belastende Diagnose verstanden werden, die er auf seine Weise interpretiert und nunmehr seinen chronischen Schmerz als „unheilbar" bestätigt findet.
Altersbedingte strukturelle Veränderungen werden somit als unheilbare Krankheiten gewertet, die dann der Betroffene lebenslänglich als ursächlichen Schmerzauslöser seinen Ärzten vortragen wird und bestätigt haben will. Dazu gehören Begriffe wie Degeneration der Wirbelsäule, Instabilität, Arthrose, Bandscheibeneinriss oder -pro-

laps, völlige Versteifung der Wirbelsäule u. a., die der Patient extrem negativ wertet. Im Trend unserer computergestützten Kommunikation lassen sich Patienten diese medizinischen Begriffe mit Hilfe der modernen Medien zusätzlich im Internet erklären und gestalten damit ihre eigene, „gegoogelte" Diagnostik, Therapie und Prognose. Die Erfahrung lehrt, alle negativ besetzten medizinischen Begriffe, die für den Patienten nur wenig Relevanz haben, sollten besser vermieden werden. Sie motivieren den Patienten geradezu zu einer therapieresistenten Vorstufe des chronischen Schmerzes, die bekannt als „Schmerzkarriere", dann lebenslänglich verteidigt wird. Jede strukturelle oder funktionelle Veränderung, auch in dem muskuloskelettalen Bereich der Wirbelsäule, lässt sich zweifellos auch weniger dramatisch interpretieren und durchaus auf eine wirksame Therapie ansprechende Beurteilung formulieren. Das fordert stets eine kompetente körperliche Untersuchung des Schmerzpatienten. Sie wird leider zunehmend, aus verschiedenen Gründen, durch bildgebende Verfahren großzügig verdrängt oder gar ersetzt. Statt übertriebener Bildgläubigkeit, die nicht immer indiziert ist, hat sich das Fahnden nach funktionellen und strukturellen Ursachen in jeder Hinsicht als die primär bessere Strategie bewährt.

Der muskuloskelettale Bereich ist bei den meisten Patienten in unterschiedlicher Lokalisation beteiligt. Das Ziel: der Patient soll aktiv, unter weitgehender Linderung seiner Schmerzsymptomatik durch die verordnete Therapie, seine Schonhaltung korrigieren können, um die dadurch entstandene und den Schmerz mit begründende muskuläre Dysfunktion wieder aktiv regenerieren zu können. Mit dieser bewährten Strategie, die den Patienten aktiv an der Überwindung seiner Schmerzen beteiligt, befindet sich die Schmerztherapie in einem erfolgreichen Entwicklungstrend. Dieser Wandel in der Therapie muss natürlich überzeugend den Patienten erklärt werden. Die Wissenschaft hat sich weiter entwickelt und neue, erfolgreiche Strategien für die Behandlung des Schmerzes wirksam werden lassen. Nur so können wir dem frustrierten Patienten z. B. den extremen Wandel, von der lange Zeit verordneten Ruhigstellung zur aktiven Bewegungstherapie, glaubhaft verständlich machen. Schließlich ist die noch existierende aber unärztliche Aussage dem Patienten gegenüber: „Gegen diese Schmerzen können wir nun nichts mehr machen, damit müssen sie leben," ärztlich-ethisch unvertretbar. Sie ist falsch und reflektiert vielmehr Ausdruck mangelnden Wissens und Unkenntnis des so argumentierenden Arztes, über die vielfältigen, bewährten Möglichkeiten der Schmerztherapie unserer Zeit. Jeder Schmerz lässt sich lindern. Diesbezüglich sollten Ärzte ihre eigenen Grenzen in der Schmerztherapie kennen, dies auch gegenüber dem Patienten kundtun, ihm nicht die letzte Hoffnung nehmen und mit seinem Schicksal allein lassen.

Der Entschluss und die Bereitschaft für eine Konsultation oder Überweisung an einen Schmerztherapeuten wäre die bessere und richtige Entscheidungsfindung.

Zum Rechtsschutz des Patienten und des Arztes

Jede Schmerztherapie stellt einen ärztlichen Heileingriff dar und erfordert, nach entsprechender Aufklärung, die Einwilligung des Patienten. Ohne die Zustimmung des Patienten stellt sie, nach Deutschem Recht, eine Körperverletzung dar.

Für die Aufklärung hat sich der Grundsatz bewährt: „Beantworte verständlich die gestellten Fragen des Patienten, dränge keine Antworten auf und vermittle ihm stets eine angemessene Hoffnung für die vorgeschlagene Therapie."

Die bisherige, vertraute paternalistische Einstellung vieler Ärzte hat durch das Gesetz zur Patientenverfügung eine klare Absage erfahren. Der Patient kann somit sein Selbstbestimmungsrecht besser verwirklichen.

Wer einem leidenden Patienten eine wirksame Schmerztherapie vorenthält, begeht eine vorsätzliche oder fahrlässige Körperverletzung durch Unterlassung. Ein Arzt kann wegen unterlassener Hilfeleistung bestraft werden, wenn sich nachweisen lässt, dass die unterlassene Hilfe tatsächlich den eingetretenen Schaden verursacht hat.

Wenn z. B. ein Arzt es unterlässt, starke Schmerzen zu lindern, kann er sich formal rechtlich nach § 323c, StGb. wegen: „Unterlassener Hilfeleistung" strafbar machen. Auch weitere Paragrafen, „Wegen fahrlässiger Körperverletzung durch Unterlassen", könnten wirksam werden. Laut Medica Juristica, Nov. 1996 in Düsseldorf, wurde festgelegt: „Wenn ein Arzt ein erforderliches Medikament dem Patienten verweigert, also nicht verordnet, so erfüllt er den Tatbestand der Körperverletzung."

Auch ein Plädoyer des 3. Strafsenats des BGH, K. Küzer lautete: „Wer einen chronisch Schmerzkranken behandelt, ohne in der Lage

zu sein, die nach dem Stand wissenschaftlicher Erfahrung mögliche Schmerzlinderung zu erzielen, begeht einen Kunstfehler und macht sich wegen Verletzung des Arztvertrags schadenersatzpflichtig. Das Unterlassen, einer dem heutigen Standard entsprechenden Schmerztherapie, kann auch den zivilrechtlichen Tatbestand der unerlaubten Handlung erfüllen, mit der Folge, dass Schmerzensgeldansprüche entstehen."
(K. Kutzer, Recht auf Schmerztherapie und ökonomische Zwänge, Nova, Mag. d. deutsch. Schmerzliga,1/2010)

Anhand der zitierten Beispiele sei empfohlen, dass sich jeder Arzt mit einigen relevanten Gesetzen des Medizinrechts vertraut macht. Wer die wichtigsten Paragrafen kennt, erhält mehr Sicherheit im Handeln und Entscheiden für seine Patienten und für sich selbst.
Gegen eine weitere Verrechtlichung der Medizin sollten wir uns generell wehren. Das gilt gleichfalls für eine inkompetente staatliche Bevormundung, in der uns die freie Entscheidung für unser ärztliches Handeln untergraben wird.
Eine bürokratisch gelenkte Medizin kann auch eine Form von Staatsmedizin sein. Deshalb sind der Arzt und sein Patient aufgerufen, gemeinsam ihr Selbstbestimmungsrecht und die Therapiefreiheit zu verteidigen. So würde am besten ein gemeinsames Ziel erreicht." (Fiebig, U.: Freiheit für Arzt und Patient, Urachhaus Verl. 160-166, 1985)
Das Selbstbestimmungsrecht und die rechtlichen Grenzen ärztlichen Handelns sind im § 228 des StGB festgelegt.
Darin heißt es: „Wer eine Körperverletzung mit Einwilligung der verletzten Person vornimmt, handelt nur dann rechtswidrig, wenn die Tat trotz der Einwilligung gegen die guten Sitten verstößt."
In den anhaltenden Debatten um ein Sterben in Würde, nimmt der Schmerz am Lebensende einen konfliktreichen Stellenwert ein. Ein Mythos der Angst, mit „unerträglichen Schmerzen" sterben zu müssen, dominiert noch immer bei vielen Menschen, obwohl diese Vorstellung längst der Vergangenheit angehören sollte.
Die Medien sorgen nach dem bewährten Motto: „Schlechte Nachrichten sind gute Nachrichten", für eine zusätzliche, anhaltende Spannung dieser eigentlichen Falschmeldung. Die längst praktizierten neuen Erkenntnisse aus der Schmerzforschung haben uns Ärzten beste Möglichkeiten vermittelt, jede Art des Schmerzes in Qualität

und Quantität in ein erträgliches Maß zu lindern. Wenn in der Tat noch vereinzelt „unerträgliche Schmerzen" auftreten sollten, dann liegt dies im Verantwortungsbereich des behandelnden Arztes. Es wäre eine strafbare unterlassene Hilfeleistung und der Arzt sollte ohne wenn und aber zur Rechenschaft gezogen werden, da er seine Berufspflicht erheblich verletzt hat. Damit ist generell das viel zitierte Motiv zum Selbstmord oder das „Töten auf Verlangen", bis zur Beihilfe des Arztes zum Selbstmord wegen „unerträglicher Schmerzen" beantwortet. Jede ärztliche Beihilfe zum Töten eines verzweifelten Menschen ist mit unserem Berufsethos nicht vereinbar. Wir verfügen heute mit der Palliativmedizin und bewährten Therapiemethoden über genügend wirksame Behandlungsstrategien, diesen schwer leidenden, verzweifelten Menschen eine angemessene Hilfe erteilen zu können.
(G. Baust: Ärztlich assistiertes Töten auf Verlangen, Ärztebl. Sachs.-Anh. 5, 2011)
M. Zens, R. Rissing-van Saan: Grenzen der Schmerztherapie, Medizinische und juristische Aspekte, Der Schmerz, 2011)

Abschließend ein Gedanke, der noch immer von den verantwortlichen Eliten der Gesundheitspolitik verdrängt wird:
Welche volkswirtschaftliche Bedeutung hat die Behandlung des Schmerzes - oder, was kosten die Spätfolgen der Sparpolitik?
Was wiegt schwerer, Gesundheit oder Wirtschaftlichkeit?
Es wäre eine einseitige ökonomische sowie medizinisch-ethisch unangemessene Betrachtungsweise, wenn in der Gesundheitspolitik und damit uns Ärzten, staatlicherseits weitere wirtschaftliche Behandlungshürden aufgebürdet werden, die sich letztlich auf die Qualität der Schmerzmedizin negativ auswirken. Was kostet die verordnete Sparpolitik? Bisher hat niemand nachgerechnet, ob wir wirklich gespart oder eher gigantische Folgekosten damit erzielt haben und noch verursachen. Die Rekordüberschüsse der Krankenkassenversicherungen sollen Ende 2012 bei rund 23 Milliarden Euro liegen. Sind das nicht von den Versicherten gezahlte Beiträge über die nunmehr die Versicherungen verfügen?
Darin enthalten waren jährlich 2 Milliarden Euro Versicherungsgebühren, die als „Praxisgebühr" getarnt, jeder Arzt von seinen Patienten abverlangen musste. Diese als „regulierende Gebühr" verordnete Zusatzeinnahme hat sich als untauglich erwiesen. Wer

soll derartige fragwürdige und unverständliche taktischen Züge einer geplanten Reform verstehen? Wir brauchen eine soziale Medizin ohne Ökonomisierung der Menschlichkeit.
(Stüve, H.: Kassenfinanzen, Dtsch. Ärztebl. 11, 431, 2012.)
Zurück zur Sparpolitik. Das Institut für Empirische Gesundheitsökonomie brachte jüngst den Nachweis, dass die Prävalenz von Menschen mit chronischen Schmerzen in Deutschland bei etwa drei bis fünf Millionen liegt. Nach einer Studie von Breivik et al., (2006) lag die Prävalenz sogar bei 17 %.
Noch dauert es in unserem Land ca. 2,4 Jahre, bis die Diagnose „chronischer Schmerz" gestellt ist und weitere 2 Jahre, bis eine angemessene Therapieform gefunden wird. Vier Jahre vergehen im Bundesdurchschnitt, bis zum Beginn einer qualifizierten schmerztherapeutischen Behandlung. In Sachsen-Anhalt müssen Patienten mit chronischen Schmerzen am längsten warten, nämlich acht Jahre. Es besteht nach wie vor eine erhebliche Unterversorgung von Schmerzpatienten. (P. Büring: Deutsch. Ärztebl. 2012)
Neben den direkten Kosten für die GKV liegt die volkswirtschaftliche Belastung bei 20-40 Mrd. € pro Jahr. Sie setzt sich zusammen aus: direkten Kosten chronischer Schmerzen von ca. 10 Mrd. € pro Jahr, die Kosten durch Arbeitsausfälle ca. 20 Mrd. € pro Jahr sowie die Frühberentung von ca. 8 Mrd. € pro Jahr.
(Vauth, C. u. W. Greiner: Kosten in der Schmerztherapie, 2011, Zimmermann, M., Internist,1994, 35, 2-7).
Hier muss nachgebessert werden, da nur eine ausgewogene Struktur diesen schon chronifizierten Stand der unzureichenden Schmerzbehandlung überwinden kann. Chronische Schmerzpatienten haben im Vergleich zu der Gesamtzahl pro Jahr 44 Arztkontakte, das Grundkollektiv lediglich 16,4 Arztkontakte.
(Grobe, T. u. a., GEK-Report ambul.-ärztl. Versorg. 2007, St. Augustin: Asgart-Verl., 2007)
C. Vauth, W. Greiner: Kosten in der Schmerztherapie, 2011)
So werden anstelle der Vermeidung von Chronifizierungsabläufen und deren Spätfolgen, erhebliche finanzielle und volkswirtschaftliche Belastungen durch langfristige Krankenaufenthalte, Arbeitsausfälle und frühzeitige Berentung billigend in Kauf genommen. Es stellt sich in diesem Zusammenhang die Frage: Ob und wieweit ärztliches Wissen und Erfahrung ethisch nicht vertretbare politische Standpunkte und Weisungen legitimieren dürfen?

Die Budgetierungen der Gesundheitsausgaben haben vereinzelt spürbare und therapeutisch nicht zu rechtfertigende Auswirkungen auf die Patientenversorgung verursacht.
Wie kommen wir aus diesem ethischen Dilemma der modernen Medizin wieder heraus? Jede therapeutische Möglichkeit der Erhaltung und Verbesserung der Gesundheit unserer Menschen muss doch als der größte erzielbare Gewinn gewertet werden. Wir verfügen über eines der besten Gesundheitswesen in der Welt. Mehr medizinische Fachkompetenz und vielleicht mehr Priorität für das Wohl der Menschen in unserem Sozialstaat bei wichtigen politischen Entscheidungsfindungen wären angemessen.
Ethisches Verhalten kann nicht nur vom Arzt erwartet oder gefordert werden sondern von jedem Bürger unseres Sozialstaates. Der Mensch sollte doch wieder das Maß aller Dinge werden und bleiben.
Halbherzige Reformen im Gesundheitswesen haben sich kaum bewährt. Reformen werden nur dann erfolgreich sein, wenn kompetent die bestehenden längst überholten Strukturen kritisch analysiert und wirksame Korrekturen interdisziplinär erarbeitet werden.
Schließlich wäre es unverantwortlich, wenn weiter die seit mehr als dreißig Jahren bekannte demografische Entwicklung unseres Landes in gefährlicher Weise ignoriert wird. Die problemreichen prognostischen Analysen bis 2030 werden weder thematisiert, noch in klare, praktikable, gesellschaftliche und gesundheitspolitische Zielstellungen umgewandelt. Hier gibt es in der Tat „keine Alternativen"!
Diese bekannten Fakten und die anhaltende Kommerzialisierung im Gesundheitswesen bedrohen den Sozialstaat sowie unseren von tausendjähriger Tradition geprägten ärztlichen Heilauftrag. Längst dominiert eine kostentreibende defensive Medizin den Klinik- und Praxisalltag. Der bekannte Medizin-Rechtswissenschaftler Prof. Dr. rer. pol. Dr. jur. Klaus Ulsenheimer fordert deshalb eine Stärkung und Rückbesinnung auf die Eigenverantwortung des Arztes, da „die Maßstäbe, nach denen die ärztliche Tätigkeit zu beurteilen ist, allein aus dem Gesetz nicht zu gewinnen sind".
(Grünwald, in Arzt und Recht, Göpinger 1966, S.128).
Vielmehr haben Ärztinnen und Ärzte ihren Beruf auch „nach ihrem Gewissen" und „den Geboten der ärztlichen Ethik" auszuüben.
(Anäth. Intensivmed. 2012, 53:195)

Ein klares Bekenntnis an das Gewissen des Arztes in einer verrechtlichten und ökonomisch geprägten Medizin unserer Zeit, an das wir uns erinnern sollten.

Prof. Dr. Günter Baust

IV.12 Literaturverzeichnis

1. Abele, J. (1998): Das Schröpfen. Eine bewährte alternative Heilmethode. Urban und Fischer.
2. American Cancer Society (Nov. 2008): Description of Neural Therapy, Available scientific evidence does not Support Claims that neutral therapy is effective in treating cancer or any other disease.
3. Andreasen, Nancy (2002): Brave new brain. Geist-Gehirn-Genom, Springer, Berlin, Heidelberg, New York.
4. Arnold, B. (2011): Versorgungskonzepte. In: Baron, R., W. Koppert, M. Strumpf, A. Willweber-Strumpf (Hrsg.), Praktische Schmerztherapie, 2. Aufl., Springer, Berlin, Heidelberg.
5. Arnold et al. (2009): Multimodale Schmerztherapie. Konzepte und Indikationen, Schmerz, 236, 112-120.
6. Arnold, B., T. Brinkscheid, H. R. Casser, J. Gralow, D. Irmisch, K. Klimzyk, G. Müller, B. Nagel, M. Pfingsten, M. Schüttenwolf, R. Sittl, W. Söllner (2009): Multimodale Schmerztherapie-Konzepte und Indikationen. Schmerz, 23, 112-120.
7. Astrup, C. et al. (1976): Die Behandlung von Gesichtsschmerzen mit homöopathischen Heilmitteln. Eine prospektive geplante Nachuntersuchung, EHK, 89-96.
8. Bahnson, C. B. (1979): Das Krebsproblem in psychosomatischer Dimension. In: Uexküll. Th. v. (Hrsg.), Lehrbuch der psychosomatischen Medizin, 1. Aufl., Urban u. Schwarzenberg, München, Wien, Baltimore.
9. Baron, R., W. Koppert, M. Strumpf, A-Willweber-Strumpf (Hrsg.), (2011): Praktische Schmerztherapie, 2. Aufl., Springer, Berlin, Heidelberg.
10. Bartuschka, F. (1986): Schmerz als psychosomatisches Phänomen. In: Seefeldt (Hrsg.), Schmerz als interdisziplinäres Problem und psychotherapeutisches Anliegen, Materialien des Potsdamer Psychotherapiesymposiums, 7-13.
11. Baust, G. (2007): Hat Morphin eine lebensverkürzende Wirkung? MMW - Fortschritte, 149 Jg., 144-147.
12. Baust, G. (2006): NSAR/Coxibe: eine kritische Bilanz. Schmerzkongress 11, 30. Jahrg., 14.

13. Baust, G. (2011): Ärztlich assistiertes Töten auf Verlangen, Ärztebl. Sachs.-Anh. 5, 72-74.

14. Bear, M. F., B. W. Connor, M. A. Paradiso (2009): Neurowissenschaften 3. Aufl., (Hrsg.) A. K. Engel, Baust G., Spektrum Verlag Heidelberg, 452-468.

15. Benkert, O., H. Hippius (2000): Kompendium der Psychiatrischen Pharmakotherapie, 2. Aufl., Springer, Berlin, Heidelberg, New York.

16. Benkert, O. (2003): Psychopharmaka. Becksche Reihe, Verlag C. H. Beck, München.

17. Bienengräber, A. (1970): Nicht immer ist der Mensch nur heiter - er kann auch krank sein usw., Verlag Volk und Gesundheit, Berlin.

18. Biesalski, H-K. et al. (2010): (Hrsg), Ernährungsmedizin. 4. Aufl., Stuttgart, Thieme.

19. Bischoff, C., H. C. Traue (2004): Kopfschmerzen. In: Fortschritte der Psychotherapie, (Hrsg.) Schulte D., K. Grawe, K. Hohlweg, D. Vaitl, Hogrefe, Göttingen, Bern, Toronto, Seattle.

20. Bischoff, C., H. Zens, C. Traue (2003): Kopfschmerzen. In: Uexküll Th. v. (Hrsg.), Lehrbuch der Psychosomatischen Medizin, 6. Aufl., Urban & Fischer, München, Jena.

21. Bögle, R. (2006): Praxisbuch Ayurveda - Yoga. München Südwest-Verlag.

22. Bögle, R., S. Phadke, L. Phadke, S. N. Bhavsar, M. Leye (2010): Entspannung aus der Sicht des Yoga. Psychodynamische Psychotherapie, 96-108.

23. Brinkschmidt, T. (2011): Ursachenorientierte Schmerztherapie. MMW Fortschr.- Med. 49, 46-48.

24. Bühring, P. (2012): Vier Jahre warten. Deutsch. Ärztebl., C. 1157.

25. Cegla, T. (2002): Rückenschmerzen. In: Standl, Th. J. Schulte am Esch, R-D. Treede, M. Schäfer, H. J. Bardenheuer (Hrsg), Schmerztherapie, Thieme, Stuttgart, New York, 275-280.

26. Curschmann, D. (2009): „Falsches Glück,"? Zugang oder Abwehr über das Rezept? Psychopharmaka in der Hausarztpraxis, In: Curschmann D., S. Scheerer, R. Suske, Rezepte schreiben ist leicht, Aber ..., Logos, Berlin.

27. Curschmann, D. (2009): Wer oder was schmerzt? In: Curschmann D., S. Scheerer, R. Suske, Rezepte schreiben ist leicht, Aber..., Logos, Berlin, 1.Aufl., 312- 324.

28. Dargatz, Th. (2005): Rückenschmerzen. Copress-Sport-Verlag, München.
29. Derra, C. (2003): Entspannungsverfahren und Hypnose. In: Egle, Hoffmann, Lehmann und Nix, Handbuch Chronischer Schmerz, Schattauer, Stuttgart, New York, 392-403.
30. Derra, C., U. T. Egle (2003): Psychopharmaka in der Schmerztherapie. In: Egle, Hoffmann, Lehmann und Nix, Schattauer, Stuttgart, New York, 352-359.
31. Derra, C., U. T. Egle (2003): Psychosomatische Aspekte bei Tumorschmerz. In: Egle, Hoffmann, Lehmann und Nix, Handbuch Chronischer Schmerz, Schattauer, New York.
32. Diener, H. D. (2011): Antidepressiva, Neuroleptika, In Diener, H. D., Ch. Meier (Hrsg), Die Schmerztherapie, Urban und Fischer, 3. Aufl., 377-382, München.
33. Dobos, G., K. H. Elies, H. Enders, A. Michelsen, Th. Ramp (2011): Alternative und komplementäre Verfahren, In Diener, H. D., Ch. Meier, (Hrsg), Die Schmerztherapie, Urban und Fischer, 3. Aufl., München, 479-496.
34. Ecker-Egle, M-L., U. T. Egle (2003): Fibromyalgie, In Egle, Hoffmann, Lehmann und Nix, Handbuch Chronischer Schmerz, Schattauer, Stuttgart, New York, 571-582.
35. Eggebrecht, D-B., M. Falckenberg (2011): Tumorschmerz, In Kröner-Herwig, H., J. Frettlöh, Klinger, Nilges, Schmerzpsychotherapie, Springer, Berlin, Heidelberg.
36. Egle, U.T., S. O. Hoffmann (2003): Das bio-psycho-soziale Krankheitsmodell, In Egle, Hoffmann, Lehmann und Nix, Schattauer, Stuttgart, New York, 1-9.
37. Egle, U.T., R. Nickel (2003): Somatoforme Schmerzstörung, In Egle, Hoffmann, Lehmann und Nix, Schattauer, Stuttgart, New York, 555-570.
38. Ehle, G. (1986): Chronischer Schmerz und Psychopharmaka, In: Seefeldt D. (Hrsg.) Schmerz als interdisziplinäres Problem und psychotherapeutisches Anliegen, Materialien Potsdamer Psychotherapiesymposium, Potsdam, 64-68.
39. Engel, G. L. (2011): Schmerz umfassend verstehen, Huber, Bern.
40. Falckenberg, M. (2011): Grundzüge der ambulanten und stationären Abrechnung, In: Diener, H. D., Ch. Meier (Hrsg.) Die Schmerztherapie, Urban und Fischer, 4. Aufl. München, 505-509.

41. Fiebig,U. (1985): Freiheit für Arzt und Patient, Urachaus-Verl. 160-166.

42. Finzen A. (2011): Medikamentenbehandlung bei psychischen Störungen Psychiatrie-Verlag, Dortmund.

43. Fischer, L., E. T. Peuker (2011): Lehrbuch Integrative Schmerztherapie, Haug, Stuttgart.

44. Frettlöh. J., C. Hermann (2011): Kognitiv behaviorale Therapie, In: Kröner-Herwig, Frettlöh, Klinger, Nilges (Hrsg.) Schmerzpsychotherapie, Springer, Heidelberg, 590-614.

45. Fritsche G., J. Frettlöh (2011): Psychologische Behandlung, In: Diener, HD, Ch. Meier, (Hrsg.) Die Schmerztherapie, Urban und Fischer, 4. Aufl., München, 420-427.

46. Fritsche G., A. May (2011): Migräne, In: Kröner-Herwig, Frettlöh, Klinger, Nilges (Hrsg.), Schmerzpsychotherapie, Springer, Heidelberg, 468-476.

47. Gadamer, H. G. (2003): Schmerz - Einschätzungen aus medizinischer, philosophischer und therapeutischer Sicht, Univ.-Verl. Winter, Heidelberg, 44-45.

48. Glaeske, G. (2003): Naturheilverfahren in der Schmerzbehandlung, In: Egle, Hoffmann, Lehmann und Nix, Handbuch Chronischer Schmerz, Schattauer, Stuttgart, New York, 374-381.

49. Glando, S. (2011): Ergotherapie und Imaginationsverfahren, In: Diener, HD, Ch. Meier (Hrsg.), Die Schmerztherapie, Urban und Fischer, München. 467-477.

50. Glöckner, M. (1991): J. Schürholz, M. Treichler, Antroposophische Medizin, In: Dokumentation der besonderen Therapierichtungen und natürlichen Heilweisen in Europa Bd. 1, Essen, VGSU.

51. Goel, B. S. (1989): Psychoanalyse und Meditation. Ariston, Genf, München.

52. Goerig, M. (2010): Geschichte des Schmerzes und der Schmerztherapie. In: Standt, Schulte am Esch, Treede, Schäfer, Bardenheuer (Hrsg.), Schmerztherapie, Thieme, Stuttgart, New York, 4-8.

53. Grawe, K. (2004): Neuropsychotherapie. Hogrefe, Göttingen, Bern, Toronto, Seattle, Oxford, Prag.

54. Greitemann B. (2011): Deutsche Gesellschaft für Rehabilitationswissenschaften (DGRW) 21, Rehawissenschaftliches Kolloqium, Hamburg.

55. Greten, H. J., K. Agarwal (2010): Akupunktur und Akupressur. In: Standl, Schulte am Esch, Treede, Schäfer, Bardenheuer, Schmerztherapie, Thieme, Stuttgart, New York, 158-164.

56. Grobe,T. et al. (2007): GEK - Report ambulant-ärztlicher Versorgung, St. Augustin, Asgart Verl.

57. Hausmann, B. (2011): Deskriptive, retrospektive Untersuchung bei 50 Akupunktur-Patienten, Dtsch. Zschr. Akup. 54, 6-10.

58. Heinke, B., J. Sandkühler (2010): Schmerzgedächtnis. In: Standl, Schulte am Esch, Treede, Schäfer, Bardenheuer, (Hrsg.) Schmerztherapie, Stuttgart / New York, Thieme, 30-38.

59. Henningsen P., H. Gündel, A. Cebellos-Baumann (2006): Neuro-Psychosomatik. Schattauer, Stuttgart, New York.

60. Hermann M.(2012): MMW-Fortschr. Med. 2.

61. Hildebrandt, J., M. Pfingsten (2010): Chronischer Rückenschmerz. In: Egle, Hoffmann, Lehmann und Nix, Handbuch Chronischer Schmerz, Schattauer, Stuttgart, New York, 505-517.

62.Hoffmann, S. O. (2010): Psychodynamisches Verständnis von Schmerz. In: Standl, Schulte am Esch, Treede, Schäfer, Bardenheuer, (Hrsg.), Schattauer, Stuttgart, New York, 77-88.

63. Hoffmann, S. O., Ch. Keller (2006): Das Fibromyalgiesyndrom. Diagnostik und Therapie in drei Schritten, Schmerztherapie, 3, 20-22.

64. Hoffmann, S. O., G. Hochapfel (2009): Anhaltende somatoforme Schmerzstörung. In: Neurotische Störungen und Psychosomatische Medizin, Schattauer, New York.

65. Hofmann, H. J. (2012): Unterwirft sich die Medizin endgültig der Ökonomie? Arzt u. Wirtsch., 04, 1.

66. Holroyd, B., et al. (2010): Effect of preventive (ß-Blocker) treatment ent behavorial migräne managment ort heuer combinationson autonomes of optimised acute treatment in frequent migräne, randomisid controlled treal. BMJ, 341-350.

67. Husebø, S., E. Klaschik (2006): Palliativmedizin. Praktische Einführung in Schmerztherapie, Ethik und Kommunikation, Springer, Berlin.

68. Hüther, G. (2007): Biologie der Angst. Vandenhoeck und Ruprecht, 8. Aufl, 73-74.

69. Illhardt, F. J. (1985): Medizinische Ethik. Springer Verl.

70. Joraschky, P., K. Petrowski (2003): Familiendynamik und systematische Ansätze zum Schmerzverständnis. In: Egle, Hoffmann,

Lehmann und Nix, Handbuch Chronischer Schmerz, Schattauer, Stuttgart, New York, 96-104.

71. Jork. H., E. Hammer (1991): Zum Symptom Schmerz in der Hausarztpraxis. In: Jork, H.(Hrsg.) Schmerz in der Hausarztpraxis, 2. Consensus Symposium, Erlangen, 7-12.

72. Jungnitsch, G. (2003): Rheumatische Erkrankungen. In: Fortschritte der Psychotherapie, (Hrsg.) Schulte, D., K. Grawe, K. Hahlweg, D. Vaitl, Hogrefe, Göttingen, Bern,Toronto, Seattle.

73. Junker U., Nolte T. (2005): Grundlagen der Speziellen Schmerztherapie. Urban & Vogel / Medizin & Wissen, München.

74. Kapfhammer, P., H. Gündel (Hrsg.) (2001): Psychotherapie der Somatisierungsstörungen. Thieme, Stuttgart, New York.

75. Kase, K. (1994): Illustrated Kinesio Taping. Tokio, Keni-Kai.

76. Kasper, H. et al. (2009): Ernährungsmedizin und Diätik, 11 Aufl., Urban und Fischer, München.

77. Kassenärztliche Bundesvereinigung (2005): Mitteilungen, Neufassung einer Qualitätssicherungsvereinbarung zur schmerztherapeutischen Versorgung chronisch schmerzkranker Patienten. Dtsch. Ärzteblatt 102, A 780, B 656, C 612.

78. Kayser, H., R. Thomas, E. Martens, H. Sorgatz, M Zenz, G. Lindenau (2008): Struktur einer ambulanten Schmerztherapie in Deutschland. Ergebnisse einer Umfrage, Schmerz, 22, 424-438

79. Khalil Gibran (2010): Der Prophet. Anaconda Verlag, Köln.

80. Köhler, A. (2010): Fibromyalgie, Ursachen und Therapie einer chronischen Schmerzerkrankung, Klett-Cotta, München.

81. Koerber, K. von, T. Männle, C. Leitzmann (2004): Vollwert-Ernährung. 10. Aufl., Haug, Stuttgart.

82. Kröner-Herwig, B., J. Frettlöh, R. Klinger, P. Nilges (2011): Schmerzpsychotherapie, Springer, 7. Aufl., Berlin,Heidelberg.

83. Kröner-Herwig, B. (2000): Rückenschmerz. In: Fortschritte der Psychotherapie, Hrsg.) Schulte, Grawe, Hahlweg, Vaitl, Hogrefe, Göttingen, Bern,Toronto, Seattle.

84. Küttemeyer, M. (2008): Erinnerungsschmerz und Schmerzerinnerung. Erstbegegnung mit Schmerzpatienten, Zeitschr. f. Psychotraumatologie Psychotherapiewissenschaft, psychologische Medizin ZPPM6, 73-85.

85. Kützer, K. (2010): Recht auf Schmerztherapie und ökonomische Zwänge, Nova, Magaz. d. Deutsch. Schmerzliga, 1, 3-5.

86. Larbig, W. (2000): Zentrale Schmerzverarbeitung. In: Egle, Hoffmann, Lehmann und Nix, Handbuch Chronischer Schmerz, Schattauer, Stuttgart, New York, 45-54.

87. Laux, G., O. Dietmaier (2006): Praktische Psychopharmakotherapie. 5. Aufl. Urban und Fischer, München, Jena.

88. Laux, G., O. Dietmaier (2003) Neuro-Psychopharmaka kompakt. Springer, Wien, New York.

89. Linde, K. et al. (1997): Are the clinical effects of homoöpathy placebo effects A, metaanalysis of placebo controlled trials, Lancet, 350, 834-843.

90. Lorke, D. (2010): Nozizeptives System. Struktur-normale Funktion, In: Standl, Schulte am Esch, Reede, Schäfer, Bardenheuer (Hrsg.), Thieme, Stuttgart, New York,10-24.

91. Lüking, M., A. Martin (2011): Entspannung, Imagination, Biofeedback und Meditation, In: Kröner-Herwig, Frettlöh, Klinger und Nilges, (Hrsg.), Schmerzpsychotherapie, 7. Aufl. Springer, Berlin, Heidelberg, 565-584.

92. Maoz, B. (2009): Salutogenese - Ein Geheimnis? In: Curschmann D., S. Scheerer, R. Suske, Rezepte schreiben ist leicht, Aber.... Logos, Berlin.

93. Mc Gonigal, H. Höhr, T. Kierdorf (2012): Schmerzen lindern durch Yoga. Junfermann.

94. Meng, A. (2011): TCM in Prävention und Therapie. Theorie und Praxis, Wilhelm Mandrich Verlag, Wien.

95. Mitteilung des Eidgenössischen Departements des Innern, (12. Januar 2011) http://www.bag.admin.ch/aktuell/00718/01220/index.html?lang=de &msg-id=37173

96. Möller, H. J., U. Kissling, K-D. Stoll, G. Wendt (1989) Psychopharmakotherapie. Kohlhammer, Stuttgart, Berlin, Köln.

97. Müller-Schwefe, G. H. H., M. A. Überall (2011): Schmerz und Lebensqualität. Gesundheitsökonom. Qual. Manag., 16, 520-522.

98. Neeb, L., H. Israel, U. Reuter (2010): Primäre Kopfschmerzen, In: Standl, Schulte am Esch,Treede, Schäfer, Bardenheuer, (Hrsg.), Schmerztherapie, Thieme, Stuttgart, New York, 258-268.

99. Nickel R., F. Leweke, U. T. Egle (2012): Psychosomatische Schmerztherapie. Ärztliche Psychotherapie, 7, 112-117.

100. Nickel, R., J. Hardt, B. Kappis, R. Schwab, U. T. Egle (2010): Detreminanten der Lebensqualität bei somatoformen Störungen mit

Leitsymptom, Schmerz-Plädoyer für eine Subgruppen-Differenzierung im ICD 11 Z. Psychosom. Med. Psychother. 58, 3-23.

101. Nicolas, M. A., A. Molley, L. Tonkin, L. Beeston (2010): Den Schmerz in den Griff bekommen. Die Strategie des aktiven Umgangs mit chronischen Schmerzen. Huber, Bern.

102. Nilges (Hrsg.) (2011): Schmerzpsychotherapie. 7. Aufl., Springer, Heidelberg, 616-627.

103. Nix W. A. (2003): Chronischer Kopfschmerz. In: Egle, Hoffmann, Lehmann, Nix, Handbuch chronischer Schmerz, (Hrsg.) Schattauer, Stuttgart, New York, 468-491.

104. Nix. W. A. (2003): Neuropathischer Schmerz. In: Egle, Hoffmann, Lehmann, Nix, Handbuch chronischer Schmerz, Schattauer, Stuttgart, New, York, 62-63.

105. Ott Th. (2010): Kurzer Blick in die Geschichte der westlichen Akupunktur und der gewundene Weg der Erkenntnis. Dt. Zschr. f. Akup. 53. 3-7.

106. Perlitz. V., U. Petzold, E. R. Petzold (2000): Schmerzsyndrome – Schmerzkrankheiten, In: Studt, H., E. R. Petzold, Psychotherapeutische Medizin (Hrsg.) de Gruyter, Berlin, New York, 264-272.

107. Peter, B. (2011): Hypnosetherapie. In: Kröner-Herwig, Frettlöh, Klinger, Nilges, (Hrsg.) Schmerzpsychotherapie, 7. Aufl. Springer, Berlin, Heidelberg.

108. Peter, B. (1998): Möglichkeiten und Grenzen in der Hypnose in der Schmerzbehandlung. Schmerz, 12, 179-186.

109. Peuker, E. (2011): Akupunktur. In: Lehrbuch integrative Schmerztherapie, Fischer, L., E. Peuker, Haug, Stuttgart, 159-173.

110. Peuker, E. (2011): Ausleitende Verfahren und andere Externa, In: Fischer, L., E. Peuker, Lehrbuch integrative Schmerztherapie, Haug, Stuttgart.

111. Pfingsten, M. (2010): Anamnese und Schmerzfragebogen. In: Standl, Schulte am Esch, Treede, Bardenheuer, Schmerztherapie, Thieme, Stuttgart, New York.

112. Pfingsten, M., J. Hildebrandt (2011): Rückenschmerzen. In: Kröner-Herwig, Frettlöh, Klinger, Nilges, 7. Aufl., Berlin, Heidelberg.

113. Pöppel, E. (2002): Grenzen des Bewusstseins, In: Neuer, H., S. Keele (Hrsg.) Psychomotorik,
Huber, München.

114. Pöppel, E. (2010): Je älter, desto besser. Überraschende Erkenntnisse aus der Hirnforschung, Gräfe und Unzer, München.

115. Radbruch, L-R., R. Sabatowski, K. A. Lehmann (2003): Tumorschmerztherapie. In: Egle, Hoffmann, Lehmann, Nix, Handbuch Chronischer Schmerz, Schattauer, Stuttgart, New York.

116. Rudolf, G., P. Henningsen (1997): Somatoforme Störungen. Schattauer, Stuttgart, New York.

117. Sabatowski, R., F. Elsner, R. Scharnagel, H. J. Gerbershagen (2010): Tumorschmerztherapie. In: Standl, Schulte am Esch, Treede, Schäfer, Bardenheuer, Schmerztherapie, Thieme, Stuttgart, New York.

118. Sabatowski, R., R. Scharnagel (2010): Nur die sinnvoll abgestimmte Kombination führt zum Erfolg. MMW Fortschritt, 152, 30-33.

119. Sandweg R., G. F. Finkbeiner (2003): Erkrankungen der Haltungs- und Bewegungsorgane. Rückenschmerzen,
In: Uexküll, Th. v. (Hrsg.) Psychosomatische Medizin, Urban und Fischer, München, Jena, 1127-1132.

120. Schäfer, U., E. Rüther (2006): Psychopharmakotherapie. Vandenhoeck und Rupprecht, Göttingen.

121. Scheerer S. (2009): Wege und Ausweglosigkeit im lebensbedrohlichen und infausten Kranksein.
In: Curschmann, Scheerer, Suske, Rezepte schreiben ist leicht, Aber..., Logos, Berlin.

122. Scheerer, S. (2009): Kranksein als Konflikt, die Bewältigung. In: Curschmann, Scheerer, Suske, Logos, Berlin.

123. Scheidt, G. E. (2006): Somatoforme Schmerzstörungen. In: Janzen P. L., P. Joraschky, W. Tress(Hrsg.) Leitfaden Psychosomatische Medizin und Psychotherapie, Deutscher Ärzteverlag, Köln,176 ff.

124. Schlittenwolf, M. (2006): Rückenschmerzen. In: Henningsen, Gündel, Cabalos-Baumann (Hrsg.), Neuropsychosomatik, Schattauer, Stuttgart, New York.

125. Schmitt, K. L., H. Drexel, K-A. Jochheim (Hrsg) (1995): Lehrbuch der Physikalischen Medizin und Rehabilitation. Fischer, Stuttgart.

126. Schöps, P. (2011): Physikalische und manuelle Therapie. In: Diener, Meier (Hrsg.), Die Schmerztherapie, Urban und Fischer, München, 441-465.

127. Senf, W., G. Gerlach (2011): Psychodynamische Psychotherapie bei chronischen Schmerzen. In: Kröner-Herwig, Frettlöh, Klinger, Nilges (Hrsg.) Schmerzpsychotherapie, 7. Auflage, Springer, Heidelberg, 616-627.

128. Siems, R. (2008): Schmerztherapie kompakt, Empfehlungen für Klinik und Praxis, Universität Rostock, 4. Aufl.

129. Sivananda-Yoga-Zentrum (1999): Yoga für alle Lebensstufen. Gräfe und Unzer, München.

130. Spitzer, M. (2002): Lernen, Gehirnforschung und die Schule des Lebens. Spektrum, Akademischer Verlag, Heidelberg, Berlin.

131. Standl T., J. Schulte am Esch, Treede R-D., Schäfer, M., Bardenheuer, H. J. (2010): Schmerztherapie. 2. Auflage, Thieme Verlag.

132. Straube, A. (2006): Kopfschmerzen. In: Henningsen, Gündel, Ceballos-Baumann (Hrsg.) Neuropsychosomatik, Schattauer, Stuttgart, New York.

133. Suske, R. (2009): Der Rücken. Aufrechte Haltung mit Schmerzen, ln: Curschmann, Scheerer, Suske, Rezepte schreiben ist leicht, Aber..., Logos, Berlin.

134. Thurneyssen, A. (2011): Homöopathie in der Schmerzbehandlung. In: Fischer, L., E. Peuker (Hrsg.), Lehrbuch Integrative Schmerztherapie, Haug, Stuttgart, 290-297.

135. Tiplit, A., A. Irmisch (2010): Akupunktur und Schmerz. Eine Historie in drei Teilen, Zschr. f. Akup. 53, 17-23.

136. Tiplit, A., A. Irmisch (2010): Wandlung der Schmerztherapie ab Mitte des 20.Jahrhunderts. Dtsch. Zschr. Akup. 53, 23-30.

137. Treede, R. D., W. Magerl (2010): Zentrale nozizeptive Neurone und Bahnen. In: Egle, Hoffmann, Lehmann und Nix (Hrsg.), Handbuch Chronischer Schmerz, Schattauer, Stuttgart, New York, 4-44.

138. Überall, M. A. (2011): Einsatz von entzündungshemmenden Analgetika nach ihrem kardiovaskulären Risikoprofil, Schmerztherapie 2, 18-20.

139. Überall, M. A. (2011): Medizinische Leitlinien im Kreuzfeuer, Schmerztherapie, 4, 27, 14-16.

140. Ulsenheimer, K. (2012): Das Gewissen des Arztes in einer verrechtlichten und ökonomisch geprägten Medizin. Anästh. Intensivmed. 53, 195.

141. Vauth, C., W. Greiner (2011): Kosten in der Schmerztherapie. Gesundh. ökon. Qual. manag., 16, 53-59.
142. Wagner, R. (2012): Schmerz in der traditionellen Medizin, Akupunktur, 4.
143. Wieden T., Sittig, H.-B. (2005): Leitfaden Schmerztherapie, Elsevier. 1. Auflage.
144. Willenbrink, H-J. (2009): Schmerz-Symptom-Behandlung. 19. Sonderausgabe zum 6. Bremer Kongress für Palliativ-Medizin, Bremen.
145. Wörz, R. (2000): Rückenschmerz - Leitlinien der medikamentösen Therapie, MMW-Fortschr. Med. 142, 27-33.
146. Zens, M., R. Rissing van Saan (2011): Grenzen der Schmerztherapie, Medizinische und juristische Aspekte, Der Schmerz, 4, 377-379.
147. Zenz, M., I. Jurnas, (Hrsg.) (2001): Lehrbuch der Schmerztherapie. 2. Aufl, Stuttgart.
148. Zettl,V., G.Wagner, G. Hölz, (2011): Schmerz und Ernährung. In: Fischer und Peuker, Lehrbuch integrative Schmerztherapie, Haug, Stuttgart, 312-327.
149. Zimmermann, M. (1994): Epidemiologie des Schmerzes, Internist, 35, 2-7.

IV.13 Abbildungsverzeichnis

Abb. 1: Klassifikation der Schmerzursachen nach R. Siems, Schmerztherapie kompakt, Universität Rostock, 2008
Abb. 2: Einteilung der Schmerzarten nach R. Siems, 2008
Abb. 3: Eigenschaften der Schmerzarten, Besonderheiten nach R. Siems, Schmerztherapie kompakt
Abb. 4: Häufigkeit von Schmerzen bei Patienten über 70 Jahre in der Schmerzklinik Erlangen
Abb. 5: Neuron nach M. Spitzer, Hirnforschung für Neugierige
Abb. 6: Synapse nach K. Grawe, Neuropsychotherapie, Hogrefe, 2004
Abb. 7: Informationsübertragung zwischen den Nervenzellen nach K. Grawe, Neuropsychotherapie, Hogrefe, 2004
Abb. 8: Gate-Control-Theorie nach Melzack und Wall 1965, 1983, aus „Rezepte schreiben ist leicht, ABER...", Curschmann et al., Logos, Berlin 2009

Abb. 30: Allgemeine Empfehlungen zur Therapie mit NSAR und Coxiben, Quelle Grünenthal GmbH
Abb. 31: Empfehlungen zur medikamentösen Arthrosetherapie mit Nicht-Opioiden nach Hammer, 2007
Abb. 32: Opioide und Schmerzbahnen, nach Grünenthal, 2012
Abb. 33: Opioide, Vergleich der analgetischen Potenz
Abb. 34: Opioide bei Leber- und Niereninsuffizienzen, Tegeder und Geisslinger, „Der Schmerz", 1999
Abb. 35: Verschiedene Arten von Lokalanästhesie, nach Grünenthal, 2012
Abb. 36: Das bio-psycho-soziale Modell, nach G. L. Engel, G. Fritsche und J. Frettlöh, 2011
Abb. 37: Interaktionen von Schmerz, Angst und Depression in Abhängigkeit von Persönlichkeit und Umwelt
Abb. 38: Idealer Ablauf krankengymnastischer Behandlung, nach P. Schöps, 2011
Abb. 39: Beziehungen zwischen Gelenkbewegungseinschränkungen und Schmerz, nach P. Schöps, 2011
Abb. 40: Ablaufschema der Spiegeltherapie
Abb. 41: Schmerzcharakter, nach E. Peuker

IV.14 Glossar

Akuter Schmerz: Schmerzen, die entweder zeitlich unmittelbar nach einem akuten Ereignis, z. B. Operation, Trauma, Nervenentzündung oder bei rezidivierenden Schmerzerkrankungen z. B. Kopfschmerz, plötzlich auftreten.
Allodynie: Schmerzauslösung durch taktile oder thermische Reize, die normalerweise keinen Schmerz auslösen, z. B. Berührung mit einem Wattestäbchen oder Luftzug.
Anästhesie: Keine Schmerzempfindung bei taktilen oder thermischen Reizen oder Verletzungen.
Anaesthesia dolorosa: Schmerzempfindung in einem Gebiet, das denerviert oder gefühllos ist.
Analgesie: Keine Schmerzempfindung bei gewöhnlich schmerzhaften Reizen.
Antikonvulsivum: Krampflösenden Schmerzmittel, das epileptische Anfälle verhütet.

Antiphlogistikum: Ein Arzneimittel gegen Entzündungen.
Belastungsschmerz: Schmerzen, die erst unter körperlicher Belastung entstehen oder sich verstärken, z. B. Husten - Bewegung.
Chronischer Schmerz: Zeitbezogene Definition für Schmerzen mit einer anhaltenden Schmerzdauer von mehr als 3 Monaten.
Chronifizierter Schmerz: Chronischer Schmerz mit gleichzeitiger Beeinträchtigung auf somatischer, psychischer und sozialer Ebene.
• somatisch: Ausbreitung der schmerzhaften Gebiete und Veränderung der Schmerzqualität mit Funktionseinschränkungen
• psychisch: Störung von Befindlichkeit, Stimmung und Denken
• sozial: sozialer Rückzug, Beeinträchtigung der Arbeitsfähigkeit
CRPS: Komplexes regionales Schmerzsyndrom
Complex regional pain Syndrome.
• Typ I: Entstehung ohne ersichtliche Nervenläsion
• Typ II: Entstehung nach peripherer Nervenläsion
Deafferenzierungsschmerzen: Nach peripherer oder zentraler Nervenläsion werden trotz Ausfalls sensibler Afferenzen, Schmerzen im zugehörigen Innervationsgebiet empfunden. Die Symptome entstehen ohne Verlust des Körperteils, siehe Phantomschmerz.
Durchbruchschmerzen: Schmerzen, die spontan oder ohne erkennbaren Reiz auftreten, wird beobachtet während der Schmerztherapie bei Tumorpatienten.
Dysästhesie: Unangenehme oder als abnorm wahrgenommene Empfindung, spontan entstehend, auch provozierbar, z. B. bei Berührung.
Hypästhesie: Herabgesetzte Empfindlichkeit gegenüber Berührung.
Hyperästhesie: Verstärkte Empfindung auf schmerzhafte Reize und sonst nicht schmerzhafte Reize - Schwellenerniedrigung.
Hyperalgesie: Verstärktes Empfinden auf einen physiologischen schmerzhaften Reiz.
Hyperpathie: Gesteigerte Reaktion bei wiederholten Reizen, die schneller und stärker als beim Gesunden zu einer Schmerzwahrnehmung führen, sog. Wind-up-Phänomen.
Kompresse: Baumwoll- oder Flanelltuch oder auch Gaze, meist mit Zusätzen getränkt, z. B. Tee, das auf die Haut gelegt wird, zur Linderung von Schmerzen und/oder Entzündungen.
Mikrogramm (µg) Metrische Einheit,
ein Tausendstel eines Milligramms.

Neuralgie: Stechende, oft heftige Schmerzen durch Schädigung eines Nerven oder Plexus, z. B. Trigeminusneuralgie.

Neuropathie: Nachgewiesene oder vermutete Funktionsstörung oder pathologische Veränderung eines oder mehrerer Nerven, z. B. Polyneuropathie.

Neuron: Ist eine Nervenzelle.

Neurotransmitter: Chemische Substanzen, die Signale zwischen den Neuronen übertragen, z. B. Serotonin, GABA.

Nozizeptorenschmerz: Schmerzen nach Gewebeschädigung, bei der die peripheren und zentralen neuronalen Strukturen von Nozizeption und Schmerz intakt sind.

Parästhesie: Veränderte Empfindungsqualität, z. B. Kribbelparästhesie.

Phantomschmerz: Schmerzen, bezogen auf eine abgetrennte Extremität. Sie werden außerhalb der amputierten Extremität empfunden.

Phantomsensationen: Empfindungen im Bereich des fehlenden Körperteils die nicht schmerzhaft sind, z. B. Bewegungen, Zittern.

Placebo: Substanz, die keine medizinische Wirkstoffe enthält, jedoch deren Wirkung erzielt.

Radikulopathie: Schmerzen im Ausbreitungsgebiet einer Nervenwurzel.

Schmerz: Ein unangenehmes Sinnes- und Gefühlserlebnis, das mit einer aktuellen oder potentiellen Gewebsschädigung verbunden ist oder mit den Begriffen einer derartigen Schädigung beschrieben wird, (Definition der Internationalen Gesellschaft zum Studium des Schmerzes, ISAP).

SIP: Schmerzen mit vom Sympathikus unabhängigen Symptomen, durch Sympathikusblockade keine Schmerzlinderung.

SMP: Sympathisch unterhaltener Schmerz, bei dem durch eine Sympathikusblockade eine Schmerzlinderung erzielt werden kann.

Resorption: Aufnahme eines Nährstoffes oder Medikamentes über den Verdauungstrakt, die Haut oder die Schleimhäute.

Ruheschmerz: Dauerhaft bestehende Schmerzen, die durch Reize oder Belastungen verstärkt werden können.

Spontanschmerz: Schmerzen, die ohne äußeren Stimulus erlebt werden.

Stumpfschmerzen: Lokale Schmerzen im Amputationsgebiet, die durch periphere Prozesse am Stumpf ausgelöst werden, z. B. Entzündungen, Prothesendruck, Narben.

Therapeutische Dosis: Menge eines Medikamentes, die benötigt wird, um die gewünschte Wirkung zu erzielen.

Zentraler Schmerz: Schmerzen bei Verletzungen oder Erkrankungen zentraler Strukturen.

IV.15 Vita der Autoren

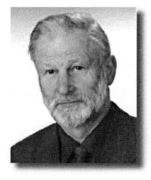

Dieter Curschmann

Dr. med., Facharzt für Innere Medizin,
Psychosomatische Medizin und
Psychotherapie

Kurzer Lebenslauf
Am 18.04.1938 in Rostock geboren.

• Von 1955-1957 Forstlehre, danach Tätigkeit in Standortserkundung und Sturmkatastropheneinsatz.
• 1959-1961 (freiwilliger ?!) Dienst in der NVA.
Während dieser Zeit Abendoberschule und Abitur 1961.
• 1961 bis 1967 Studium der Medizin in Rostock
• 1968 Promotion
• Facharztausbildung Innere Medizin Med. Univ. Klinik Rostock
(Dir. Prof. Martin Gülzow)
• Erste Arbeiten über psychosomatische Themen: Ulcus, Morbus Crohn.
• 1971-1990 Leiter Staatliche Arztpraxis Semlow
• 1983-1990 Chefarzt und Ärztlicher Direktor Bad Sülze
• 1991-1999 Eigene Niederlassung,
Hausärztlicher Internist und Psychotherapie
1991 Facharzt für Psychosomatische Medizin und Psychotherapie

Psychotherapeutische Weiterbildung
Greifwald (Prof. Wolfgang Fischer),
Uchtspringe (Prof. Harro Wendt)
Rostock (Dr. Peter Wruck)

• 1983-1990 Mitglied Arbeitsgruppe Medizinpsychologie und Psychotherapie in der Gesellschaft für Allgemeinmedizin der DDR (Leiter S. Scheerer).

Publikationen und Vorträge zu medizinpsychologischen Themen:

Der alte Mensch, Sterben, Psychosoziale Probleme des Hausarztes (Neubrandenburg, Leipzig, Kühlungsborn, Schwerin, Z. Klinische Medizin, Zschr. Ärztliche Fortbildung).

• 1990 Mitbegründer der Balintgesellschaft der DDR,
Mitbegründer des Ökologischen Ärztebundes
• 1993-1998 Leiter Qualitätszirkel Psychosomatische Grundversorgung, KV Schwerin
• 1993-2006 ständiger Balintgruppenleiter
(Ausbildung Brandenburgische Akademie für Tiefenpsychologie und analytische Psychotherapie)
• 2009 Autor: Rezepte schreiben ist leicht, Aber....
Psychosomatisches Kranksein.
Ein anderes Lesebuch für den Hausarzt. Logos, Berlin.
• 2011 Autor: Psychotherapie in Ostdeutschland, Hrsg. M. Geyer, Vandenhoeck und Ruprecht, Göttingen

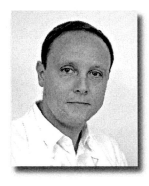

Holger Baust

Dr. med., Facharzt für Anästhesiologie,
spezielle Schmerztherapie,
Palliativmedizin, Akupunktur, Notarzt

Kurzer Lebenslauf
Am 15. Mai 1974 in Halle/Saale geboren.

• 1980-1990 Polytechnische Oberschule
• 1990-1992 Erweiterte Oberschule/Gymnasium
• 1992-1999 Studium der Humanmedizin an der Martin-Luther-Universität Halle und Universität Zürich
• Famulaturen und Pflichtassistenz in Zürich, Halle und Ribnitz-Damgarten
• 2001 Inaugural-Dissertation an der Universität Zürich
• 1999-2001 Arzt im Praktikum (AiP) am Diakoniewerk Halle, Klinik für Anästhesiologie und Intensivmedizin
• 2001-2002 Assistenzarzt, Klinik für Anästhesiologie und Intensivtherapie, Friedrich Schiller-Universität Jena
• 2002-2004 Assistenzarzt, Klinik für Anästhesiologie und Intensivtherapie, Krankenhaus Martha-Maria Halle/Dölau
• seit 2004 an den BG Kliniken Bergmannstrost Halle, Klinik für Anästhesiologie, Intensivmedizin, Notfallmedizin und Schmerztherapie tätig
• 2005 Facharzt für Anästhesiologie, nebenberufliche anästhesiologische Tätigkeit an der Privatklinik am Rosental in Leipzig

• Erlangung der Zusatzqualifikationen:
Fachkundenachweis Rettungsmedizin, spezielle Schmerztherapie, Palliativmedizin, Akupunktur
• seit 2007 Oberarzt der Klinik für Anästhesiologie, Intensivmedizin, Notfallmedizin
• seit 2009 Leiter des Schmerzzentrums
(stationäre und ambulante Schmerztherapie)
• 2008-2010 berufsbegleitendes Fachjournalismus-Studium
• seit 2010 Fachjournalist, nebenberufliche Tätigkeit als freier Fachjournalist für verschiedene Verlage
• Weiterbildungsbefugnis und Mitglied der Fachkommission Schmerztherapie, Ärztekammer Sachsen-Anhalt
• Mitglied der Deutschen Gesellschaft für Akupunktur und Neuraltherapie, Bund Deutscher Anästhesisten, Deutscher Fachjournalistenverband, Deutscher Journalistenverband
• Regelmäßige Vortrags-, Ausbildungs- und Referententätigkeit zu Schmerztherapeutischen und Notfallmedizinischen Themen, Gutachtertätigkeit
• Kursleitung Spezielle Schmerztherapie in Leipzig
(Ärztekammer Sachsen)
• regelmäßige Referententätigkeit „Pain-Education"

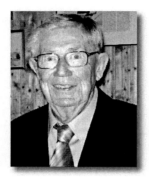

Jan Matejcek

Dr. med., Facharzt für Anästesiologie
und Schmerztherapie,
Facharzt für Gynäkologie und
Geburtshilfe

Kurzer Lebenslauf
Am 06.10 1922 in Klatovy (Klattau) CZ geboren.
• 1940 Abitur
• 1945-1950 Studium der Humanmedizin an der Karlsuniversität Prag
• 1950 Promotion Karlsuniversität Prag
• 1950-1955 Pflichtassistenz in Pilsen
• 1955 Facharzt für Gynäkologie und Geburtshilfe in Pilsen

Schwerpunkt der Tätigkeit: postoperative Schmerzbehandlung und thromboembolische Vorsorge.

• 1955-1964 tätig als Facharzt für Anästhesiologie in Prag
• 1964 Delegation in die DDR mit dem Ziel im Kreiskrankenhaus Demmin eine Abteilung für Anästhesiologie und Notfallmedizinische Versorgung aufzubauen und zu leiten
• 31.12.1968 Rückkehr nach Pilsen
Erste Erfahrungen mit Akupunktur und Schmerztherapie, 1966 Teilnahme am Europäischen Anästhesiekongress in Kopenhagen.
• Seit 1971 Chefarzt der Abteilung für Anästhesie Kreiskrankenhaus Ribnitz-Damgarten. Ab 1978 Aufbau der Notfallmedizin (SMH-Schnelle Medizinische Hilfe).
• 1982 Akupunkturausbildung extern in Prag, Prüfung und Zulassung

Danach Ausbildungsarbeit im Entstehungsprozess der Gesellschaft für Akupunktur und Neuraltherapie. Organisation und Mitgestaltung der ersten Kongresse an der Ostseeküste, Referent und Tutor.
• Mai 1990 Hospitation bei Prof. Bischko, Wien
• 1990-1994 Schmerzsprechstunde in eigener Niederlassung in Ribnitz-Damgarten

Weitere Publikationen
• Über die Behandlung der Eklampsie, 1956
• Über die Prophylaxe der thromboembolischen Erkrankung im Wochenbett, 1964

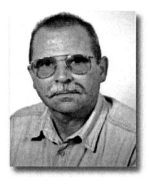

Sigmar Scheerer †

Dr. med., Facharzt für
Allgemeinmedizin,
Psychosomatik und Psychotherapie

Kurzer Lebenslauf
Am 29.06.1942 in Berlin geboren.

* 1960 Abitur
* 1960-1961 Hilfpfleger
* 1961-1967 Studium Humanmedizin in Berlin
* 1968 Promotion
* 1972 Facharzt für Allgemeinmedizin
* seit 1970 Landarzt in Heinersdorf
* 1981 Facharzt für Psychotherapie
* seit 1976 Erfahrungen in der Balintarbeit
* seit 1988 Balintgruppenleiter

Am 06.11.2011 verstorben.

Publikationen und Vorträge
Medizinpsychologie, Psychosomatik, Geschichte der DDR,
Balintarbeit. Leipzig, Berlin, Neubrandenburg, Z Klin Med, Zschr
Ärztliche Fortbildung
Autor: „Medizinische Psychologie, (Hrsg.) H. Szewcyk
Autor: „Grundlagen der Balintarbeit (Hrsg.) B. Luban- Plozza,

• Von 1983-1990 Leiter der Arbeitsgruppe „Medizinpsychologie und Psychotherapie in der Allgemeinmedizin" der Gesellschaft für Allgemeinmedizin der DDR.
• Balintgruppenleiter, Supervisor und Dozent an der Brandenburgischen Akademie für Tiefenpsychologie und analytische Psychotherapie.
• Ausbilder für Balintgruppenleiter
• Autor: „Rezepte schreiben ist leicht, Aber....
Ein anderes Lesebuch für den Hausarzt,
Psychosomatisches Kranksein, Logos-Verlag, Berlin, 2009.
• Autor: Psychotherapie in Ostdeutschland, (Hrsg.) M. Geyer, Vandenhoeck und Ruprecht, Göttingen, 2011.

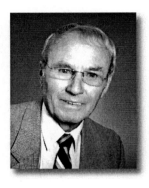

Günter Baust

Prof. Dr. med. habil., Facharzt für
Spezielle Chirurgie, Anästhesiologie
und Intensivmedizin, Schmerztherapie

Kurzer Lebenslauf
Am 25.11.1929 in Halle/Saale geboren.

• 1950-1956 Studium der Humanmedizin in Halle und Greifswald
• 1958 Promotion
• 1959-1963 Facharztausbildung für Chirurgie, später Anästhesiologie an der Chirurgischen Klinik der Martin-Luther-Universität Halle-Wittenberg
• 1963 Facharzt für Anästhesiologie
• 1969 Habilitation
• 1970 Dozentur, Forschungspreis der Deutschen Gesellschaft für klinische Medizin
• 1973 Berufung zum Professor auf den neu geschaffenen Lehrstuhl für Anästhesiologie und Direktor der Klinik für Anästhesiologie und Intensivmedizin an der Martin-Luther Universität Halle, bis 1993
• 1985 Aufbau einer Schmerzambulanz am Klinikum
• 1990 Wahl in die Fachkommision Anästhesiologie an der Ärztekammer Sachsen-Anhalt
• 1994-2000 niedergelassener Arzt für Anästhesiologie und Spezielle Schmerztherapie
• 1995 Aufbau/Leitung des Schmerztherapie Kolloquiums in Halle/Saale

• seit 1965 Mitglied der Gesellschaft für Aästhesiologie und Intensivmedizin
• seit 1977 Korrespondierendes Mitglied der Societas Medicorum Bohemoslovacorum J. E. Purkyne, societas chirurgica
• 1979 Mitglied der society for artifical Organs, Chicago
• 1978 -1990 Mitglied der Medizinischen Fakultät der MLU des Wissenschaftlichen Rates
• seit 1982 Mitglied der Akademie für Ethik in der Medizin, Göttingen
• seit 1990 Mitglied der Deutschen Gesellschaft für Schmerztherapie,
Ehrenmitglied der Deutschen Gesellschaft für Schmerztherapie

Wissenschaftliche Tätigkeit
Forschung in speziellen Teilgebieten des extrakorporalen Kreislaufs und extrakorporaler Systeme, Mehrfachorganersatz sowie wiss. Beiträge in aktuellen Klärungsprozessen, Spezielle Schmerztherapie, Grenzsituationen ärztlichen Handelns, Betreuung Sterbender, Sterben und Tod, Patientenverfügung, Organersatz/Organspende
Lehrbuch für Intensivmedizin,
2 Lehrbuchbeiträge,
5 Monografien,
2 Patente,
2 medizinische Lehrfilme,
307 wissenschaftliche Veröffentlichungen,
493 wissenschsaftliche Vorträge im In- und Ausland

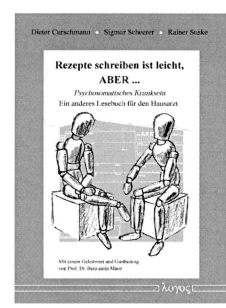

Rezepte schreiben ist leicht, ABER ...

Psychosomatisches Kranksein

Ein anderes Lesebuch für den Hausarzt

Dieter Curschmann, Sigmar Scheerer, Rainer Suske

Mit einem Gastbeitrag von Prof. Dr. Benyamin Maoz

Dezember 2009, 570 Seiten, ISBN 978-3-8325-2340-4

Preis: 49,00 EUR

Drei Hausärzte beschreiben ihre Erfahrungen aus der Praxis und stellen praxisrelevante psychosomatische Sichtweisen dar, die sie über Jahre in vielen Seminaren "Psychosomatische Grundversorgung" erläutert, trainiert und überprüft haben.

Das Buch ist gedacht, als ein anderes, ein psychosomatisches Lesebuch für Hausärzte. (Aber auch für interessierte Fachkollegen und Psychologen).

Es geht vor allem um das Krank-Sein der Patienten und die grundlegende Bedeutung der Arzt-Patient-Beziehung mit dem Ziel der hilfreichen Begegnung in der täglichen Praxis. Sie verstehen das auch als Antwort auf die allseitig zu beobachtende Tendenz der Industrialisierung der Medizin und der Reduzierung des kranken Menschen auf ein biologisches Geschehen und einen ökonomischen Faktor.

Hier geht es also um die so entscheidende Gestaltung einer guten heilsamen und wirksamen Arzt- und Patientenbeziehung in der Hausarztpraxis.

Den Hausärzten gewidmet und empfohlen!

Bestellung über den Buchhandel oder direkt beim Verlag, entweder online oder per Fax
Logos Verlag Berlin GmbH· Comeniushof - Gubener Str. 47 · 10243 Berlin

λογος

Tel.: +49 (30) 42 85 10 90 · Fax: +49 (30) 42 85 10 92
Internet: http://www.logos-verlag.de